AF532089

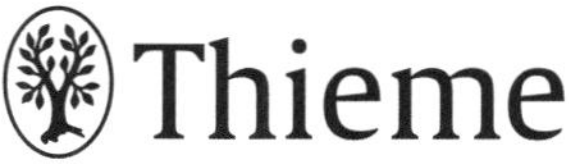
Thieme

Susan Zeun

Phytotherapie in der Frauenheilkunde

Praktisches Wissen griffbereit

109 Abbildungen

Georg Thieme Verlag
Stuttgart • New York

Anschrift
Dr. med. Susan **Zeun**
Annenallee 1
12555 Berlin
Deutschland

Bibliografische Information
der Deutschen Nationalbibliothek
Die Deutsche Nationalbibliothek verzeichnet diese Publikation in der Deutschen Nationalbibliografie; detaillierte bibliografische Daten sind im Internet über http://dnb.d-nb.de abrufbar.

Ihre Meinung ist uns wichtig!
Bitte schreiben Sie uns unter:
www.thieme.de/service/feedback.html

Georg Thieme Verlag KG
Rüdigerstraße 14, 70469 Stuttgart, Germany
www.thieme.de

Printed in Germany

Covergestaltung: © Thieme
Coverabbildungen:
Pflanzenaquarelle: Maren Sigmund;
Frauensilhouette: © thirteenfifty/stock.adobe.com
Zeichnungen: Christine Lackner, Ittlingen
Redaktion: Ute Haßfeld, Dortmund
Satz: Schneider Druck GmbH, Rothenburg
gesetzt aus Arbortext APP-Desktop 9.1 Unicode M180
Druck: AZ Druck und Datentechnik GmbH, Kempten

DOI 10.1055/b000000517

ISBN 978-3-13-244199-6 1 2 3 4 5 6

Auch erhältlich als E-Book:
eISBN (PDF) 978-3-13-244200-9
eISBN (epub) 978-3-13-244201-6

Für meine Tochter

Vorwort

Die Verwendung von Heilpflanzen in der Gynäkologie war einst der drittgrößte therapeutische Bereich der abendländischen Phytotherapie nach Verdauungsstörungen und Infektionen. Die heutige Situation bietet jedoch ein Paradoxon: Zwar sind Frauen komplementären Therapien gegenüber sehr aufgeschlossen, allerdings stehen nur wenige Arzneipflanzen als Fertigarzneimittel für gynäkologische oder hormonelle Befindlichkeitsstörungen und Erkrankungen zur Verfügung.

Die Entwicklung von pflanzlichen Fertigarzneimitteln ist für pharmazeutische Unternehmen oft wenig lukrativ, da diese kaum patentrechtlich geschützt werden können. Die Wahrscheinlichkeit ist groß, dass sich an diesem Umstand in absehbarer Zeit nichts Substanzielles ändern wird. Das ärztliche und therapeutische Wissen um die Möglichkeiten einer individuellen Behandlung von Befindlichkeitsstörungen und des komplementärmedizinischen Einsatzes von Phytotherapie in der Gynäkologie ist somit von großer Bedeutung.

In diesem Buch können Sie praxisnahes Wissen über Arzneipflanzen, deren Wirkstoffe und deren Anwendung in der Frauenheilkunde erwerben. Sie werden kurzweilig durch Geschichte, Zubereitungsformen und rechtliche Bestimmungen geführt. Relevante Fallbeispiele und Rezepturen werden Sie befähigen, selbst komplementärtherapeutisch im Bereich der Phytotherapie mit Ihren Patientinnen zu arbeiten. Es ist zu beachten, dass dieses Buch keine Anleitung zur Selbstbehandlung durch Laien ist.

Ich wünsche Ihnen viel Freude beim Lesen und Lernen.

Berlin, im April 2021
Dr. med. Susan Zeun

Inhaltsverzeichnis

Teil 2

Anwendungen von Arzneipflanzen in der Frauenheilkunde

Teil 3

Pflanzenporträts

Teil 4

Anhang

Über die Autorin

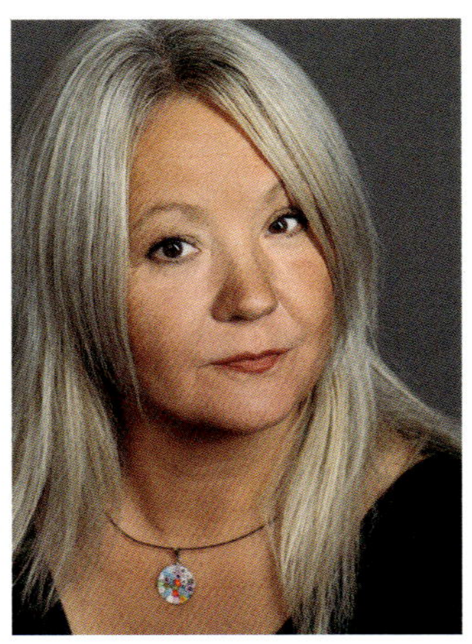

Dr. med. Susan Zeun, geboren 1971 in Freiberg, sieht ihre Arbeit in der Frauenmedizin als Berufung. Seit 2002 arbeitet die Wissenschaftlerin in der Forschung für Arzneimittel mit Schwerpunkt Gynäkologie. Neben der erfolgreichen Entwicklung von neuen Medikamenten verfolgt die Fachärztin für klinische Pharmakologie komplementäre, phytotherapeutische Ansätze. Als Autorin nutzt sie ihr Wissen, dem Image der Hexenkräuter in der Frauenheilkunde eine fundierte pharmakologische Herangehensweise entgegenzusetzen. Susan Zeun ist in Berlin privatärztlich tätig und hat eine eigene Webpräsenz: www.susanzeun.com

Teil 1
Grundlagen

1 Was ist Phytotherapie?

Laut der Gesellschaft für Phytotherapie (GPT) steht Phytotherapie für die Behandlung, Heilung, Linderung und Vorbeugung von Erkrankungen und Befindlichkeitsstörungen durch Arzneipflanzen. Es werden hierfür Pflanzenteile (zum Beispiel Blüten, Blätter, Wurzeln) oder Bestandteile (ätherische Öle) verwendet. Die Anwendung kann enteral, lokal oder topisch in verschiedenen Aufbereitungen erfolgen, wie z. B. durch:

- Frischpresssäfte,
- Tinkturen,
- Trockenextrakte.

Die **rationale Phytotherapie** ist keine Alternativmedizin, sondern Bestandteil der Schulmedizin und basiert auf naturwissenschaftlichen Grundlagen, auf einem kausalen oder symptomatischen Therapieprinzip

Die **traditionelle Phytotherapie** beruht auf Erkenntnissen der reinen Erfahrungsheilkunde. Anwendungen und Empfehlungen sollten also differenziert betrachtet werden. Auch wenn die Wirkungsweisen bisher nicht ausreichend nachgewiesen sind, erscheinen die Anwendungen wegen der pharmakologisch wirksamen Inhaltsstoffe der Pflanzen plausibel. Leider ist oft mangelndes kommerzielles Interesse der Grund für fehlende Studiendaten: Eine Pflanze kann nicht patentiert werden.

Rationale und traditionelle Phytotherapie werden in Deutschland zu den **besonderen Therapierichtungen** gezählt, ebenso wie die Homöopathie und die anthroposophische Medizin.

Die Phytotherapie als integrativer Baustein der modernen Arzneimitteltherapie wird im Rahmen naturheilkundlicher Weiterbildungen und ärztlicher Fortbildungen vertiefend behandelt. Neben der Ernährungs-, Hydro-, Bewegungs- und Ordnungstherapie stellt sie eine der **fünf Säulen der Naturheilkunde** dar. Nur selten wird sie als eigenständiges Gebiet der Pharmakologie und Pharmakotherapie unterrichtet.

1.1 Stellenwert der Phytotherapie

Die meisten Medikationen mit pflanzlichen Arzneimitteln sind sog. **Mite-Medikationen**. Das heißt, dass sie eine **große therapeutische Breite mit guter Verträglichkeit** aufweisen. Daher sind viele pflanzliche Arzneimittel auch zur Selbstmedikation geeignet und frei verkäuflich. Das bedeutet jedoch nicht, dass keine Wirkungen erzielt werden.

Info

Mite-Phytomedikation

Gute Verträglichkeit, geringe Vergiftungsgefahr, wenig bis keine Nebenwirkungen

Forte-Phytomedikation

Starke Nebenwirkungen, genaue Dosierung erforderlich, unter Umständen toxisch

Arzneimittel auf pflanzlicher Basis sind in der Regel **keine Arzneimittel der Akut- und Notfallmedizin**. Ausnahmen sind Mariendistelfrüchte (Silibinin) zur Behandlung der Knollenblätterpilzvergiftung oder Colchicin-Präparate beim akuten Gichtanfall.

In der Regel werden pflanzliche Heilmittel zur unterstützenden Therapie, zur Selbstmedikation oder zur Rekonvaleszenz eingesetzt.

1.2 Risiken der Phytotherapie

Es mutet eventuell seltsam an, die Risiken der pflanzlichen Arzneimitteltherapie an den Anfang zu setzen. Dies erscheint deshalb wichtig, weil die Annahme, pflanzliche Arzneimittel wären nebenwirkungsfrei, nicht richtig ist. Anwendungsempfehlungen bei schweren Erkrankungen schaden dem Image der Pflanzenheilkunde ebenso wie die Einschätzung als „sanfte“ Medizin, da damit die potenziellen Risiken und Nebenwirkungen bagatellisiert werden.

Vorsicht

Die landläufig übliche Assoziation „pflanzlich entspricht natürlich und natürlich entspricht harmlos“ ist wissenschaftlich gesehen nicht haltbar!

Behandlungen mit pflanzlichen Arzneimitteln bergen folgende Risiken:

- Verwendung qualitativ ungeeigneter Präparate (z. B. aus Selbstsammlungen),
- falsche Dosierung, Applikationsart und Anwendungsdauer,
- Überschätzung der Wirksamkeit bei Unterschätzung der Erkrankungsschwere,
- Unkenntnis von möglichen Nebenwirkungen und Interaktionen.

1.2.1 Nebenwirkungen

Auch wenn Nebenwirkungen bei bestimmungsgemäßem Gebrauch selten zu beobachten sind, können dennoch unerwünschte Arzneimittelwirkungen auftreten. Diese unerwünschten Arzneimittelwirkungen (UAW) pflanzlicher Arzneimittel unterliegen wie unerwünschte Arzneimittelwirkungen chemisch-synthetischer Arzneimittel der Meldepflicht.

Auch die **Applikationsart** hat Einfluss auf die Nebenwirkungen, so ist Tee häufig besser verträglich als konzentrierte Tinkturen, er führt seltener zu Magen-Darm-Beschwerden.

Allerdings ist es im beruflichen und privaten Alltag oft schwierig, regelmäßig über den Tag verteilt Arzneitee zuzubereiten und zu trinken. Diese Aspekte müssen bei den Verordnungen in Hinsicht auf die Compliance, also die Bereitschaft der Patientinnen zur aktiven Mitwirkung an therapeutischen Maßnahmen, berücksichtigt werden.

Zusätzlich sind **allergische Reaktionen** bei den natürlichen Stoffgemischen etwas häufiger zu beobachten als bei synthetisch-chemischen Arzneimitteln – allerdings seltener als bei Kosmetika, Hausstaub oder Pollen.

Die durch Pflanzen hervorgerufenen allergischen Reaktionen können fast ausnahmslos dem **Typ I (Soforttyp)** und dem **Typ IV (Spättyp)** zugeordnet werden. Die Familie der Korbblütler (z. B. Kamille, Schafgarbe und Mutterkraut) nimmt hier eine zentrale Stellung ein.

Hintergrundwissen

Allergische Reaktionen in der Phytotherapie

Allergische Reaktionen treten in der Pflanzentherapie eher selten auf. Generell spielen zwei Typen von Allergien, **Typ I (Sofortreaktion)** und **Typ IV (Spättyp)**, überhaupt eine Rolle:

- Beim **Allergietyp I (Sofortreaktion)** bildet der Körper unmittelbar nach Kontakt mit einem bestimmten Allergen passende Antikörper der Gruppe IgE (Immunglobulin E) – das Immunsystem ist nun gegen diese Antigene sensibilisiert. Beim nächsten Allergenkontakt gehen die IgE-Antikörper eine Verbindung ein mit den so genannten Mastzellen, die in Haut und Schleimhäuten vorkommen. Anschließend binden sie die Antigene an sich. Diese Brückenbindung (zwischen Mastzelle, Antikörper und Antigen) bewirkt, dass die Mastzellen den Entzündungsmediator Histamin ausschütten (Mastzellendegranulation). Bei diesem Allergietyp sind Kreuzreaktionen häufig – auch zwischen verschiedenen Pflanzenarten, wenn eine Antigenähnlichkeit besteht. Vor der Verordnung von pflanzlichen Arzneimitteln sollte der Behandelnde eine genaue Anamnese erheben. Lindenblättertee ist zum Beispiel nie pollenfrei, es sollten dann pflanzliche Alternativen eingesetzt werden.
- Beim **Allergietyp IV (Spättyp)**, werden überwiegend Allergiesymptome auf der Haut ausgelöst. Allergien dieses Typs können sich unbemerkt über Jahre entwickeln, dann aber plötzlich sehr heftige Immunreaktionen auslösen. Hierbei greifen T-Lymphozyten gemeinsam mit Helferzellen eingedrungene Fremdkörper direkt an. Es handelt sich um eine zellvermittelte Reaktion. Kreuzreaktionen sind seltener als beim Typ I, werden jedoch bei der Verwendung von Korbblütlern häufig hervorgerufen, v. a. wenn diese Sesquiterpenlactone enthalten. Auf Externa sollte bei diesen Personen mit bekannten allergischen Reaktionen des Spättyps verzichtet werden. Es sollten also keine Salben oder Zäpfchen mit Kamille, Schafgarbe, Rainfarn, Mutterkraut oder andere Korbblütler verordnet werden.

Beachte

Kreuzreaktionen

Bei Patienten mit einer hohen allergischen Reaktion auf Korbblütler sollte auch auf Kreuzallergien geachtet werden. Eine Sensibilisierung auf Arnika kann zu einer Kreuzreaktion mit Schafgarbe und Löwenzahn führen und somit zur Entwicklung einer allergischen Reaktion des Spättyps.

1.2.2 Wechselwirkungen

Einige Substanzklassen pflanzlicher Genese haben signifikanten Einfluss auf die Leberenzyme des Cytochromkomplexes. Was bei einer Patientin ohne andere Medikamenteneinnahme keinen Einfluss hat, kann bei einer Patientin mit Dauermedikation zu Änderungen im Wirkstoffspiegel zum Beispiel bei der Pille führen. Monografien von Pflanzen beinhalten auch Hinweise zu solchen möglichen Wechselwirkungen (Interaktionen).

1.2.3 Toxizität

Da für pflanzliche Arzneimittel Daten zur Toxizität (einschließlich Genotoxizität und Reproduktionstoxizität) und Kanzerogenität oft nur bedingt vorliegen, müssen Gesamtbewertung und Erfahrungen aus der bisherigen Anwendungshistorie berücksichtigt werden. Dies limitiert jedoch in hohem Maße die Anwendung zum Beispiel in der Schwangerschaft.

Neu aufgetretene Beschwerden, die auf eine Erhöhung von Leberenzymen hinweisen, sollten stets genau und sorgfältig hinterfragt und abgeklärt werden.

2 Geschichte der abendländischen Phytotherapie

Pflanzen wurden seit Beginn der Menschheitsgeschichte zu Heilzwecken eingesetzt. Die hierbei empirisch gefundenen Wirkungen gehen also sehr weit in die Vergangenheit zurück. Unsere Urahninnen und Urahnen kannten die jeweiligen Inhaltsstoffe jedoch nicht, sondern ließen sich von Gerüchen, Farben und Formen leiten.

Die Vielfalt und auch die Präzision der Anwendungen erstaunt – insbesondere bei Pflanzen, bei denen eine Wirkung sofort eintritt. Toxische Wirkungen und verzögerte Wirkungseintritte waren in der Frühzeit nur schwer mit der Aufnahme von Heilkräutern in Zusammenhang zu bringen. Daher ist allein die Dauer des Einsatzes einer Heilpflanze, also der Verweis auf jahrhundertelange Erfahrungen oder den Einsatz als Heilkraut schon bei Ureinwohnern, nur bedingt ein aussagekräftiges Qualitätsmerkmal, auch wenn dieses häufig als Verkaufsargument eingesetzt wird.

Hintergrundwissen

Polynesischer Rauschpfeffer

Polynesischer Rauschpfeffer wurde in Polynesien jahrhundertelang als Kava-Kava-Trunk bei Festen konsumiert. Seine anxiolytische Wirkung fand bald auch wissenschaftliches Interesse: Untersuchungen an Probanden mittels Elektroenzephalografie (EEG) bestätigten eine Veränderung des Frequenzmusters. Eine intensive Erforschung des Rauschpfeffers führte zur Zulassung von Kava-Kava-Produkten, die dann zur Behandlung von depressiven Verstimmungen und Schlafstörungen eingesetzt wurden. Die schnelle und intensive Vermarktung wurde mit der langen Tradition der Verwendung bei Naturvölkern begründet. Dass die Naturvölker den Trunk nur sporadisch und nicht täglich zu sich nahmen, wurde nicht beachtet. Aufgrund von hepatotoxischen Nebenwirkungen nach langdauernder Einnahme wurden 2002 alle Kava-Kava-haltigen Arzneimittel vom Markt genommen. Diese Entscheidung wurde im Januar 2020 bestätigt – für alle Produkte, einschließlich homöopathischer Zubereitungen bis D 4.

2.1 Antike

Info

Die Antike dauerte von circa 1200 v. Chr. bis etwa 600 n. Chr., wobei die zeitliche Einordnung des Beginns – je nach Ansatz – stark variiert.

Bis etwa 1200 v. Chr. war **Heilwissen an Rollen**, vor allem an das Priestertum, **gebunden**. Dieses heilige Wissen wurde zumeist mystifiziert und geheim gehalten. Erst mit der Antike wurde unabhängig vom Priestertum damit begonnen, die Wirksamkeit von Pflanzen zu untersuchen.

2.1.1 Wichtige Vertreter

Einen Überblick bietet hier F.J. Andersons *An illustrated history of the herbals* [5].

Hippokrates von Kos (ca. 460 v. Chr. bis ca. 370 v. Chr.)

Hippokrates gilt als der Urvater der Medizin und einer der Begründer der Vier-Säfte-Lehre, nach der ein Ungleichgewicht der vier Säfte (schwarze Galle, gelbe Galle, Blut und Schleim) Krankheiten hervorruft. Neben diesen frühen Erklärungsmodellen der Medizin sind ihm zahlreiche Schriften zugeordnet, wobei diese Zuweisung nicht zweifelsfrei belegt werden kann. Darin wird auch die Verwendung von Pflanzen zur Behandlung beschrieben.

Theophrastus von Eresos (ca. 371 v. Chr. bis ca. 287 v. Chr.)

Theophrastus von Eresos, im Deutschen auch Theophrast genannt, ein griechischer Philosoph und Naturforscher sowie Schüler von Aristoteles, nahm mit seinen Büchern zur Untersuchung (*De causis plantarum*) und Herkunft der Pflanzen (*De historia plantarum*) Teile der Systematisierung durch Carl von Linné vorweg. Er gilt als **Begründer der Pharmakognosie** (von griechisch φάρμακον [pharmakon] „Heilmittel, Gift, Zaubermittel“ und γιγνώσκειν [gignoskein] „erkennen, erfahren, kennenlernen“).

Pedanios Dioskurides (ca. 50 v. Chr.)

Aus dem Leben des griechischen Arztes Dioskurides ist wenig bekannt. Er gilt als einer der **Urväter der Pharmakologie**. Sein Werk *De materia medica* („Über die Heilmittel“) umfasst circa 38 Bände.

> **Hintergrundwissen**
> **De materia medica**
> In *De materia medica* sind über 500 Pflanzen und deren Verwendung beschrieben. Der Gynäkologie sind intensive Ausführungen gewidmet, die insgesamt den drittgrößten beschriebenen Einsatzbereich darstellen. Es werden über 600 Anwendungen aufgeführt, den größten Teil nehmen Anwendungen in der Schwangerschaft und zur Geburtserleichterung ein. Ungefähr 100 Anwendungen beziehen sich allein auf vaginale Beschwerden. Das Buch wurde in zahlreiche Sprachen übersetzt und war bis ins Mittelalter in Deutschland ein Standardwerk, aus dem umfänglich zitiert wurde.

Caius Plinius Secundus (ca. 23 n. Chr. bis ca. 79 n. Chr.)

Das Hauptwerk von Plinius, die 77 n. Chr. erschienene *Naturalis historica*, ist wohl die **älteste, vollständig überlieferte, systematische Enzyklopädie**. Sie wurde von Plinius zusammengetragen, insgesamt werden mehrere hundert Autoren erwähnt. Von den 37 Bänden befassen sich 12 mit Medizin, Pflanzenheilkunde und Botanik.

2.2 Mittelalter

Ausführliche Informationen zur Klosterheilkunde bietet das *Handbuch der Klostermedizin* [89].

Zur Zeit der justinianischen Pestwellen im 6. bis 8. Jahrhundert und mit der Völkerwanderung der Normannen brach die antike Hochkultur des Mittelmeerraumes zusammen.

Den Wirrungen und streckenweise chaotischen Zuständen dieser Zeit, geprägt von Seuchen und kriegerischen Auseinandersetzungen, setzten Klöster mit *ora et labora* („Bete und arbeite") Regeln und Struktur entgegen.

Um 530 n.Chr. wurde von Benedikt von Nursia in Süditalien das erste nach ihm benannte Kloster gegründet. Den Ordensregeln der Benediktiner, mit ihrer Bedeutung für Pflege und Lehre des Schrifttums, wird großer Anteil bei der Verbreitung und Bedeutung der klösterlichen Medizin beigemessen.

Während große Teile der Bevölkerung Analphabeten waren, wurde in den Klöstern die Lese- und Schreibfähigkeit gelehrt. Die Anfertigung von Abschriften war tägliche Aufgabe in Mönchsklöstern. Hierzu gehörten auch Abschriften von medizinischen Abhandlungen und Pflanzenbüchern. Allerdings mag es zu manchem Fehler gekommen sein – durch schlecht leserliche Handschriften, Kurzsichtigkeit und schlechte Beleuchtung. Leider ist vieles aus diesen Schriften Deutung, da es zum Beispiel noch keine klare Klassifizierung von Pflanzen gab.

Die strenge Struktur des Klosters spiegelte sich auch in den Klostergärten wider, die stets auch über einen Arzneipflanzengarten verfügten.

Hintergrundwissen
Der Klostergarten

In einem Klostergarten wurde nur eine Pflanze pro Beet angebaut, um Verwechslungen und Durchmischungen vorzubeugen. Diese klare Struktur hatte darüber hinaus den Vorteil, dass eine Hilfe in die Gärten geschickt werden konnte, um Pflanzen aus dem „dritten Beet von rechts" zu holen. Diese Beschreibung reichte, langwierige Erklärungen oder Beschreibungen der Pflanze waren nicht nötig.

Der Großteil der Heilkräuter wurde zur Behandlung von **Verdauungsstörungen**, **Entzündungen** und **Erkältungserscheinungen** verwendet. Regelmäßig fanden sich auch Arzneipflanzen zur Behandlung von **Schlafstörungen** und **Erregungszuständen** aller Art.

Ein Blick auf den Plan eines solchen Heilkräutergartens (▸ **Abb. 2.1**) lohnt sich, er vermittelt auch einen Eindruck des Bedarfs.

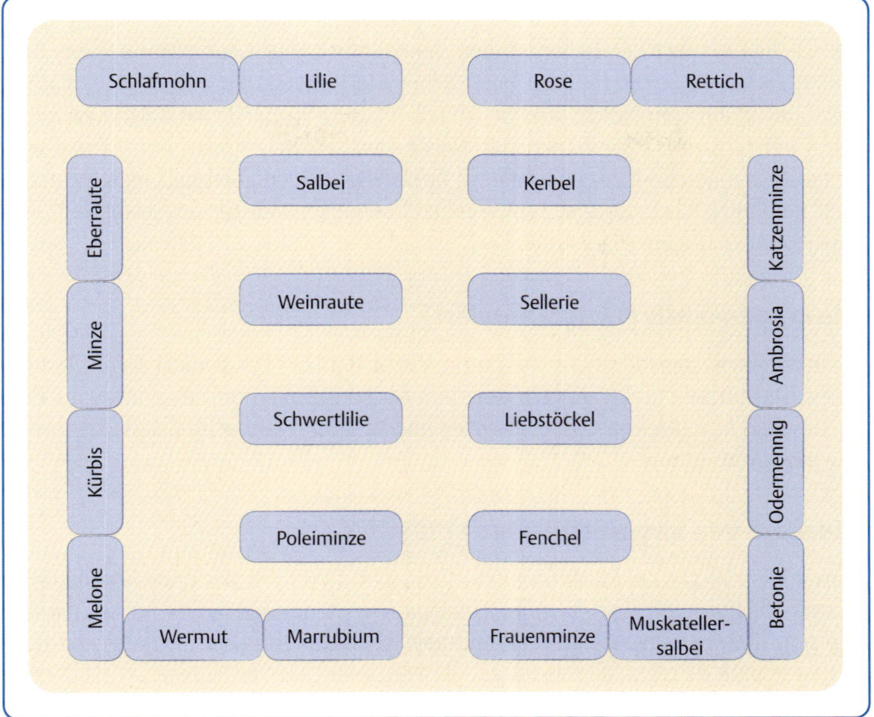

▸ **Abb. 2.1** Schematische Darstellung des Klostergartens St. Gallen.

2.2.1 Wichtige Vertreter

Benediktinerkloster Lorsch

Das Lorscher Arzneibuch (ca. 785 n. Chr. entstanden) gilt als das älteste erhaltene Arzneibuch Deutschlands. Seine Erstellung wird im historischen Kontext als Nachweis des **Wiedererstarkens der Wissenschaften unter Karl dem Großen** interpretiert. Dieser förderte bei der heimischen Bevölkerung den Heilpflanzenanbau durch Vorschriften für die Anlage eines Bauerngartens, in die klösterliche Heilpflanzen eingebunden waren, um so Selbstbehandlungen zu ermöglichen.

Hintergrundwissen

Rezept aus dem Lorscher Rezeptbuch

Bei Unterschenkelgeschwüren wurde eine Mixtur aus Schafdung, Käseschimmel und Honig auf die Wunde auftragen und 20 Tage auf der Wunde belassen.
So absonderlich diese Rezeptur klingen mag, kann dem Käseschimmel zumindest eine rudimentäre antibiotische Wirkung unterstellt werden, sodass eine positive Wirkung plausibel erscheint.

Walahfrid Strabo (ca. 808 n. Chr. bis 849 n. Chr.)

Der schielende (im Lateinischen *strabo*) Benediktinermönch schuf mit seinem Hortulus-Gedicht ein poetisches und botanisches Meisterwerk. Strabos *Liber de cultura hortorum* ist ein Lehrgedicht und behandelt Pflanzen in der Reihenfolge, wie sie in einem Klostergarten angepflanzt sind. Neben Duft und Geschmack der Pflanze wird die Indikation beschrieben, Angaben zur Dosierung werden allerdings nicht gemacht. Auch differenzialdiagnostische Symptombeschreibungen müssen im jeweiligen zeitlichen Kontext ausgemacht werden.

Odo Magdunensis (11. Jahrhundert)

Der französische Benediktinermönch verfasste ca. 1085 das Lehrgedicht *Macer floridus*. Dieses Gedicht beschreibt die Wirkung von ca. 80 Heilpflanzen. Es wurde aus dem Lateinischen in zahlreiche Landessprachen übersetzt und erfuhr im frühen Mittelalter eine weite Verbreitung.

Hildegard von Bingen (1098 bis 1179)

Keine andere Person der klösterlichen Medizin wird so verehrt wie diese Benediktineräbtissin, die bis heute eine emotionale Behandlungsrichtung prägt. Sicher ist, dass sie eine sehr durchsetzungsfähige Persönlichkeit war. Aufgrund ihrer Stellung und ihrer Bildung konnte sie schreiben, auch stand ihr Pergament zur Verfügung.

Info
Der Begriff „Hildegard-Medizin“ wurde erst 1970 aus Marketinggründen geschaffen.

Der rationalen Pflanzentherapie der damaligen Zeit setzte Hildegard von Bingen eine Theorie entgegen, die Heil und Heilung eines Menschen allein an den Glauben bindet. Nichtsdestotrotz zeichnen ihre Hauptwerke wie die *Physica* ein umfassendes Bild der Verwendung von Heilpflanzen in der damaligen Zeit. Als Erste benannte sie die Pflanzen beim deutschen und nicht beim lateinischen Namen, was zur weiten Verbreitung ihrer Schriften führte.

Hintergrundwissen
Aufgrund der Beschreibungen der göttlichen Eingebungen, auf deren Basis Hildegard von Bingen ihre Bücher verfasste, vermuten Medizinhistoriker, dass sie an starker Migräne mit Aura litt.

2.3 Neuzeit

Ausführlicher informiert zu diesem Thema *Alraun, Beifuß und andere Hexenkräuter* [13].

Zu Beginn der Neuzeit verringerte sich der Einfluss der Klöster auf die Medizin. Der klösterlichen Medizin des Mittelalters folgte die scholastische Medizin. Medizin wurde nun an Universitäten als eigenständiges Fach gelehrt. Die Scholastik setzte der rein glaubensbedingten Lehre auf Grundlage der Bibel einen wissenschaftlichen Ansatz entgegen.

Info

Der Beginn der Neuzeit wird oft auf das Jahr der Erfindung des Buchdrucks (ca. 1490) datiert.

Die „kleine Eiszeit" im 13. und 14. Jahrhundert rief Hungersnöte, Mangelernährung und eine Schwächung der Menschen hervor. Die Städte waren überfüllt, die hygienischen Zustände katastrophal. Zwischen 1315 und 1317 dezimierte sich die europäische Bevölkerung um circa ein Drittel – die Pest wütete. Die Ärzte waren machtlos, sie stachen lediglich die Pestbeulen auf, um die Körpersäfte wieder „ins richtige Verhältnis zu setzen".

Da wohl auch aufgrund der geänderten klimatischen Bedingungen Heilkräuter nicht zu finden waren, kamen Aderlass, Schröpfen und die Verwendung von Quecksilber und anderen Mineralien immer mehr in Mode. Es kam zu einer rasanten Verbreitung von Behandlungsmethoden mit Abführmitteln, die die Menschen weiter schwächten. Rückblickend kann man wohl zusammenfassen, dass durch die medizinischen Behandlungen mehr Menschen getötet als geheilt wurden. Für die Pest und das Leid der Bevölkerung mussten jedoch Schuldige gefunden werden. Schon ab dem 13. Jahrhundert verschärfte sich der Ton gegen zumeist heilkundige Frauen, die „Hexen" genannt wurden [106].

Hintergrundwissen

Hexenglaube

Thomas von Aquin (1225–1274), führender Theologe und Philosoph der Zeit, beschrieb detailliert die magischen Praktiken der Hexen, zum Beispiel den Pakt mit dem Teufel, die Hexenluftfahrt, die Tierverwandlung oder das Wettermachen. In seinen Augen waren Hexen schadenbringende Weiber. Der renommierte Denker legte damit den theoretischen Grundstein für die späteren unzähligen Hexenverbrennungen.

Der *Hexenhammer* (lateinisch *Malleus malleficarum*) von Kramer (1468), eine scholastische Abhandlung in 3 Teilen und der Codex der Hexenverfolgung, stellte auch einen Wendepunkt in der Pflanzenheilkunde dar. Der Terminus der Hexenkräuter wurde geschaffen und existiert leider bis heute.

Wurden die Wirkweisen von Pflanzen bis dato eher neutral beschrieben, einschließlich der vielfältigen Anwendungsgebiete, so wurde nun die **Wirkung im Kontext der Bibel bewertet**. Während sich bei Hildegard von Bingen, einer Äbtissin, noch lustfördernde und abortiv wirkende Rezepte finden, wurde der Versuch unternommen, diese Anwendungen komplett zu eliminieren. Es kam zu Bestrebungen, Pflanzen mit angeblich abortiven Wirkungen (z. B. Sadebäume) zu verbieten und auszurotten. Die Liste der verbotenen Pflanzen wurde immer länger.

Die abendländische Pflanzenheilkunde verkam in dieser Zeit zu einem Randgebiet, in dem nur noch Mittelchen gegen Husten und zur Verdauung eingesetzt werden durften, um nicht der Hexerei verdächtigt zu werden.

Hintergrundwissen

Unter Berufung auf die Bibel wurde Midweibern (Hebammen) verboten, schmerzlindernde Pflanzen unter der Geburt anzuwenden, da dies gegen den Willen Gottes sei: *„Und zur Frau sprach er: Ich will die Mühen deiner Schwangerschaft sehr groß machen; mit Schmerzen sollst du Kinder gebären […].“*

Genesis, Buch Moses, Vers 17

2.3.1 Wichtige Vertreter

Paracelsus (1494 bis 1541)

Der Schweizer Gelehrte Theophrastus Bombast von Hohenheim, genannt Paracelsus, wurde hauptsächlich als Arzt wahrgenommen. Sein Wirken kann aber auch als das eines Universalgelehrten angesehen werden, wie seine Erkenntnis „Alle Dinge sind Gift, und nichts ist ohne Gift, allein die dosis machts, daß ein Ding kein Gift sei.“ [103] deutlich zeigt.

Er entwickelte die im Mittelalter entstandene Signaturenlehre der Pflanzen weiter. Diese basiert auf der Theorie, dass morphologische Ähnlichkeiten von Pflanzen Hinweise auf deren Verwendung als Heilmittel geben. So wurde z. B. die Walnuss wegen ihrer einem Gehirn ähnlichen Form zur Behandlung von Epilepsie und Kopfschmerzen eingesetzt.

Carl von Linné (1707 bis 1778)

Der schwedische Naturforscher Carl von Linné entwickelte eine **botanische Nomenklatur** mit binärem Ansatz, die Verwechslungen und doppelte Benennungen ausschließt.

2.4 Moderne und Gegenwart

Wie bereits erwähnt, ging die Verwendung von pflanzlichen Heilmitteln in Mitteleuropa zum Ende des Mittelalters stark zurück. Waren im ersten europäischen Arzneibuch, der *Pharmacopée française* von 1818, fast 90 % der Rezepturen noch pflanzlichen Ursprungs, so nahm der Anteil der pflanzlichen Drogen in den europäischen Arzneibüchern mit dem Aufkommen der chemischen Industrie und der Herstellung definierter chemischer Stoffe und der damit zusammenhängenden Entwicklung des Wirkstoffprinzips kontinuierlich ab.

Die Forschung zu pflanzlichen Heilmitteln war bis in die 2. Hälfte des 20. Jahrhunderts stark limitiert und konzentrierte sich auf synthetisierbare pflanzliche Rohstoffe.

Hintergrundwissen

Chinesische Heilkräuter

Die traditionelle chinesische Kräutermedizin war in der Neuzeit nicht wie die traditionell abendländische Pflanzenheilkunde einer gesellschaftlichen Ächtung unterzogen und erfreut sich in den letzten Jahrzehnten auch in westeuropäischen Ländern zunehmender Beliebtheit.

Nur langsam kehrt die Erkenntnis zurück, dass es auch eine abendländische Pflanzenheilkunde gibt. Das ist aus wissenschaftlicher Sicht verwunderlich, denn die Inhaltsstoffe von Pflanzen sind an klimatische Bedingungen geknüpft, nicht an regionale Medizinströmungen. Es gibt nur wenige Pflanzen, die aufgrund ihrer Inhaltsstoffe eine wirkliche Ausnahmestellung einnehmen (Beispiel: Bromelin in der Ananas). Heimische Pflanzen sind den chinesischen Kräutern in der Wirkstoffzusammensetzung oft sehr ähnlich und keineswegs weniger wirksam.

Die Behandlung mit Arzneipflanzen nimmt zwar weltweit weiterhin einen großen Platz ein, wird in den meisten Ländern aber als die Medizin der Armen, die sich „moderne Medizin mit richtigen Medikamenten" nicht leisten können, wahrgenommen. Im westlichen Europa findet man diese Assoziation hingegen nicht: Hier behauptet sich die Phytotherapie auf einem festen Platz in der medizinischen Versorgung der Bevölkerung, im Bereich der Fertigarzneimittel verschiedener Hersteller und in der Selbstmedikation.

Basierend auf der Annahme guter Verträglichkeit wird die Phytotherapie häufig als sanfte Medizin (S. 15) angepriesen. Dies ist allerdings so pauschal nicht haltbar: Die stärksten Gifte kommen im Pflanzenreich vor – hier sei nur an den Schierling erinnert.

Info

Schierling

Ein aus den zerstampften Früchten des gefleckten Schierlings (*Conium maculatum*) hergestellter Sud wurde in der Antike als Hinrichtungsmittel eingesetzt. Die Schierlingsfrüchte enthalten Coniin, das über Hemmung der Acetylcholinrezeptoren eine Lähmung der Atemmuskulatur hervorruft. Der griechische Philosoph Sokrates wurde wahrscheinlich mit Schierlingssud hingerichtet. Erhalten hat sich bis heute, auch im Zusammenhang mit Sterbehilfe, die Formulierung „jemandem den Schierlingsbecher reichen".

Leider betrifft die breite Anwendung von pflanzlichen Heilmitteln nicht alle Indikationsgebiete. In der **Gynäkologie** hat die ärztliche Anwendung in den letzten 50 Jahren eine eher rückläufige Tendenz. Die Ursache dafür ist unter Umständen in der geringen Verfügbarkeit von Fertigarzneimitteln auf pflanzlicher Basis zu suchen.

So gibt es heute nur noch etwa 10 Arzneipflanzen mit gynäkologisch monografierten Anwendungen in den harmonisierten europäischen Monografien (HMPC), während die Gynäkologie in der Antike das drittgrößte Einsatzgebiet für Arzneipflanzen war, was Dioskurides' *De materia medica* mit über 600 gynäkologischen Anwendungen eindrücklich zeigt.

Hinzu kam die Novellierung des Arzneimittelgesetzes (AMG): Die nach den Forderungen des 1. AMGs (§ 61 AMG) registrierten Phytopharmaka mussten bis Januar 2007 nach den strengen Richtlinien des 2. AMGs nachzugelassen werden. In den meisten Fällen wurden für Nachzulassungen zusätzliche Daten zur Sicherheit und Wirksamkeit der Arzneimittel erforderlich. Die dafür nötigen Investitionen wurden von Herstellern gynäkologischer pflanzlicher Arzneimittel oft nicht getätigt, ein Nachzulassungsantrag wurde nicht gestellt.

Info

Weiße Taubnessel

Die weiße Taubnessel (*Lamia alba*) wurde traditionell zur Behandlung des Fluor albus eingesetzt, aber es wurde kein Nachzulassungsverfahren durchgeführt. Es besteht zwar noch eine Monografie der Kommission E zur traditionellen Verwendung bei Fluor albus. Da der Zulassungsstatus verfallen ist, müssten für eine Inverkehrbringung als Arzneipflanze aber neue Studien durchgeführt werden. Dies ist zurzeit nicht geplant.

Die aktuelle Situation ist widersprüchlich: Frauen sind das Hauptmarktsegment, das an natürlichen Behandlungen interessiert ist und pflanzliche Arzneimittel zur Behandlung von Beschwerden einsetzt. Für die Behandlung frauentypischer Beschwerden steht aber nur eine sehr übersichtliche Anzahl von Fertigpräparaten zur Verfügung – einige hiervon mit relevanten hormonellen (Neben-)Wirkungen.

Pflanzliche Alternativen werden zu einem großen Teil von Vertretern medizinischer Heilberufe eingesetzt. Gelegentlich wird hier eine Remystifizierung von pflanzlichen Arzneimitteln zu Hexenkräutern vorgenommen, die auch Patienten und Patientinnen gerne annehmen.

Info

Eine Abfrage bei einem führenden Onlinebuchhändler am 22. Juni 2020 brachte unter dem Suchbegriff „Hexenkräuter Buch Behandlung“ 154 Ergebnisse.

3 Zubereitungen und Darreichungsformen pflanzlicher Arzneimittel

Pharmakologie und zugehörige Pharmazievorlesungen werden wohl von den wenigsten Studierenden geschätzt – obwohl Verschreibungen von Medikamenten zum Alltag in Heilberufen gehören. Diese sind aber häufig auf Fertigarzneimittel beschränkt. Auch im Bereich der pflanzlichen Arzneimittel stehen viele Fertigarzneimittel zur Verfügung.

Hintergrundwissen

Standardisierung pflanzlicher Arzneimittel

Die Standardisierung der pflanzlichen Arzneimittel beginnt bereits beim Anbau (Good Agricultural and Collection Practices for Starting Materials of Herbal Origin EMEA/HMPC/246816/2006). Dieser Leitfaden ist innerhalb der Europäischen Union (EU) bindend.

Der Hauptteil der Arzneipflanzen kommt mittlerweile aus kontrolliertem Anbau. Spezielle Züchtungen sorgen für einen höheren Wirkstoffanteil oder reduzierte Begleitstoffe, die unerwünschte Wirkungen hervorrufen.

Wildsammlungen werden nur gelegentlich bei reichlich vorkommenden Pflanzen vorgenommen. Hierbei erfolgt regelmäßig eine Mischung aus verschiedenen Regionen, um die unterschiedlichen Chargen für ein Produkt auf einen standardisierten Wirkstoffgehalt zu optimieren. Bei Kräutern aus dem Garten oder aus Wildkräutersammlungen wird das in den seltensten Fällen gelingen: Wer Freude am Sammeln von Kräutern und Pflanzen hat, kann das gern tun, allerdings sollten keine pharmakologisch definierten Wirkungen erwartet werden.

Für die Gynäkologie fehlen Fertigarzneimittel, so dass hier auf Individualrezepturen zurückgegriffen werden muss. Für das Ausstellen solcher Rezepturen ist es sinnvoll, sich mit Terminologie und unterschiedlichen Darreichungsformen auseinandergesetzt zu haben.

3.1 Zubereitungen aus Frischpflanzen

3.1.1 Presssäfte

Durch Auspressen von Pflanzen(teilen) direkt nach der Ernte werden Presssäfte gewonnen. So bleiben die wasserlöslichen und die wasserunlöslichen Stoffe in optimaler Konzentration erhalten. Leider werden diese optimalen Phytopharmaka vor allem von Ärzten sehr wenig eingesetzt. Dies ist verwunderlich, da einige dieser Pflanzen sogar als Arzneimittel nach § 105 AMG zugelassen sind (z. B. Salbei, Thymian, Sonnenhut).

3.1.2 Frischpflanzendestillate

Die Frischpflanze wird einer Wasserdampfdestillation unterzogen. Frischpflanzendestillate enthalten somit hauptsächlich wasserdampfflüchtige Inhaltsstoffe.

3.1.3 Homöopathische Urtinkturen

Homöopathische Urtinkturen sind Auszüge pflanzlicher Presssäfte in wässriger oder ethanolischer Lösung. Sie stellen die Basis mit dem Wirkstoff für die anschließenden homöopathischen Potenzierungen dar.

3.2 Wässrige Auszüge (Arzneiteezubereitungen)

Wasser ist wohl das älteste Aufbereitungsmittel. Die Qualität von **Leitungswasser für den Trinkgebrauch** ist für die Zubereitung von Arzneitees ausreichend. Eine Demineralisierung ist nicht notwendig.

Verwendet werden Pflanzenteile in verschiedenen Schnittgrößen (grob bis fein). Blüten und Blätter werden grob geschnitten, während Rinden und Hölzer pulverisiert werden sollten.

Neben der einfachen Zubereitung bringen Teezubereitungen den Vorteil einer Hydrierung (so diese gewünscht ist). Auch der ordnungstherapeutische Aspekt einer regelmäßigen Zubereitung sollte keinesfalls unterschätzt werden.

Beachte

Zubereitung von Tee

- **Teegetränke nicht aus Arzneipflanzen herstellen, deren Inhaltsstoffe potenziell toxisch sind, wie z. B. die Mistel: Die erforderliche Genauigkeit der Dosis ist schlecht steuerbar.**
- **Ziehzeiten unbedingt einhalten. Tees nur in geschlossenen Kannen oder Tassen zubereiten, da ein Großteil der Inhaltsstoffe leicht flüchtige aromatische Substanzen sind.**
- **Tees möglichst nicht süßen.**
- **Teeaufgüsse sind zum sofortigen Verzehr bestimmt. Längeres Stehenlassen birgt das Risiko mikrobieller Kontaminationen.**

Auf die Qualität der verwendeten Produkte soll nochmals genauer eingegangen werden: Generell ist gegen eine Verwendung von Teebeuteln, zur Vereinfachung der Zubereitung, nichts einzuwenden. Allerdings sollten diese aromageschützt verpackt sein. Um eine Wirkung zu erzielen, müssen die Produkte **Arzneibuchqualität** besitzen.

Leider werden Teebeutel häufig dazu missbraucht, mindere Qualität in den Handel zu bringen. Von einem Kamillentee aus dem Supermarkt kann u. U. keine heilende Wirkung erwartet werden.

▸ **Tab. 3.1** Übersicht Zubereitungsarten.

Name der Zubereitungsart	Droge	Zubereitung
Dekokt (Abkochung)	kompakte Drogen wie Hölzer oder Rinden	Aufkochen der Droge mit Wasser und anschließendes leichtes Kochen
Infus (Aufguss)	fein zerteilte Pflanzenteile mit flüchtigen Bestandteilen (ätherisches Öl) und thermolabilen Bestandteilen	Übergießen der Droge mit heißem Wasser und anschließendes Ziehenlassen
Mazerat (Kaltansatz)	Schleimdrogen mit langer Quellzeit (z. B. Eibischwurzel)	mehrstündiges Stehenlassen der Droge in kaltem Wasser bei Raumtemperatur **Beachte**: Wegen der Gefahr einer Kontamination mit Keimen wird kurzes Aufkochen vor der Einnahme empfohlen!

Hintergrundwissen

Kamillentee (Teebeutel)

Zur Illustration des Unterschieds bietet sich der Vergleich zwischen dem Inhalt eines Teebeutels Kamillentee aus dem Supermarkt und einiger Gramm getrockneter Kamille aus der Apotheke in DAB-Qualität (DAB: Deutsches Arzneibuch) an: Der Qualitätsunterschied ist deutlich sichtbar.

Zu beachten ist außerdem, dass ein Teebeutel 1,5 g Kamille enthält, während eine wirksame Dosis erst bei 3 g Kamille beginnt.

Die möglichen Zubereitungsarten von wässrigen Auszügen sind in ▸ **Tab. 3.1** mit der Angabe der dafür möglichen Drogen aufgelistet.

Bei Medikationen mit Tee sind nicht nur Grenzen in der Dosierung gesetzt: Viele Patienten und Patientinnen mögen den **Geschmack nicht** und befolgen Therapieanweisungen deshalb u. U. nur ungenügend.

3.3 Einfache nicht wässrige Auszüge

3.3.1 Tinktur (alkoholisches Mazerat)

Als Tinktur wird ein alkoholischer Auszug aus Drogen oder Frischpflanzen bezeichnet. Eine Tinktur wird aus Pflanzen hergestellt, deren Hauptwirkstoffe nicht wasserlöslich sind. Traditionell wurde Alkohol zum Haltbarmachen von Pflanzen und Pflanzenteilen bei Pflanzen, die schlecht trockneten oder schnell schimmelten, eingesetzt.

Eine Sonderform stellten die **Spirituosa medicata** dar. Diese hochprozentigen Tinkturen (20–40 % Alkohol) werden jedoch heute wegen des hohen Alkoholgehalts nur noch selten verordnet.

In der **industriellen Herstellung** von Phytopharmaka kann der Alkohol nach der Extraktion abgedampft und somit entzogen werden, sodass eine Verordnung unproblematischer erscheint.

3.3.2 Fluidextrakte

Fluidextrakte – wie Tinkturen flüssige Extrakte – werden durch Mazeration oder Perkolation (Abgießen) unter Zusatz eines Lösungsmittels hergestellt. Als alkoholfreie Lösungsmittel können Gemische aus Glycerol, Propylenglykol und Wasser verwendet werden.

3.3.3 Arzneiöle

Bei Arzneiölen werden die Wirkstoffe in nicht trocknenden Ölen gelöst oder suspendiert. Die extrahierten Stoffe sind fette Öle, Phytosterole, lipophile Mono- und Sesquiterpene, Alkaloide und fettlösliche Vitamine. Ölmazerate werden häufig für die externe Anwendung hergestellt oder in Gelatinekapseln verpackt.

3.3.4 Sirupe

Sirupe, gesättigte Zuckerlösungen, werden seit alters her für den Hausgebrauch hergestellt, um Pflanzen (z. B. Spitzwegerich) haltbar zu machen. In einer gesättigten Zuckerlösung (Zuckergehalt höher als 60 %) ist kein mikrobielles Wachstum möglich, da den Mikroorganismen Wasser entzogen wird. Diese Darreichungsform wird maßgeblich in der Pädiatrie eingesetzt.

3.3.5 Dickextrakte

Dickextrakte, sog. Spissa, sind Drogenauszüge, die mit einem Lösungsmittel hergestellt werden, diese haben per Definition noch einen Restfeuchtegehalt von mehr als 4 % und sind in der Regel zähflüssig. Wie Sirupe werden Dickextrakte in der Literatur des Öfteren zu den halbfesten Darreichungsformen gerechnet. Nur wenige dieser Dickextrakte, wie z. B. Hefeextrakte oder Wacholderdicksaft, kommen direkt zur Anwendung. **Spissa** werden in der Regel weiterverarbeitet und als Externa, als Salben, Badezusätze, Suppositorien, eingesetzt. Möglich ist auch eine Weiterverarbeitung zu Pastillen (beispielsweise bei der Süßholzwurzel) oder zu Weichgelatinekapseln.

3.4 Einfache feste Darreichungsformen

3.4.1 Trockenextrakte

Trockenextrakte sind die häufigste Darreichungsform in der Phytotherapie. Zu unterscheiden sind native Trockenextrakte (Trocknung ohne Zusätze) und Extraktzubereitungen. Da nicht alle Pflanzen auf herkömmliche Art nativ getrocknet werden können, ist diese Zubereitungsart für moderne Pflanzenheilmittel eher die Ausnahme.

Ein nicht nativer Trockenextrakt ist, anders als von esoterischen Vertretern der Pflanzenheilkunde behauptet, qualitativ nicht schlechter als ein nativer Tockenextrakt, denn bei der nicht nativen Trockenextraktzubereitung werden die Bildung von Pilzsporen und weitere nachteilige mikrobielle Prozesse unterbunden. Industriell gefertigte Trocknungsextrakte beinhalten dazu beispielsweise Antioxydanzien, Auszugsmittel und galenische Hilfsmittel.

Durch ein Auszugsmittel wird der natürliche Vorgang der **Diffusion**, der die physikalische Grundlage z. B. der Mazeration darstellt, beschleunigt. Dabei werden Wirkstoffe aus zerstörten Zellen herausgelöst bzw. aus intakten Zellen diffundiert. Die Wahl des Auszugsmittels hängt von der Polarität des Wirkstoffmoleküls ab. In zugelassenen und registrierten pflanzlichen Arzneimitteln muss das Auszugsmittel deklariert sein.

Sollen dem Produkt unerwünschte Wirkstoffe entzogen oder diese auf einen Maximalgehalt eingestellt werden, wird im Herstellungsprozess eine **Elution** vorgenommen. Auch eine Konzentrierung der Wirkstoffe oder etwa eine Modifizierung (beispielsweise Fermentierung) kann so erreicht werden. Oft handelt es sich dabei um pharmazeutisch aufwendige Prozesse, deren detaillierte Erläuterung hier zu weit führen würde. Das entstandene Eluat wird wiederum einer Trocknung zugeführt.

Je nach Grad der Trocknung wird das Endprodukt als **Spissum** (mehr als 4 % Restfeuchte) oder **Siccum** (maximal 4 % Restfeuchte) bezeichnet. Vgl. dazu auch die Ausführungen im Kap. „Dickextrakte“ (S. 30).

Die verschiedenen Möglichkeiten der Herstellung von Trockenextrakten sind in ▸ **Abb. 3.1** schematisch dargestellt.

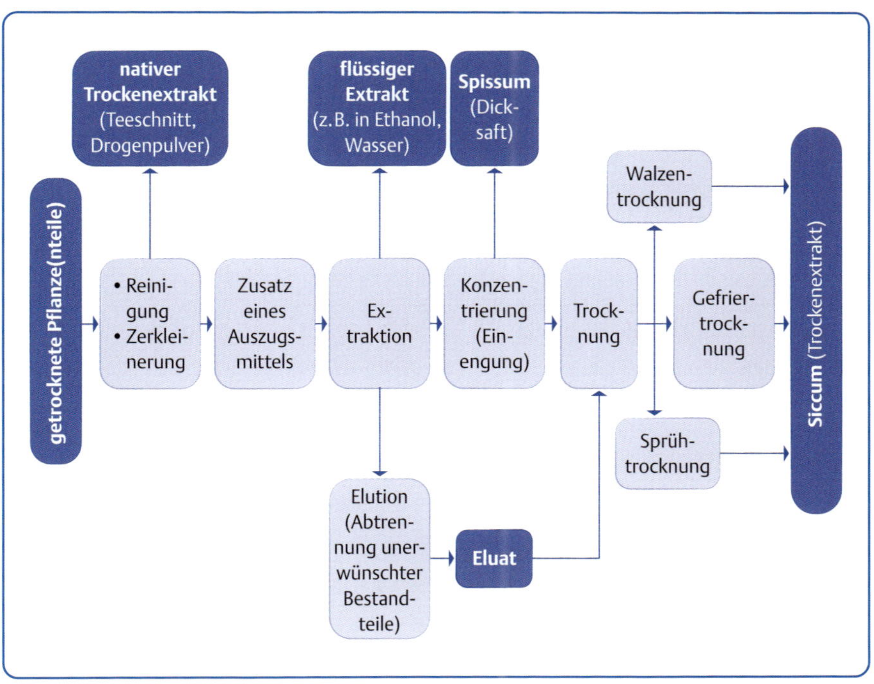

▸ **Abb. 3.1** Herstellung von Trockenextrakten.

4 Einteilung und arzneimittelrechtliche Bestimmungen zu pflanzlichen Arzneimitteln

Ein Phytopharmakon besteht aus einem komplexen Gemisch an Inhaltsstoffen. Im Gegensatz zu synthetischen Arzneimitteln mit definiertem Wirkstoff ist beim Phytopharmakon gemäß § 10 AMG 1976 die Gesamtheit der Inhaltsstoffe der wirksame Bestandteil.

In ▸ **Tab. 4.1** wird die Einteilung von Inhaltsstoffen der Pflanzen aus pharmazeutischer Sicht dargestellt. Diese ist Grundlage der Standardisierung und Qualitätssicherung. Da der Gehalt von Wirkstoffen je nach Anbaugebiet, Erntezeitpunkt etc. variieren kann, sollte von Eigensammlungen für medizinisch therapeutische Zwecke Abstand genommen werden.

Die Standardisierbarkeit ist eine Grundvoraussetzung für die Reproduzierbarkeit der Wirksamkeit von Arzneipflanzen. Im Herstellungsvorgang werden nicht nur die Qualität der Ausgangsdroge mit Mindestgehalten an Wirkstoffen oder Leitsubstanzen (EU: Markersubstanzen) festgelegt, sondern auch Höchstgehalte für toxische Begleitstoffe (z. B. Pyrazoline). Um eine Reproduzierbarkeit von Charge zu Charge zu gewährleisten, ist auch der Herstellungsprozess (des Extrakts) an sich genau definiert.

Hintergrundwissen

Sammelempfehlungen alter Kräuterbücher

Die Sammelempfehlungen alter Kräuterbücher muten zwar mystisch an, wurden aber empirisch gefunden und sind durchaus gerechtfertigt: Die hydrostatischen Kräfte des Mondes sorgen für unterschiedliche Wirkstoffkonzentrationen, beispielsweise ist bei Neumond ein Wirkstoff eher in den Wurzeln angereichert. Auch ist das Ausgraben der Wurzeln in den Abendstunden, beziehungsweise am frühen Morgen sinnvoll. Nachts ist der hydrostatische Druck vermindert und die Wirkstoffe reichern sich in den Wurzeln an. Dieses Vorgehen gründet auf naturwissenschaftlichen Erkenntnissen und nicht auf Esoterik.

▸ **Tab. 4.1** Einteilung der Inhaltsstoffe in Pflanzen (Tab. basiert auf Daten aus [112]).

Wirkstoff	Eigenschaft	Beispiel
Hauptwirkstoff	klinisch für Hauptwirkung verantwortlich	Atropin in Tollkirschenblättern
(Neben-) Wirkstoff	wirksamkeitsmitbestimmender Charakter	Chamazulen in Kamillenblüten
Begleitstoff	beeinflusst die Pharmakokinetik der Wirkstoffe	Saponine in Maiglöckchenblättern
Leitsubstanz	Qualitätsprüfung zur phytochemischen Identifizierung der Pflanze(nteile), unabhängig ob an der Wirkung beteiligt	Menthol in Pfefferminzöl
Gerüststoff	Aufbau des Pflanzengewebes	Zellulose, Pektine

4.1 Bewertung von Pflanzen zum Einsatz in der Medizin

Die Basis zur Bewertung von Pflanzen, ebenso wie von chemisch-synthetischen Arzneimitteln, bildet eine **Monografie**, eine beschreibende Einzelschrift [125]. Einen umfassenden Standard hat hierfür die Weltgesundheitsorganisation (World Health Organization, WHO) geschaffen.

Hintergrundwissen

Notwendige Angaben zur Pflanze in einer Monografie laut WHO:

- lateinischer Name
- Bezeichnungen und Trivialnamen
- Klassifizierung
- verwendeter Pflanzenteil
- allgemeine Erscheinung
- geografische Verbreitung
- Identitätstests (Mikrobiologie, Asche, Reinheitstests)
- Hauptinhaltsstoffe, ggf. wirksamkeitsmitbestimmende Stoffe
- Arzneiformen
- medizinische Verwendung:
  - klinische Daten:
    - Verwendung laut Pharmakopöen
    - traditionelles Therapiesystemen
    - Verwendung in der Volksmedizin
  - pharmakologische Daten (klinische Pharmakologie, Toxizität)
  - Kontraindikationen und Warnhinweise
  - Interaktionen und Nebenwirkungen
  - Dosierungen
- Referenzen

Arzneibücher (beispielsweise das deutsche Arzneibuch, DAB) beinhalten nicht die gesamten Informationen. Es gibt verschiedene, länderspezifische Monografien. Die EU hat in den letzten Jahren umfassende Bemühungen unternommen, eine Vereinheitlichung herzustellen. Im Folgenden sind einige der Herausgeber mit ihren Monografiesammlungen aufgeführt.

4.1.1 Kommission E

Im Bundesinstitut für Arzneimittel und Medizinprodukte (BfArM) gibt es verschiedene Arbeitsgruppen/Kommissionen (▶ **Tab. 4.2**).

Die Kommission E, ein Expertengremium, wurde 1978 aufgrund der Bestimmungen des § 25 (7) AMG gegründet. Sie ist interdisziplinär aus Ärzten, Apothekern, Pharmakologen, Toxikologen, Biostatistikern und auch Patientenvertretern zusammengesetzt. Die Mitglieder werden alle drei Jahre von Verbänden der Fachrichtung vorgeschlagen und vom Bundesgesundheitsministerium benannt.

Von 1978 bis 1995 veröffentlichte die Kommission E etwa 380 Monografien pflanzlicher Arzneidrogen mit ihren Zubereitungen sowie fixe Kombinationen.

▸ **Tab. 4.2** Kommissionen des BfArM und ihre Aufgaben.

Kommission	Aufgabenbereich
Kommission A/B	chemisch-synthetische Arzneimittel
Kommission C	anthroposophische Medizin
Kommission D	Homöopathie
Kommission E	Phytotherapie

▸ **Tab. 4.3** Die Negativmonografien der Kommission E.

Gruppe	Kennzeichen	Beispiel
1	Nullmonografie: Wirksamkeit wurde nicht ausreichend belegt, es bestehen keine Risiken	Damianablätter: als Potenzmittel mit unseriösen Aussagen im Verkehr
2	Belege für Wirksamkeit nicht ausreichend, Risiken nicht ausgeschlossen (z. B. allergische Reaktionen)	Angelikafrüchte: enthalten Furanocumarine und können fototoxische Reaktionen hervorrufen
3	negatives Nutzen-Risiko-Profil	Zaunrübenwurzel: enthält Cucurbitacine; nach Einnahme wurden Schwindel, Krämpfe, blutige Diarrhö beobachtet, kann Nierenschäden und Abort bewirken
4	keine pharmakologische Wirkung zu erwarten (Schmuckdroge, Geschmackskorrigens)	Klatschmohnblüte: nur als Schmuckdroge sinnvoll

252 Texte waren Positivmonografien, 133 Bewertungen wurden als Negativmonografie publiziert. Negativmonografien wurden in 4 Gruppen unterteilt (▸ **Tab. 4.3**).

Der gesetzliche Auftrag zur Erstellung von Monografien endete nach 1994. Die Bewertungen der Arzneipflanzen fanden bis zu diesem Zeitpunkt statt und reflektieren die wissenschaftliche Literatur bis zur Verabschiedung der entsprechenden Monografie einer Pflanze. Aus heutiger Sicht sind sie damit nur bedingt aktuell.

Es bleibt aber die historische Bedeutung einer fachlichen Bewertung, die als offizielles Regelwerk publiziert und angewendet wurde. Die Bewertungen der Kommission E bilden bis heute eine der Grundlagen für die Erstellung von Monografien des *Committee on Herbal Medicinal Products* (HMPC) und der *European Scientific Cooperative on Phytotherapy* (ESCOP).

4.1.2 WHO

Die *World Health Organization* (WHO) beschloss 1986, Monografien für ausgewählte Arzneipflanzen zu erarbeiten, um weltweit den Einsatz sicherer und wirksamer traditioneller pflanzlicher Arzneimittel in der Gesundheitsversorgung möglich zu machen. Die Monografien sollen dabei keine offiziellen nationalen Sammlungen ersetzen. Sie werden als Vorschlag angesehen, der sich an regulatorische Behörden, Wissenschaftler und Angehörige der Heilberufe richtet. Sie sollen wissenschaftliche Informationen zu

Qualität, Wirksamkeit und Unbedenklichkeit von vielfach angewendeten Arzneipflanzen zur Verfügung stellen, um eine angemessene Nutzung zu ermöglichen.

Die WHO-Monografien sind zum einen in gebundener Form publiziert, inzwischen aber auch im Internet veröffentlicht. Die letzte Auflage von 2010 enthält ca. 120 ausgewählte Pflanzen – eine weitere Aktualisierung/Revision ist nicht vorgesehen. Interessant ist die Tatsache, dass in den Monografien wesentlich umfangreicher gynäkologische Anwendungen erwähnt sind, als das bei allen anderen hier angeführten monografischen Sammlungen der Fall ist.

4.1.3 ESCOP

Die *European Scientific Cooperative on Phytotherapy* (ESCOP) ist die Dachgesellschaft der nationalen Gesellschaften für Phytotherapie in Europa. Die nationalen Gesellschaften entsenden Vertreter aus Wissenschaft, Industrie und Interessenverbänden in den Vorstand der ESCOP. Die Organisation wurde 1989 gegründet, um Fachwissen zu bündeln und publiziertes Wissen zu pflanzlichen Arzneidrogen aufzubereiten.

In den ESCOP-Monografien sind alle verfügbaren wissenschaftlichen Daten auf der Basis der aktuellen Literatur zusammengestellt. Gleichzeitig sind diese Daten die Basis für die Arbeit des Committee for Proprietary Medicinal Products (CPMP).

Die erste ESCOP-Monografie wurde 1990 verabschiedet. Seitdem wurden mehr als 120 Monografien fertiggestellt und veröffentlicht. Seit 2011 sind auch einzelne Monografien als Onlineversion verfügbar.

4.1.4 HMPC

Das *Committee on Herbal Medicinal Products* (HMPC), der Ausschuss für pflanzliche Arzneimittel, wurde aufgrund einer europäischen Verordnung im Jahr 2004 zur Harmonisierung bei der Europäischen Arzneimittelagentur (European Medicine Agency, EMA, London) eingerichtet. Das HMPC ist einer von insgesamt sieben wissenschaftlichen Ausschüssen der EMA. Die Bedeutung, die das Europäische Parlament der Harmonisierung der Bewertung pflanzlicher Arzneimittel und deren Verfügbarkeit in der Europäischen Union zuordnet, wird hierdurch deutlich.

Der Ausschuss besteht aus jeweils einem von jedem Mitgliedsstaat benannten fachlichen Vertreter (Mitarbeiter der nationalen Behörden oder Experten aus den Universitäten) sowie fünf kooperierenden Mitgliedern, die spezielle Themengebiete repräsentieren (beispielsweise Allgemeinmedizin, Pädiatrie, Pharmakologie, Toxikologie).

Die wichtigste Aufgabe des HMPC ist die Erstellung von einheitlichen Monografien, in denen die Angaben zu Wirksamkeit und Unbedenklichkeit von pflanzlichen Arzneidrogen und deren Zubereitungen nach kritischer Bewertung zusammengefasst sind.

Die HMPC-Monografien beinhalten aus regulatorischer Sicht den aktuellen wissenschaftlichen Kenntnisstand. Die nationalen Behörden der EU-Mitgliedsstaaten sollen sie bei der Bewertung von Anträgen auf Zulassung von pflanzlichen Arzneimitteln oder Registrierung traditioneller pflanzlicher Arzneimittel zugrunde legen. Die Monografien sind nicht unmittelbar bindend, werden aber rechtlich als Empfehlungen ausgelegt, von denen die nationalen Behörden nur bei besonderer Begründung abweichen sollten.

Die HMPC-Monografien werden ständig erweitert und aktualisiert. Im April 2020 waren 152 Monografien fertiggestellt, 10 Monografien wurden gerade bearbeitet.

Die Anwendungen werden in zwei Kategorien eingeteilt.

Well-established Use Die Voraussetzung für diese Zuordnung sind eine mindestens zehnjährige medizinische Verwendung als Arzneimittel in einem Land der EU mit ausreichender bibliografischer Dokumentation sowie das Vorhandensein mindestens einer aussagekräftigen klinischen Studie.

Traditional Use Mit der Richtlinie 2004/24/EG wurde in der EU die Möglichkeit eröffnet, traditionelle pflanzliche Arzneimittel in einem vereinfachten Verfahren zu registrieren. Voraussetzung für eine Registrierung sind Nachweise zur Wirksamkeit und Unbedenklichkeit über eine mindestens 30-jährige Tradition der medizinischen Anwendung, davon mindestens 15 Jahre in einem Land der EU.

4.2 Rationale Phytopharmaka

Für eine Zulassung als rationale Phytopharmaka müssen Wirksamkeit und Unbedenklichkeit produktspezifisch in präklinischen, klinischen und toxikologischen Studien nachgewiesen sein.

Diese Phytopharmaka sind größtenteils apothekenpflichtig und haben eine Zulassungsnummer. Zentrale Zulassungen innerhalb der EU sind mit dem Hinweis „EU“ gekennzeichnet.

Hintergrundwissen
Die Zulassungsanforderungen für rationale Phytopharmaka entsprechen denen von chemisch-synthetischen Arzneimitteln.

4.3 Traditionelle Phytopharmaka

Für traditionell angewendete Phytopharmaka besteht die Möglichkeit einer Registrierung, falls der Nachweis für Wirksamkeit und Unbedenklichkeit durch praktische Erfahrungen erbracht ist. Die Verwendung muss anhand der Inhaltsstoffe, Dosierung und Art der Anwendung plausibel sein. Die Nachweise müssen nicht produktspezifisch erbracht werden.

Für die Registrierung und Anerkennung eines Traditional Use (S. 35) innerhalb der EU muss eine Verwendung von mindestens 30 Jahren nachgewiesen werden – 15 Jahre davon innerhalb der EU, wobei zu berücksichtigen ist, dass die EU in den letzten Jahren um einige Mitgliedsstaaten erweitert wurde. Fertigarzneimittel werden mit einer Registrierungsnummer (Reg. Nr.) gekennzeichnet und sind in der Regel nicht apothekenpflichtig. Sie können in Geschäften mit sachkundigen Personen (Drogerien,

Reformhaus) vertrieben werden. Bei der Vielzahl von Onlineangeboten ist es wichtig, darauf zu achten, welches Produkt zur Behandlung eingesetzt wird.

4.4 Standardzulassungen

In Deutschland besteht im Gegensatz zu anderen EU-Staaten die Möglichkeit der Standardzulassung. Das Handbuch zu Standardzulassungen umfasst ca. 80 praxisrelevante Pflanzen und 38 Medizinalteemischungen, die vom üblichen Zulassungsprozedere freigestellt sind. Ein Fertigarzneimittelhersteller hat so die Möglichkeit, ein pflanzliches Arzneimittel anzumelden und es in den Verkehr zu bringen, indem er sich auf die Standardzulassung beruft. Dieses Prozedere wird von vielen Firmen zum Vertrieb von Arzneitees genutzt.

4.5 Homöopathika

Manche Pflanzen haben weder eine Standardzulassung noch verfügen sie über eine Registrierung für die traditionelle Verwendung. Eine Verwendung birgt ein potenzielles Rechtsrisiko nach § 84 AMG (Gefährdungshaftung) für den verschreibenden Arzt. Das Gleiche gilt für apothekengeprüfte Pflanzen.

Als geprüfte Arzneipflanzentinkturen gelten dagegen im homöopathischen Arzneibuch (HAB) erfasste Pflanzen, sie können entsprechend verschrieben werden. Auch wenn die Verwendung von Urtinkturen und niedrigen Potenzierungen dem ideellen Konzept der Homöopathie grundsätzlich widerspricht, stehen hierdurch weitere Extrakte in geprüfter Apothekenqualität zur Verfügung.

4.6 Ungeprüfte Produkte und Selbstsammlungen

Waren die Regelungen der Standardzulassungen entsprechend des AMG ursprünglich zur Erleichterung der Selbstbehandlung gedacht, verführt diese Regelung nunmehr, in Verbindung mit den Nahrungsergänzungsmitteln (NEM), zu eher ungeprüfter Selbstbehandlung.

Folgende Risiken ergeben sich für Selbstbehandelnde, die z. B. auch Angebote im Internet unreflektiert nutzen:

- Auftreten von Nebenwirkungen aufgrund mangelnder Qualität der Produkte
- falsche Selbstanwendung: Auch wenn sog. Nahrungsergänzungsmittel und pflanzliche Präparate aus geprüften Quellen stammen, werden Risiken übersehen. Beispielhaft sei hier die Einnahme von Vitamin A bei Rauchern angeführt.
- Unterdosierung, die keine Wirkung zeigt – und so auch das Image der pflanzlichen Behandlungsmöglichkeiten verschlechtert (vgl. Bsp. im Info-Kasten)
- verzögerter, evtl. zu später Beginn einer wirksamen Therapie

Info
Johanniskraut
Manchmal klagen Patientinnen, die mit Johanniskraut ihre Stimmungsschwankungen behandeln wollten, dass es leider nicht helfe. Hier sollte nachgefragt werden, welches Präparat eingenommen wurde.
Zu beachten ist zusätzlich, dass sich der Hauptwirkstoff des Johanniskrauts **Hypericin** in einer Dosis von 900 mg in vielen Studien als wirksam herausstellte, und nicht – wie häufig und eben fälschlicherweise angenommen – 900 mg Johanniskraut diese Wirkung haben.

4.7 Nahrungsergänzungsmittel

Nahrungsergänzungsmittel (NEM) sind, wie der Name schon erkennen lässt, keine Medikamente, sondern Nahrung bzw. eine Ergänzung dazu. Obwohl durch die Lebensmittelverordnung klare Regelungen bezüglich gesundheitsbezogener Aussagen bei Lebensmitteln gesetzt werden, versuchen die Hersteller, diese kreativ auf ihre Produkte anzupassen. Auch wenn sie sich häufig in einer rechtlichen Grauzone bewegen, macht die große Anzahl der Produkte der zuständigen Lebensmittelbehörde eine Kontrolle immer öfter unmöglich.

Hintergrundwissen
EU-Lebensmittel-Verordnung zu gesundheitsbezogenen Angaben
Die Gemeinschaftsliste nach Artikel 2 Abs. 2 Nr. 5 EU Lebensmittel-Verordnung (EG) Nr. 1924/2006 definiert als gesundheitsbezogene Angabe jede Angabe, mit der erklärt, suggeriert oder auch nur mittelbar zum Ausdruck gebracht wird, dass ein Zusammenhang zwischen einer Lebensmittelkategorie, einem Lebensmittel oder einem seiner Bestandteile einerseits und der Gesundheit andererseits besteht. Artikel 10 Abs. 1 der Verordnung sieht ein grundsätzliches Verbot gesundheitsbezogener Angaben vor, sofern diese nicht den rechtlichen Anforderungen der Verordnung entsprechen.

5 Rezeptierung

Für die Rezeptierung von pflanzlichen Arzneimitteln ist in der Regel, und falls keine Fertigarzneimittel zur Verfügung stehen, eine **Individualrezeptur** zu erstellen.

Auf Rezepten zur Rezeptierung monografiekonformer Drogen (der Begriff Droge wird von Apothekern auch für eine Pflanze verwendet) in DAB- oder HAB-Qualität ist neben den üblichen Angaben, wie Name, Berufsbezeichnung und Anschrift des Arztes, Datum der Ausfertigung, Name und Geburtsdatum des Patienten Folgendes anzugeben:

▶ **Tab. 5.1** Angaben für Drogen-Individualrezepturen.

Abkürzung	Lateinische Bezeichnung	Deutsche Bezeichnung
Bezeichnung der Drogen		
bacc.	bacca	Beere
bulb.	bulbus	Zwiebel
cort.	cortex	Rinde
flos	flos	Blüte
fol.	folium	Blatt
fruct.	fructus	Frucht
herb.	herba	Kraut
rad.	radix	Wurzel
rhiz.	rhizoma	Wurzelstock
sem.	semen	Samen
Bezeichnung des Zustands der Drogen		
conc.	concisus	geschnitten
cont.	contusus	zerquetscht
pulv.	pulveratus	pulverisiert
pulv. subt.	pulveratus subtile	fein gepulvert
tot.	totus	ganz
Allgemeine Verordnungshinweise		
Rp.	Recipe	Einleitung zu jedem Rezept
āā	ana partes aequales	zu gleichen Teilen
M.f.	Misce fiat	Mische und mache daraus
spec.	species	Tee
pulv.	pulvis	Pulver
qs	quantum satis	so viel wie nötig
ungt.	unguentum	Salbe
supp.	suppositorium	Zäpfchen
D.S.	Da Signa	Dosierungsanweisungen

- Name der Droge(n) mit Angabe der Beschaffenheit in lateinischer Sprache (z. B. tot. für ganz, vgl. ► **Tab. 5.1**),
- benötigte Menge bzw. Mengenverhältnisse der Droge(n),
- Angabe zur Zubereitung,
- Angabe der Dosierung (Signatur).

Die in Kapiteln zu den einzelnen Indikationen angeführten Beispiele für Rezepturen, die ggf. noch auf die speziellen Bedürfnisse der Patientinnen angepasst werden sollten, bedienen sich dieser allgemeingültigen Rezeptsprache.

6 Wirkstoffgruppen und Inhaltsstoffe von Arzneipflanzen

Die Kenntnis der Wirkstoffgruppen ist hilfreich, um das Wirkspektrum einer Pflanze anhand ihrer Wirkstoffe einordnen und potenzielle Nebenwirkungen einschätzen zu können. Die folgenden Darstellungen gehen über die Vermittlung der Basiskenntnisse, wie sie in pflanzenheilkundlichen Kursen, beispielsweise für Bittermittel, Schleimstoffe, Alkaloide, Phenole vermittelt werden, hinaus. Die Ausführungen beschränken sich nicht nur auf das Anwendungsgebiet der Frauenheilkunde. Spielen bestimmte Wirkstoffe jedoch eine große Rolle in diesem Fachgebiet, ist darauf verwiesen.

6.1 Primäre und niedermolekulare Pflanzenstoffe

Der Primärstoffwechsel dient der Erhaltung und der Vermehrung des Lebens. Hier zeigen Pflanzen, Tiere und Menschen große Übereinstimmung: Produkte des Primärstoffwechsels sind **Kohlenhydrate, Eiweiße und Fette**.

Im Gegensatz dazu sind die Stoffwechselwege des Sekundärstoffwechsels entbehrlich für das isolierte Individuum, jedoch nicht für den Bestand seiner Art in der jeweiligen Umwelt (vgl. z. B. ätherische Öle zum Anlocken von bestäubenden Insekten). Viele der Stoffe des Primär- und Sekundärstoffwechsels zeigen biologische und pharmakologische Wirkungen und werden therapeutisch verwendet (▸ **Tab. 6.1**).

Da es zahlreiche Überlappungen in den primären und sekundären Stoffwechselwegen gibt, erscheint die Einteilung in primäre und sekundäre Naturstoffe nur wenig sinnvoll.

6.1.1 Schleimstoffe

Schleimstoffe (▸ **Tab. 6.2**) sind Stoffe, deren Haupteigenschaft in der Aufnahme von Wasser besteht, sodass sie damit schleimartige Kolloide und Gele – sog. Hydrokolloide – bilden. Da die meisten der pflanzlichen Schleimstoffe als Polysaccharide (Kohlenhydrate) auftreten, werden sie hier behandelt.

▸ **Tab. 6.1** Wichtige pharmazeutisch verwendete Stoffe des Primärstoffwechsels.

Stoffgruppe	Vertreter
Kohlenhydrate	• Monosaccharide (Mannitol) • Oligosaccharide (Maltitol) • Polysaccharide (Pektine) • Schleimdrogen (Leinsamen)
Proteine	Lektine (Mistel)
Lipide	Phospholipide (Sojabohnenlecithin)

▸ **Tab. 6.2** Pflanzen mit Schleimstoffen (Beispiele) und ihre Indikationen.

Schleimstoffe	Pflanze(nteil)	Indikationen
wasserunlöslich	Leinsamen (*Linum usitatissimum*)	Obstipation (Verstopfung)
	Flohsamen (*Plantago psyllium*)	Morbus Crohn, Colon irritabile
wasserlöslich	Spitzwegerich (*Plantago lanceolata*)	Erkältungskrankheiten, Entzündungen Mund- und Rachenraum
	Lindenblüten (*Tiliae flos*)	Erkältungskrankheiten
	Isländisches Moos (*Lichen islandicus*)	Bronchitis, Entzündungen Mund- und Rachenraum

Wasserlösliche Schleimstoffe haben lokal erweichende, reizmildernde und einhüllende Wirkung auf die Schleimhäute. Aufgrund dieser Eigenschaften können wasserlösliche Schleimstoffe zur Behandlung von Entzündungen (beispielsweise Erkältungen) eingesetzt werden.

Wasserunlösliche Schleimstoffe wirken vor allem im Magen-Darm-Trakt, indem sie das Darmvolumen steigern und damit den Stuhlgang regulieren. Sie wirken lokal über einen Volumenreiz des Darms. Klassisches Beispiel einer nicht resorbierbaren Schleimstoffdroge ist der Leinsamen (*Linum usitatissimum*).

Schleimstoffe werden auch eingesetzt, um Giftstoffe zu eliminieren, den Blutzucker zu senken und in Einzelfällen auch um das Immunsystem zu stärken.

Entsprechend des DAB wird für Schleimstoffdrogen das **Quellvermögen** festgelegt. Als **Quellungszahl** ist das Volumen definiert, das 1 g Droge nach dem Quellen im wässrigen Medium nach 4 Stunden einnimmt. Die Angabe erfolgt in Milliliter.

6.2 Isoprenoide

Viele Naturstoffe sind Oligo- und Polymere des Isoprens. Als Isopren (▸ **Abb. 6.1**) wird ein 5 Kohlenstoffatome enthaltender Grundbaustein der organischen Chemie bezeichnet. Die Nomenklatur baut auf diesem Grundbaustein auf.

Zusammengesetzte Isopren-Einheiten sind Oligomere – die sog. **Terpene** (▸ **Tab. 6.3**). Sie sind nach der Anzahl ihrer Isopren-Einheiten benannt.

Aus den Isopren-Einheiten werden nicht nur kettige Strukturen gebildet, sondern auch Ringe. Diese können sehr vielfältig sein, wie am Beispiel der Monoterpene (C_{10}; ▸ **Abb. 6.2**) deutlich wird.

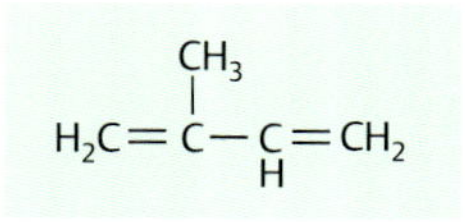

$$H_2C{=}C(CH_3){-}CH{=}CH_2$$

▸ **Abb. 6.1** Isopren (Strukturformel).

▸ **Tab. 6.3** Übersicht über die Terpenbezeichnungen.

Terpenbezeichnung	Anzahl der Isopren-Einheiten	Anzahl der Kohlenstoffatome
Monoterpene	2	C_{10}
Sesquiterpene	3	C_{15}
Diterpene	4	C_{20}
Sesterpene	5	C_{25}
Triterpene	6	C_{30}
Tetraterpene	8	C_{40}
Polyterpene	>8	

▸ **Abb. 6.2** Verschiedene Monoterpene (Strukturformeln).

▸ **Abb. 6.3** Triterpen: kettige Grundstruktur (Strukturformel).

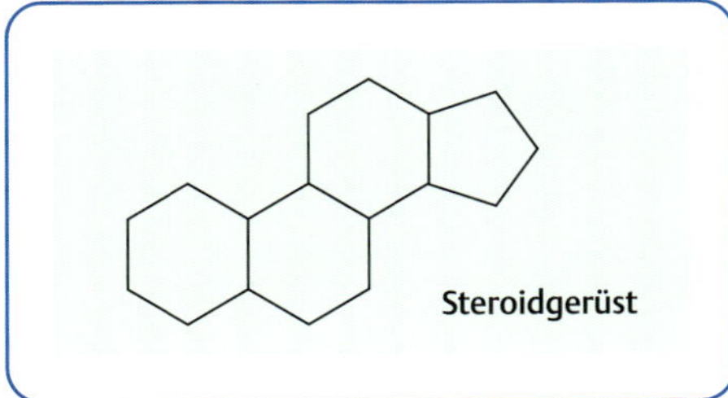

▸ **Abb. 6.4** Triterpen: Ringstruktur (Strukturformel).

Auch Terpene mit mehreren Isopren-Einheiten, wie z. B. Triterpene (6 Isopren-Einheiten), können als kettige Struktur (Squalen, ▶ **Abb. 6.3**) oder als Steroide (▶ **Abb. 6.4**) vorliegen. Beiden gemeinsam ist, dass sie aus 30 Kohlenstoffatomen bestehen.

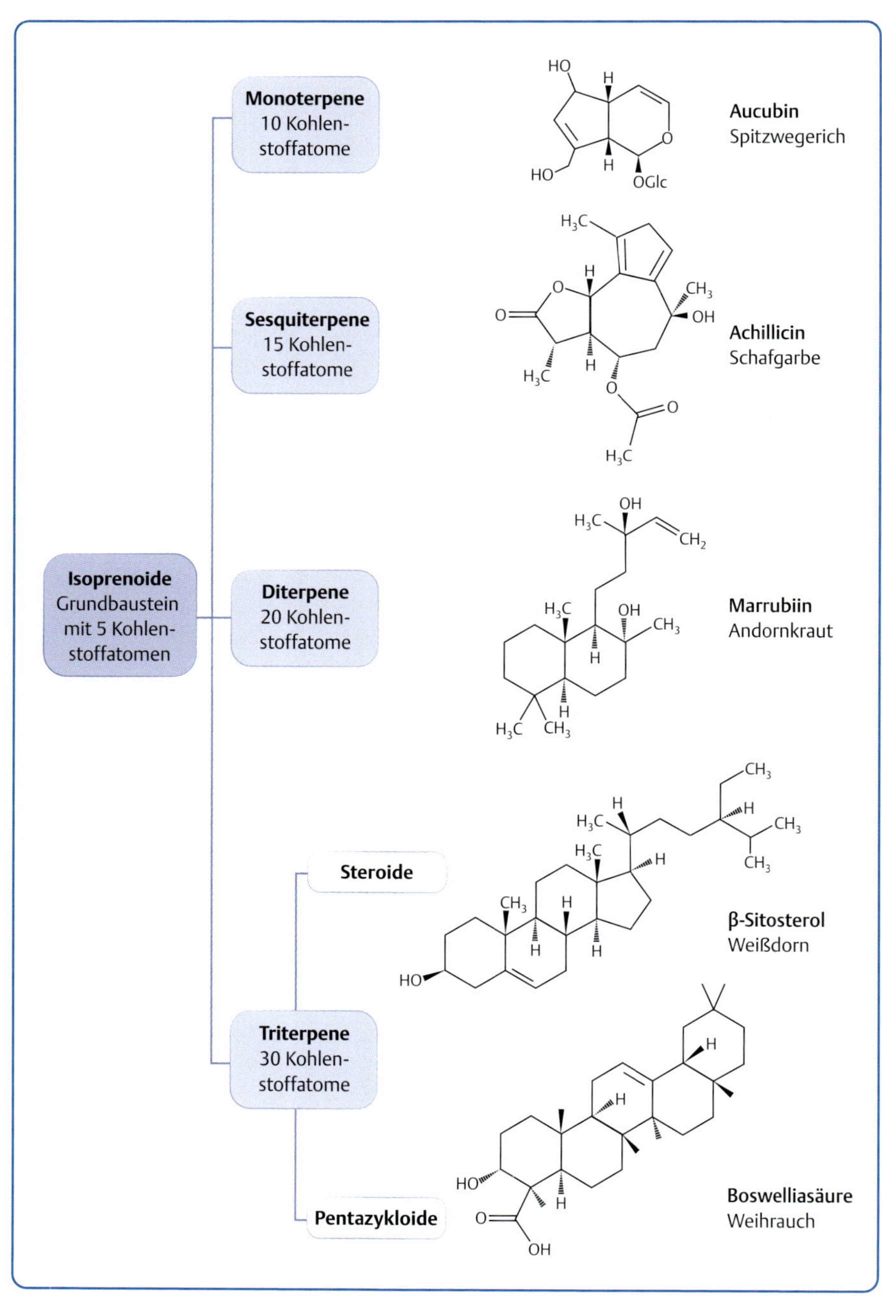

▶ **Abb. 6.5** Die wichtigsten Isoprenoide.

Isoprene gehen z. B. mit Zuckermolekülen Bindungen ein. So liegen die polaren Moleküle (hydrophil) fast ausschließlich in Form von Glykosiden vor.

Die unpolaren, lipophilen Isoprene finden sich vorwiegend als Bestandteile von ätherischen Ölen.

Eine Übersicht über die wichtigsten Isoprenoide (mit Pflanzenbeispielen) bietet ▶ **Abb. 6.5**.

6.2.1 Iridoide

Iridoide (▶ **Abb. 6.6**) sind in einer Ringstruktur angeordnete Isoprenoide mit 10 Kohlenstoffatomen (aus 2 Isoprenid-Einheiten synthetisierte Monoterpene).

Viele **Bitterstoffe** gehören zu den Isoprenoiden. Sie stellen keine einheitliche Gruppe dar, sind aber häufig Iridoide und werden deshalb hier vorgestellt. Allen gemeinsam ist der bittere Geschmack. Dadurch wird reflektorisch die Sekretion von Verdauungssäften (Magen, Galle) stimuliert. Diese Verdauungsförderung regt auch den Appetit an.

Die Erhöhung des Speichelflusses ist Basis des Effekts der medizinischen Verwendung bei banalen Infekten: Es werden vermehrt Immunglobuline und Enzyme freigesetzt, die antibakterielle und antivirale Wirkungen zeigen. Die Wirkung von Bitterstoffen ist demnach nicht zwingend eine pharmakologische Wirkung, sondern ein über die Geschmacksknospen vermittelter reflektorischer Effekt.

Die Stärke einer Bitterstoffdroge (Amarum) wird mit dem **Bitterwert** angegeben. Dieser beschreibt den reziproken Wert der Verdünnung, bei dem der bittere Geschmack noch wahrnehmbar ist.

Info

Das Amarogentin aus der Enzianwurzel (*Gentiana lutea*) ist der bitterste bekannte Naturstoff. Noch in einer Verdünnung von 1: 58 Millionen ist der bittere Geschmack deutlich wahrnehmbar.

Iridoidglykoside

Ungefähr 60–70 % der Substanzklasse Iridoide sind **Glykoside** (Verbindungen mit einem Zuckerrest). In vielen heute verwendeten Arzneipflanzen stellen Iridoide die Leitsubstanz (analytischer Marker zur Qualitäts- und Reinheitsbestimmung) dar. Die meisten Pflanzen mit Iridoidglykosiden (▶ **Tab. 6.4**) werden als **Amara (Bittermittel)** eingesetzt.

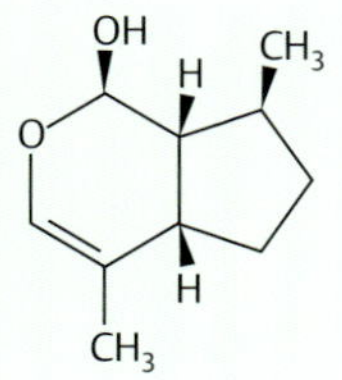

▶ **Abb. 6.6** Iridoid (Strukturformel).

▶ **Tab. 6.4** Arzneipflanzen mit Iridoidglykosiden.

Pflanze(nteil)	Iridoidglykosid (Menge in Prozent)	Hauptvertreter	Weitere Inhaltsstoffe	Indikation	Erklärung
Spitzwegerichblätter (*Plantaginis lanceolatae folium*) **Anmerkung:** Der Spitzwegerich enthält auch Schleimstoffe (vgl. ▶ **Abb. 6.5**) und illustriert, dass in Arzneipflanzen verschiedene Inhaltsstoffe zur Wirkung beitragen.	2–3 %	Aucubin, Catalpol	Phenylethanoidglykoside (3–8 %), Schleimstoffe, mind. 1,5 % o-Dihydrozimtsäure-Derivate, Flavonoide, Phenolcarbonsäuren, Gerbstoffe	Entzündungshemmung, Immunmodulation	Die antibakterielle Wirkung wird dem enzymatischen Abbauprodukt des Aucubin zugeschrieben.
Eisenkraut (*Verbenae herba*)	0,2–0,5 %	Hastatosid, Dihydrocornin	Phenylethanoidglykoside, Flavonoide, Triterpene, Phytosterole	Entzündungshemmung, Sekretolyse, Immunmodulation; in der Volksmedizin auch Diuretikum, Antirheumatikum	Wirkmechanismus nicht eindeutig bestimmbar
Mönchspfefferfrüchte (*Agni casti fructus*)	ca. 1 %	Aucubin, Agnusid	lipophile Flavonoide und Diterpene, ätherisches Öl (Mono- und Sesquiterpene), fette Öle	Hyperprolaktämie, PMS, Zyklusunregelmäßigkeiten	Dopamin-agonistische Wirkung der Diterpene
Teufelskrallenwurzel (*Harpagophyti radix*)	1,1–3,6 %	Harpagosid, Procumbid, Harpagid	Phenylethanolglykoside, Diterpene, Kohlenhydrate, Triterpene, Phenolcarbonsäure	Antiphlogistikum (Osteoarthritis), Amarum	COX-2-Hemmung, Hemmung von Mediatoren der Entzündungskaskade (beispielsweise TNF-α)
Enzianwurzel (*Gentianae radix*)	2–4 %	Gentiopikrosid, Amarogentin	Xanthonderivate, Polysaccharide	Amarum	Bitterstoff, Erhöhung des Speichelflusses

Nichtglykosidische Iridoide

Viele nichtglykosidische Iridoide spielen in der Natur als **Pheromone** eine Rolle, allerdings sind nur wenige von pharmazeutischem Interesse. Es sind mehrheitlich flüchtige ätherische Öle.

Hintergrundwissen

Katzenminze

Die Katzenminze ist ein Paradebeispiel eines Pheromons. Der Inhaltsstoff Nepetalacton lockt potenzielle Bestäuber an und wehrt Parasiten ab. Die anziehende Wirkung auf Katzen nutzt der Pflanze ebenfalls: Wälzen sich die Katzen über die Pflanze, bleiben oft Früchte im Fell haften und werden dadurch in der Umgebung verteilt. In Katzenspielzeug ist häufig Katzenminze enthalten.

Eine wichtige Arzneipflanze, deren Wirkung auf nichtglykosidierten Iridoiden beruht, ist die Baldrianwurzel (*Valerianae radix*). Für die Valerensäuren wurden experimentell Wirkungen auf den $GABA_A$-Rezeptorenkomplex nachgewiesen. Benzodiazepine interagieren auch mit diesem Rezeptor. Die anxiolytische und sedative Wirkung von Baldrianwurzeln kann dadurch rational erklärt werden.

6.2.2 Sesquiterpene

Sesquiterpene, Isoprenoide aus 3 Isopren-Einheiten, sind pharmakologisch in Verbindung mit Lactonen interessant. Am häufigsten sind diese Substanzen in der Familie der

▶ **Tab. 6.5** Arzneipflanzen mit Sesquiterpenen.

Pflanze(nteil)	Wirkung	Verwendung	Unerwünschte Nebenwirkungen/Risiken
Schafgarbe (*Millefolii herba/flos*)	Amarum	Menorrhagien	Schafgarbe hat ein mittleres allergenes Risiko.
Wermutkraut (*Absinthii herba*)	Amarum	Emmenagogum	Neben Absinthin ist Thujon enthalten, das neurotoxische und hepatotoxische Wirkungen haben kann.
Löwenzahnwurzel (*Taraxaci officinalis radix*)	Amarum	Choleretikum, Diuretikum	schwaches allergenes Potenzial
Mutterkraut (*Tanaceti parthenii herba*)	analgetisch und antiinflammatorisch	Migräneprophylaxe	starkes allergenes Potenzial bei Hautkontakt, Schwindel, nicht in Schwangerschaft und Stillzeit
Arnikablüten (*Arnicae flos*)	antiinflammatorisch	Resorption von Hämatomen, Weichteilverletzungen (externe Anwendung einer Tinktur)	Kontaktallergen mit starker Sensibilisierungstendenz bei unverdünnter Anwendung, nicht auf offenen Wunden einsetzen

Korbblütler (Asteraceae) zu finden. Leider bilden diese auch die Gruppe der sog. **Phytoekzematogene** und rufen vor allem Kontaktekzeme, allergische Reaktionen des Spättyps (Typ IV), hervor.

Auch Arzneipflanzen, die Sesquiterpene enthalten, werden als **Amara** eingesetzt. Weitere Einsatzmöglichkeiten sind in ▶ **Tab. 6.5** aufgeführt.

6.2.3 Diterpene

Diterpene, Isoprenoide mit 4 Isopren-Einheiten, sind mehrheitlich polare, lipophile Moleküle, die in ätherischen Ölen sowie in Harzen gefunden werden. Nur wenige Vertreter werden als Amara genutzt, allerdings steigt die Anzahl der Vertreter bei Süßstoffen: So ist auch Steviosid (Stevia-Süßstoff) zu dieser Substanzklasse zu zählen.

Wichtige pflanzliche Vertreter sind Andornkraut (*Marrubii herba*; ▶ **Abb. 6.7**) und Herzgespannkraut (*Leonuri cardiacae herba*).

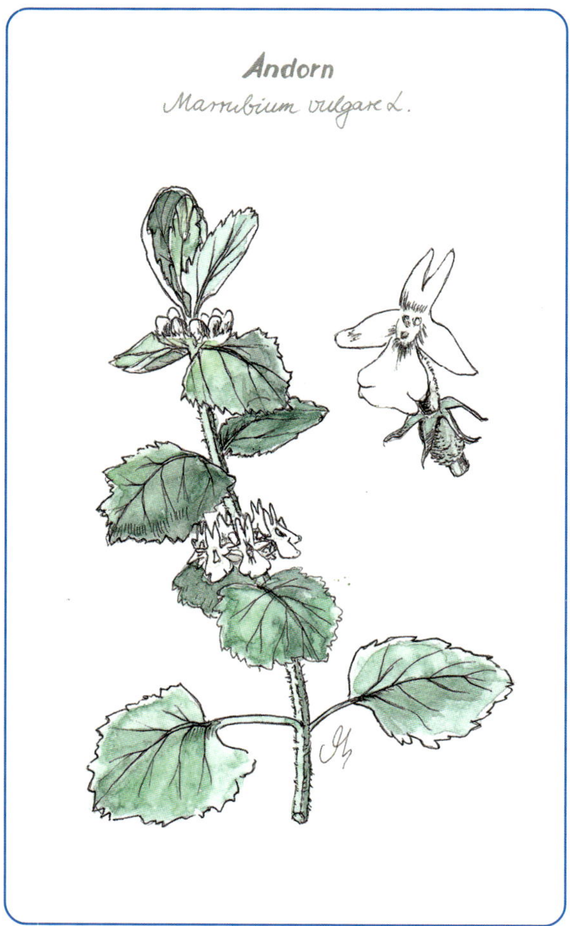

▶ **Abb. 6.7** Andorn (*Marrubium vulgare L.*). (Quelle: Maren Sigmund)

Andorn wird schon sehr lange als Heilpflanze verwendet. Bisher ist dieses Kraut noch nicht Gegenstand genauerer Analysen. In der traditionellen Heilkunde wurde es zur Behandlung von Magen-Darm-Erkrankungen und Bronchitis eingesetzt, auch seine Detox-Eigenschaften wurden genutzt. So beschreibt z. B. Walahfrid Strabo im *Hortulus* zunächst die Eigenschaften des Andorns, bevor er als Indikationen Bronchitis und Detoxifikation anführt.

> *„Er duftet süß, schmeckt aber scharf. Er kann jedoch starke Beklemmung der Brust lindern, wenn man ihn als bitteren Trank zu sich nimmt. Sollten die Stiefmütter je feindlich bereitete Gifte mischen in das Getränk oder in trügerische Speise verderblich Eisenhut mengen, so scheucht ein Trank des heilkräftigen Andornes, unverzüglich eingenommen, die drohenden Lebensgefahren." [113]*

Hintergrundwissen

Detoxifikation

Detoxifikation (Detox) bedeutet Entgiftung. Während im pharmakologischen Sinn hierbei das Ausleiten von Schadstoffen (Schwermetalle, Giftstoffe) verstanden wird, ist die Laiendefinition eher uneinheitlich. Es werden verschiedenste Diätformen und Nahrungsergänzungsmittel unter diesem Begriff zusammengefasst, gelegentlich auch unter den Begriffen „Entschlackung" oder „Blutreinigung".

Bei den Diätformen sind die Konzepte sehr heterogen. Sie reichen vom Verzicht auf bestimmte Lebensmittel (z. B. Fleisch, glutenhaltige Lebensmittel, Zucker und Fett) bis hin zur ausschließlichen Aufnahme von Flüssigkeiten (z. B. Säfte, Heiltees, Smoothies). Definiertes Ziel ist es dabei, den Körper zu reinigen und die Funktion von Leber und Niere zu stärken. Häufig werden diese Kuren durch teure Pulver und Tabletten von Nahrungsergänzungsmittelherstellern ergänzt. Aussagekräftige Studien zum Erfolg dieser Produkte fehlen.

Das Konzept ist bereits sehr alt: Fastenmonate und andere religiös geprägte Diätvorschriften begleiten den Menschen schon lange Zeit und sind in ihrem Nutzen, auch medizinisch, keinesfalls generell abzulehnen. Allerdings sollte hierbei eher auf eine gesunde, vielseitige Ernährung mit nicht prozessierten Nahrungsmitteln gesetzt werden denn auf teure Pülverchen.

Als Arzneitees zum Detox kommen Mischungen mit diuretischen (Brennnessel, Schachtelhalm), laxativen (Sennesblätter, Faulbaumrinde) und cholagogenen Pflanzen (Erdrauch, Wermut) zum Einsatz, oft in Kombination mit Geschmackskorrigenzien (Melisse, Pfefferminze).

6.2.4 Triterpene

Triterpene, Isoprenoide mit 6 Isopren-Einheiten, bilden eine heterogene Gruppe. Es werden azyklische kettige (Squalene) und unterschiedliche zyklische Formen unterschieden. Zur besseren Übersicht werden diese Substanzen, unabhängig von ihrer chemisch korrekten Zuordnung, zum Beispiel zu Glykosiden oder Alkoholen zusammengefasst.

Tetrazyklische Triterpene

Tetrazyklische Triterpene weisen eine Sterangrundstruktur auf und sind somit den **Steroiden** zuzurechnen. Durch ihre Wechselwirkung mit Phospholipiden der Zellmembranen tragen sie zur Membranstabilisierung von Zellen bei. Unter Membranstabilisierung versteht man die Beeinflussung der Ionenkanäle in einer Zellmembran, beispielsweise den Kalziumeinstrom in eine Muskelzelle: Dieser Kanal wird blockiert, hierdurch vermindert sich die Weiterleitung einer Erregung.

Die Resorption von Substanzen dieser Gruppe aus der Nahrung ist gering. Bei normaler Mischkost werden sie nur in kleinen Mengen, meist in Verbindung mit Ölen und Fetten, aufgenommen.

Der am häufigsten vorkommende Stoff, der dieser Gruppe zugeordnet werden kann, ist das **β-Sitosterol**, das ubiquitär in grünen Pflanzen vorkommt. Zu dieser Gruppe gehört auch **Stigmasterol**. Diese Pflanzen werden unter dem Oberbegriff „Phytosterole“ zusammengefasst.

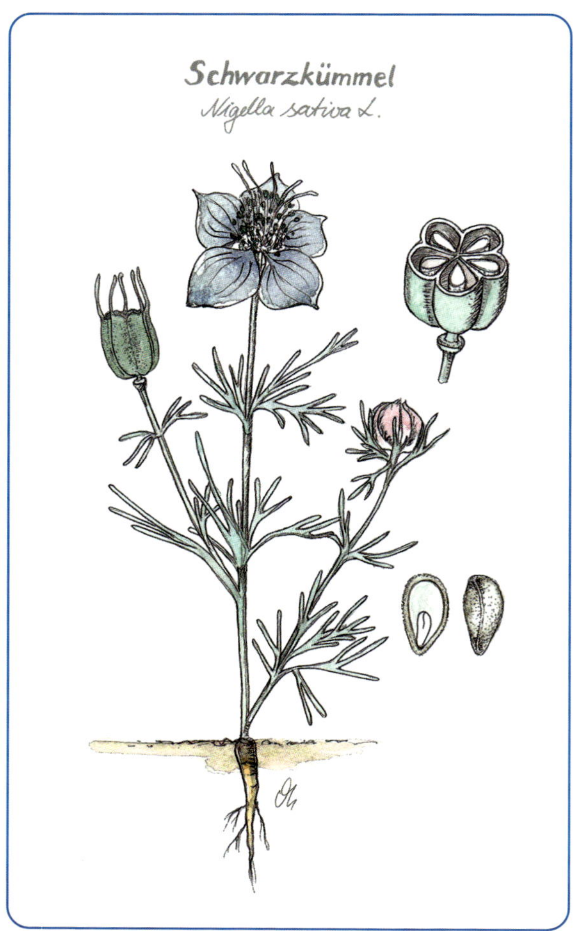

► **Abb. 6.8** Schwarzkümmel (*Nigella sativa L.*). (Quelle: Maren Sigmund)

Hohe Konzentrationen von β-Sitosterol sind in folgenden Pflanzen(teilen) vorhanden (in absteigender Konzentration:)

- Weißdorn (*Crataegus laevigata*)
- echter Schwarzkümmelsamen (*Nigellae sativae semen,* ▶ **Abb. 6.8***)*
- Nachtkerzensamenöl (*Oleum oenotherae*)
- Salbeiblätter (*Salviae folium*)
- Buchweizensamen (*Fagopyri esculenti semen*)
- Basilikumblätter (*Ocimi basilici folium*)
- Sägepalmenfrüchte (*Serenoae repentis fructus*)

Als Hauptwirkung ist die **cholesterinsenkende Wirkung** beschrieben. Bei der Cholesterolsenkung steht die Verdrängung aus den Mizellen (Verminderung der Aufnahme im Dünndarm) und die Steigerung der Ausscheidung im Mittelpunkt.

Neben der cholesterolsenkenden Wirkung (▶ **Abb. 6.9**) haben tetrazyklische Triterpene antibakterielle, antifungale und zytotoxische Eigenschaften.

β-Sitosterol verfügt auch über hormonelle Wirkungen. Es wirkt schwach antiandrogen, über die Hemmung der Testosteron-5α-Reduktase (▶ **Abb. 6.10**): Diese metabolisiert Testosteron zu Dihydrotestosteron. Letzeres ist wesentlich höher androgen wirksam und wird beispielsweise auch für den männlichen Haarausfall verantwortlich gemacht. Auch eine direkte Erhöhung des SHBG (*Sexual Binding Hormone Globuline*) ist beschrieben, das ebenfalls zu einer Verminderung des aktiven Testosteron führt.

Anwendungsgebiete für die **antiandrogene Wirkung** finden sich zur Zeit in Monografien nur zur Behandlung der benignen Prostatahyperplasie bzw. des männlichen Haarausfalls.

Der Einsatz in der Gynäkologie, der auf Basis dieses Mechanismus bei leichten hyperandrogenen Zuständen rational einzuschätzen ist, ist derzeit unterrepäsentiert. Die Verschreibung von Fertigarzneimitteln, die zur Behandlung der benignen Prostata-

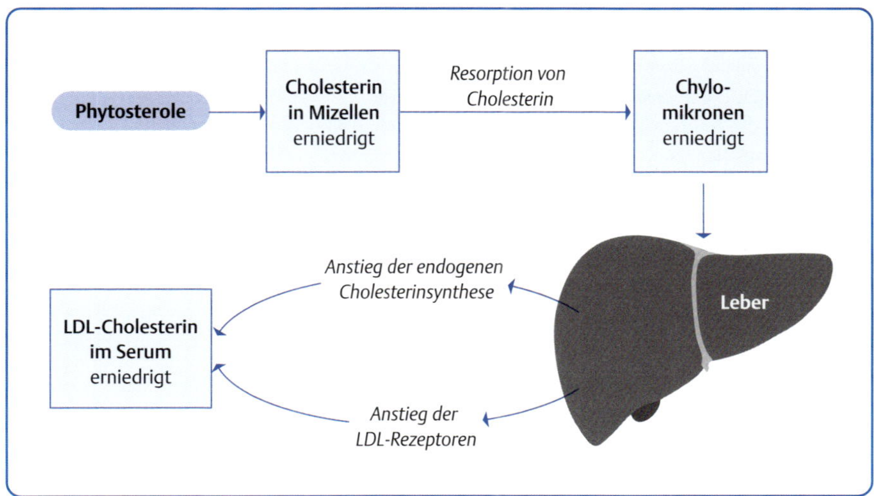

▶ **Abb. 6.9** Mechanismus der Cholesterolsenkung.

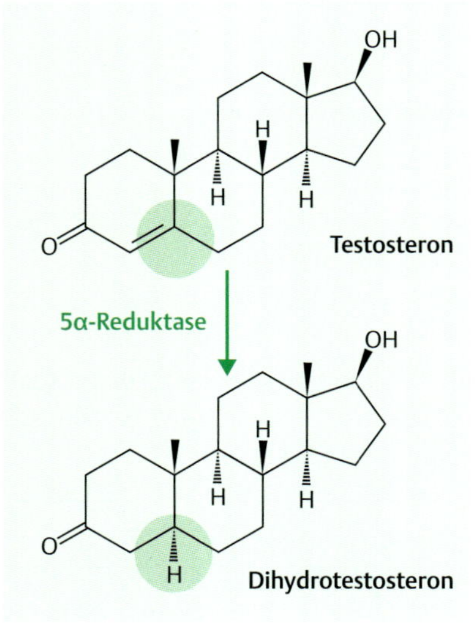

▶ **Abb. 6.10** Wirkung der 5α-Reduktase.

hyperplasie deklariert sind, führt bei Frauen zu inhaltlichem Gesprächsbedarf und erfordert Aufklärung.

Die Traubensilberkerzenwurzel (*Cimicifugae rhizoma*) enthält neben anderen Substanzen **Cimicifugenol**, ein weiteres tetrazyklisches Triterpen, das östrogenerge Wirkungen zeigt. Sie ist wohl eine der am besten untersuchten Spezies im Hinblick auf gynäkologische Anwendungen.

Hintergrundwissen

Traubensilberkerze

Die Traubensilberkerze (*squaw root*) fand ihren Weg erst im 18. Jahrhundert von Nordamerika nach Mitteleuropa. Sie wurde von indigenen Stämmen zur Geburtserleichterung eingesetzt. Diese Anwendung ist derzeit eher selten.

Obwohl die Traubensilberkerze östrogene Eigenschaften hat, enthält sie keine Östrogene im eigentlichen Sinne. Die Bezeichnung Phytoöstrogen (S. 59) ist daher irreführend.

Zu beachten ist jedoch, dass die östrogenerge Wirkung auch am Endometrium zu beobachten ist. Sie kann wie der Einsatz chemisch-synthetischer Östrogene zu Hyperplasien führen.

Pentazyklische Triterpene

Wie der Name besagt, bestehen pentazyklische Triterpene aus einer 5-ringigen Grundstruktur, die auch Baccharanstruktur (▶ **Abb. 6.11**) genannt wird.

Hervorzuheben sind ihre Wirksamkeit **gegen gramnegative Bakterien** und ihre **antiviralen Eigenschaften.** Einige der pentazyklischen Substanzen sollen im Folgenden näher vorgestellt werden (▶ **Tab. 6.6**).

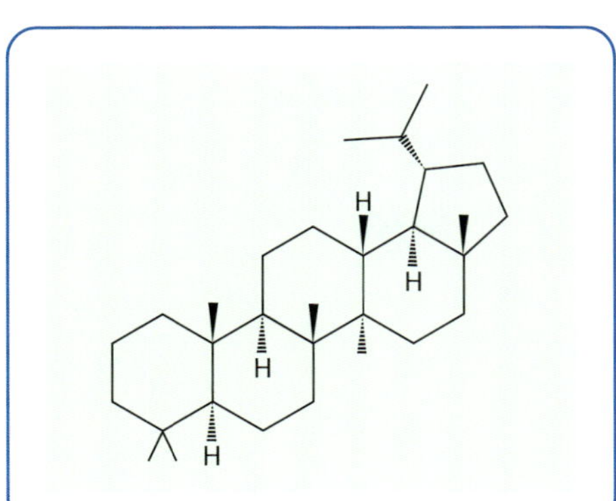

▸ **Abb. 6.11** Baccharane (Strukturformel).

▸ **Tab. 6.6** Einige wichtige pentazyklische Triterpene.

Untergruppe	Vertreter	Vorkommen (Bsp.)	Wirkung
Lupane	1,11-Dihydroxy-20(29)-lupen-3-on	Salbei (*Salviae folium*)	antibakteriell
	Betulinsäure	Birke (*Betula spec.*)	antibakteriell und antiviral, zytotoxische Effekte in der Erforschung als Therapie bei HIV
Oleanane	Boswelliasäuren	Weihrauch (*Boswellia serrata*)	entzündungshemmend, immunsuppressiv, antiproliferativ
Ursane	Ursolsäure	Thymian (*Thymus vulgaris*)	antipyretisch, antibakteriell, zytotoxisch

Diese Substanzgruppe wird in den letzten Jahrzehnten intensiv beforscht. Einige ihrer Vertreter gehören zu den **Proteasom-Inhibitoren**. Es wird angenommen, dass diese durch die Hemmung die Apoptose (programmierter Zelltod) der Krebszellen beschleunigen und dass dadurch ein Tumorwachstum verlangsamt wird.

Hintergrundwissen

Boswelliasäure

Boswelliasäure ist in hoher Konzentration im Harz des (indischen) Weihrauchbaums (*Boswellia serrata*) zu finden.

Weihrauch hat ein sehr hohes antivirales und antimikrobielles Potenzial. Boswelliasäuren hemmen die Phospholipase A und blockieren dadurch die Bildung von Leukotrienen und Prostaglandinen (Entzündungsmediatoren). In tierexperimentellen Versuchen waren diese Substanzen stärker antiphlogistisch wirksam als COX-Inhibitoren. Monografiekonform wird Weihrauch als Adjuvans zur Behandlung rheumatischer Arthritis und rheumatoider Polyarthritis eingesetzt, aber auch bei Morbus Crohn und ulzerativer Kolitis. Ein Problem stellt die schlechte Bioverfügbarkeit bei oraler Gabe dar.

▼

▼

Umso erstaunlicher, dass Räucherungen, wie sie auch zu religiösen Zwecken stattfinden, diese Bioverfügbarkeit steigern. Über den Einfluss dieser Räucherungen auf die Gesundheit von regelmäßigen Kirchgängern kann an dieser Stelle nur spekuliert werden.
Die größte Weihrauchschale („Botafumeiro") befindet sich in Santiago de Compostela – inwieweit hierdurch Ansteckungen unter den eintreffenden Pilgern des Jakobsweges verhindert wurden und werden, kann leider ebenfalls nur spekuliert werden.
Interessant ist ein weiterer historischer Bezug: Das Harz des Weihrauchbaums wurde mit Gold aufgewogen und zählte zu den Gaben der heiligen drei Könige an das Jesuskind.

6.2.5 Saponine

Saponine (lat. *sapo*: Seife) steht für verseifende Pflanzeninhaltsstoffe, die sehr häufig in Pflanzen zu finden sind.

Nach ihrer Isoprenstruktur können die Saponine eingeteilt werden in:

- Triterpensaponine,
- Steroidsaponine,
- Steroidalkaloidsaponine.

In Wasser gelöst schäumen sie und können Öle emulgieren. Die **Mizellenbildung** ist verantwortlich für die Hauptwirkung der Saponine, die **Sekretolyse**, die auch pharmakologisch genutzt wird. Die Resorptionsquote von Saponinen aus dem Darm ist aufgrund der Mizellenbildung gering.

Vorsicht

Bei geschädigter Darmwand (Mukosa) kann die Resorption der Saponine gesteigert sein. Bei ulzerativen und chronisch-entzündlichen Darmerkrankung ist bei der Anwendung daher Zurückhaltung zu üben.

Noch in sehr geringen Konzentrationen können Saponine hämolytisch wirken. Diese Wirkung ist vor allem für Fische toxisch. Saponine werden zu den Umweltgiften gezählt. Die hämolytische Wirkung ergibt sich aus der osmotischen und der Membranhämolyse.

Beispiele für stark hämolysierende und dadurch toxische saponinhaltige Pflanzen sind:

- Kermesbeere (*Phytolacca americana*),
- Alpenveilchen (*Cyclamen purpurascens*),
- Einbeere (*Spathiphyllum*).

Beachte

Arten der Hämolyse

- **Die *mechanische Hämolyse* erfolgt natürlicherweise im gesunden Organismus. Durch die mechanische Beanspruchung der Erythrozyten kommt es nach ca. 120 Tagen zur Auflösung der Zellmembran.**
- **Die *osmotische Hämolyse* ist bedingt durch einen vermehrten Einstrom von Wasser, dadurch können Erythrozyten platzen.**
- **Bei der *Membranhämolyse* wird durch eindringende Gifte die Erythrozytenmembran geschädigt. Zu den hämolysierenden Giften gehören neben Insekten- und Schlangengiften auch Pilzgifte.**

Neben der Sekretolyse durch Mizellenbildung bewirken Saponine an Schleimhäuten eine **direkte Histaminausschüttung**. Hierdurch werden ein Hustenreiz und im Magen-Darm-Trakt eine vermehrte Sekretion von Verdauungssäften ausgelöst. Sekretolyse und Auslösung von Hustenreiz machen saponinhaltige Pflanzen zu sehr guten Hustenmitteln (Expektoranzien).

Hintergrundwissen

Diosgenin

Dieser viel diskutierte Stoff darf bei der Besprechung der Saponine mit Blick auf die Gynäkologie nicht fehlen: Diosgenin ist ein Steroidsaponin und kommt in den Wurzeln des Yams (*Dioscorea*) vor. Benannt wurde es nach Dioskurides, dem griechischen Arzt und Gründervater der Phytotherapie.

Ein Teil der weltweiten Produktion von Steroiden (Kortikosteroiden, Sexualhormonen) wird durch Partialsynthese aus Diosgenin hergestellt. Dem amerikanischen Chemiker Russel E. Marker gelang es in den späten 1930er- und frühen 1940er-Jahren, aus Diosgenin Progesteron zu synthetisieren. Diosgenin ist also ein Rohstoff für die Progesteronherstellung.

Diosgenin selbst zeichnet sich durch partiale progesteronerge Wirkungen aus, ist jedoch schlecht enteral resorbierbar.

Dioscorea villosa – eine Yams-Art, auch „wilder Yams" – wird als Arzneipflanze genutzt und auch im Internet vertrieben. Der Gehalt an Diosgenin und die Herkunft sind häufig fragwürdig.

Während regelmäßig zahlreiche Publikationen zu dieser „Progesteronpflanze" mit Nutzung in der indigenen Bevölkerung erscheinen, führt die hier heimische Pflanze, der Bockshornklee bzw. dessen Samen (*Trigonellae foeni semen*), eher ein Schattendasein. Dabei enthält er nicht unbeträchtliche Mengen einer Vorstufe von Diosgenin.

6.3 Phenolische Verbindungen

Phenole sind Substanzen, die aus einem aromatischen Ring und angehängten OH-Gruppen bestehen.

Im Gegensatz zu den Isoprenoiden, deren Grundstruktur auf Einheiten mit 5 Kohlenstoffatomen aufgebaut ist, enthält ein Phenolring **6 Kohlenstoffatome**. Die Phenolcarbonsäuren sind die einfachsten Phenole (▸ Abb. 6.12).

Ist mehr als eine OH-Gruppe an dem aromatischen Ring vorhanden, spricht man von einem **Polyphenol**. Hieraus ist ersichtlich, dass es sich bei diesem Sammelbegriff um eine heterogene Gruppe handelt, auch wenn sie in der Presse sehr gern einheitlich dargestellt wird.

6.3.1 Phenolcarbonsäuren und Derivate

Phenolcarbonsäuren (▸ Abb. 6.13) haben eine einfache phenolische Grundstruktur. In der Natur vorkommende freie Phenolcarbonsäuren dieser Gruppe sind die Hydroxyzimtsäuren. Dazu gehören:

- Kaffeesäuren, z. B. in Holunderblüten (*Sambuci nigrae flos*), Lindenblüten (*Tiliae flos*),
- Ferulasäuren, z. B. in Rhabarberwurzel (*Rhei palmati rhizoma*), Tausendgüldenkraut (*Centaurium erythraea*),
- Hydrobenzoesäuren, zu denen auch die Gallussäuren gehören; nennenswerte Konzentrationen finden sich in Bärentraubenblättern (*Uvae ursi folium*) und Zaubernussstrauchblättern (*Hamamelis folium*).

Antioxydative, antiphlogistische, antivirale, antibakterielle Wirkungen sind regelmäßig zu finden. Einige interessante Wirkstoffe sollen nun vorgestellt werden.

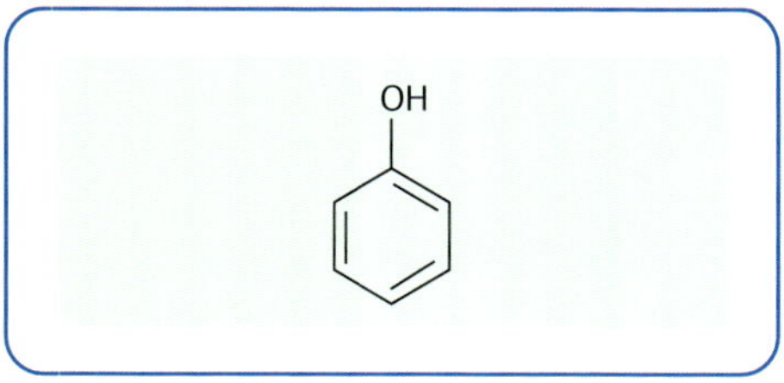

OH

▸ **Abb. 6.12** Phenol (Strukturformel).

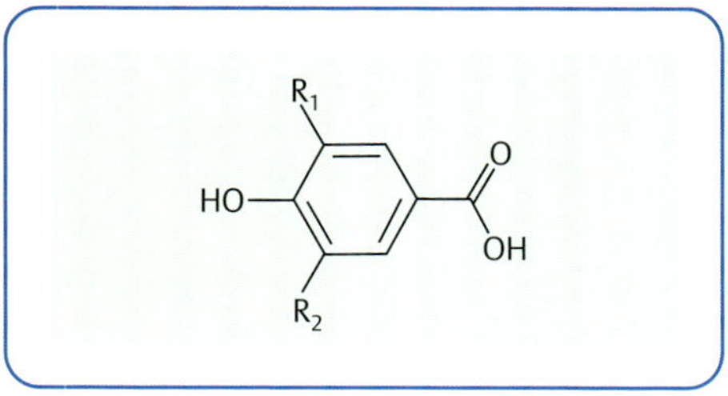

R_1
HO
O
OH
R_2

▸ **Abb. 6.13** Phenolcarbonsäure (Strukturformel).

Salicin

Salicin, ein Phenolglykosid und eines der bekanntesten Prodrugs, aus dem Acetylsalicylsäure (bis heute eines der erfolgreichsten Analgetika) biochemisch synthetisiert wird, ist z. B. in hoher Konzentration in der Rinde der **Weide** (*Salix fragilis*) enthalten.

Auch das natürliche Salicin ist antipyretisch wirksam, wobei die Wirkungen der Weidenrinde jedoch über die der Salicylsäure hinausgehen. Die antiphlogistische Wirkung ist stärker ausgeprägt als beim chemisch-synthetischen Einzelstoff. Nebenwirkungen auf die Magenschleimhaut sind geringer, auch besteht nur eine marginale Wirkung auf die Thrombozytenaggregation.

Nachteilig ist der verzögerte Wirkungseintritt bei Schmerzstillung. Die Weidenrinde wird daher eher bei chronischen Schmerzzuständen (Rückenschmerz) und Osteoarthritis eingesetzt. Als Gerinnungshemmer kann sie nicht verwendet werden.

Arbutin

Bärentraubenblätter (*Uvae ursi folium*) enthalten bis zu 12 % Phenolglykoside, wovon Arbutin den größten Anteil stellt. Arbutin kommt in hohen Konzentrationen auch im Erdbeerbaum (*Arbutus unedo*) und in Blättern der Birne (*Pyri folium*) vor.

Arbutin wirkt bakterizid auf zahlreiche Bakterienarten, die Harnwegsinfekte hervorrufen. Nach Möglichkeit sollte der Harn bei der Behandlung alkalisch gehalten werden.

Vor allem Bärentraubenblätter sind gerbstoffhaltig und schmecken entsprechend bitter, Magenreizungen sind häufig. Die Aufbereitung eines Tees sollte mittels Kaltmazerat (▸ **Tab. 3.1**) erfolgen, um weniger Gerbstoffe zu lösen. Birnenblätter sind eine wohlschmeckendere Alternative.

6.3.2 Cumarine

Cumarine (▸ **Abb. 6.14**) leiten sich von den Benzophenolen ab und bestehen aus 2 Phenolringen.

Cumarinen ist der würzige Geruch nach Heu gemein. In den Pflanzen ist Cumarin teilweise glykosidisch gebunden, es wird erst bei Verletzung der Pflanzenzellen bzw. beim Welken der Pflanzen durch Abspaltung des Zuckers freigesetzt und kann dann seine Wirkung entfalten.

In Betracht gezogen werden müssen allerdings auch die toxikologischen Wirkungen, wie hepatotoxische und karzinogene Effekte sowie die Beeinflussung der Blutgerinnung und zentralnervöse Wirkungen.

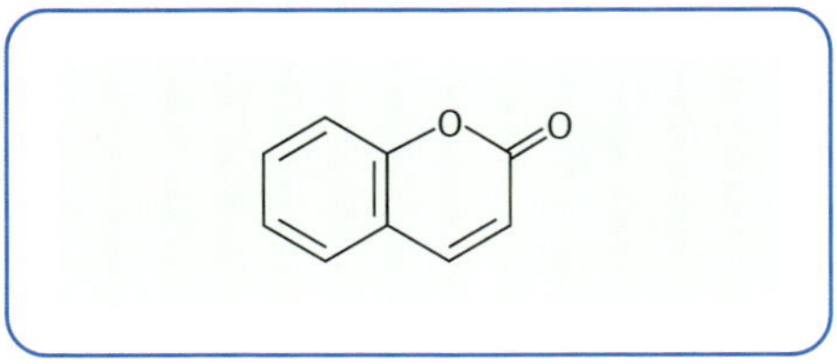

O
O

▸ **Abb. 6.14** Cumarin (Strukturformel).

Einige der toxikologischen Effekte, z. B. schwere Lebertoxizität bei Hunden, wurden relativiert, da der Metabolismus beim Menschen nicht vorkommt, und die Risikowahrscheinlichkeit wurde nach unten korrigiert.

Ein Teil der Wirkung von **Steinkleekraut** (*Meliloti herba*) ist auf die bis zu 1 % enthaltenen Cumarine zurückzuführen. Es wird zur unterstützenden Behandlung beim postthrombotischen Syndrom, bei Hämorrhoiden und äußerlich bei Prellungen und Verstauchungen eingesetzt.

In der traditionellen Volksmedizin fand der Steinklee auch Verwendung bei Leibschmerzen und Schlafstörungen. Eingesetzt wird hier auch der **Waldmeister** (*Galium odoratum*) – was aber seit Jahren zu kontroversen Diskussionen führt.

Hintergrundwissen

Sweet Clover Disease

Die *Sweet Clover Disease* (Süßklee-Erkrankung: schwere hämolytische Symptome bei Rindern) nach dem Verzehr von verdorbenem siliertem Steinklee konnte auf Dicumarol zurückgeführt werden. Dicumarol kommt nicht nativ im Steinklee vor, sondern entsteht durch einen Abbauprozess, beispielsweise bei falscher Lagerung von Steinklee. Die Entdeckung der Ursache der *Sweet Clover Disease* war wegweisend und führte zur Entwicklung synthetischer Cumarine (Vitamin-K-Antagonisten).

6.3.3 Ligane

Ligane (▸ **Abb. 6.15**) sind C_6C_3-Grundkörper. Sie kommen häufig in Nadelgehölzen vor.

Eine in den letzten Jahren vermehrt in den Fokus gerückte Pflanze mit hohem Anteil an Liganen ist die **Taigawurzel** (*Eleutherococci radix*). Sie ist auch unter dem Synonym „russischer Ginseng" bekannt, was sich jedoch eher auf die adaptogene Wirkung als auf die Inhaltsstoffe bezieht, da sich beide Pflanzen phytochemisch unterscheiden.

Ihr Einfluss auf die Leistungsfähigkeit wird durch eine Senkung der Adrenalinausschüttung und eine damit verbundene höhere Stressresistenz erklärt.

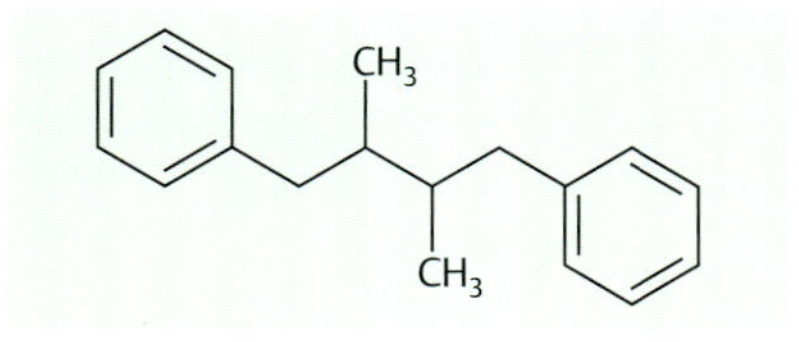

CH_3 CH_3

▸ **Abb. 6.15** Ligane (Strukturformel).

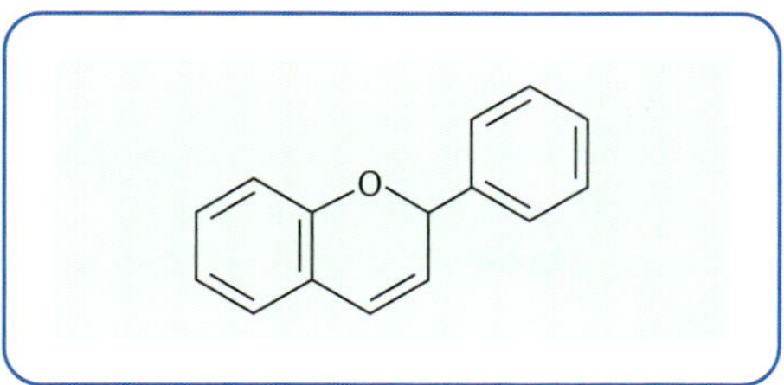

▸ **Abb. 6.16** Flavan (Strukturformel).

6.3.4 Flavonoide

Die Substanzgruppe der Flavonoide wird seit einigen Jahren intensiv im Bereich der Nahrungsergänzungsmittel beworben. Historisch gesehen leitet sich der Begriff von den gelbfärbenden Pflanzen (lat. *flavus*: gelb) ab, die zum Färben von Stoffen verwendet wurden.

Erst nach Entschlüsselung der chemischen Struktur erkannte man, dass nicht alle Vertreter der Flavonoide diesen gelbfärbenden Effekt aufweisen – die Bezeichnung blieb jedoch bestehen. Grundkörper der Flavonoide ist das Flavan (▸ **Abb. 6.16**).

Das toxische Potenzial der Flavonoide ist gering, sie haben generell eine große therapeutische Breite, werden auch als Mite-Präparate bezeichnet und zur Langzeitbehandlung eingesetzt.

Flavonoide werden täglich in großen Mengen mit der Nahrung aufgenommen, sofern diese nicht nur aus prozessierten Lebensmitteln besteht.

Für diese heterogene Substanzgruppe wurden zahlreiche Wirkungen in vitro und in vivo nachgewiesen. Sie haben beispielsweise radikalfangende (antioxydative) Eigenschaften und interagieren mit Signaltransduktionswegen. Je nach Oxidationsgrad werden die Flavonoide eingeteilt in:

- Proanthocyanide,
- Anthocyane,
- Isoflavonoide,
- Flavonole und
- Flavanone.

Beachte

Antioxydanzien

Im aeroben Stoffwechsel entstehen permanent freie Radikale. Diese haben eine zentrale Funktion bei der Pathogenese von Ischämien, Hypoxien, degenerativen Prozessen und Mutationen. Die Wirkung von Antioxydanzien können in radikalfangende und reduzierend-enzymatische Prozesse unterschieden werden.

Radikalfänger

Bei Oxidationsreaktionen zwischen organischen Verbindungen treten vielfach kettenartige Radikalübertragungen auf. Hier werden Stoffe mit Phenolgruppen wirksam, die im Ablauf dieser Übertragungen reaktionsträge stabile Radikale bilden, die nicht weiter reagieren, wodurch es zum Abbruch der Reaktionskaskade kommt (Radikalfänger). Zu ihnen zählen natürliche Stoffe wie die Tocopherole und die Gallate. Sie sind in lipophiler Umgebung wirksam.

▾

▼
Reduktionsmittel
Reduktionsmittel haben ein sehr niedriges Redox-Potenzial – ihre Schutzwirkung kommt durch Oxidation zustande. Vertreter sind etwa Ascorbinsäure und bestimmte organische schwefelhaltige Verbindungen (z. B. Glutathion, Cystein). Sie sind in hydrophiler Umgebung wirksam.

Gerbstoffe

Gerbstoffe haben adstringierende Eigenschaften und dienen Pflanzen zum Fraßschutz vor Fressfeinden.

Gerbstoffe werden in 3 Gruppen eingeteilt:

- Catechin-Gerbstoffe,
- Lamiaceae-Gerbstoffe,
- Tannine (Ester der Gallussäure).

Wegen ihrer gemeinsamen medizinischen Eigenschaften werden sie hier zusammen besprochen. Allen gemeinsam sind die **adstringierenden Eigenschaften**, die Kapillargefäße und die Oberfläche von Schleimhäuten verdichten. Während die Tannine sehr stark adstringierend wirken und bei oraler Einnahme zu Magenreizung führen, werden die Catechin- und Lamiaceae-Gerbstoffe nur langsam freigesetzt und haben so weniger Nebenwirkungen. Gerbstoffe werden kaum resorbiert und wirken lokal.

Vorsicht
Gerbstoffe dürfen nicht auf großflächigen, nässenden Wunden eingesetzt werden, da es hierbei zu erhöhter Resorption kommen kann, die unter Umständen toxische Effekte auf die Leberzellen hat.

Die antimikrobielle Wirkung der Gerbstoffe wird einerseits auf die gewebeverdichtende Wirkung und das dadurch erschwerte Eindringen von Mikroorganismen wie Bakterien, Pilzen und Viren zurückgeführt, andererseits besteht auch eine direkt austrocknende Wirkung auf Bakterien durch die Denaturierung ihrer Oberflächenproteine.

! Beachte
Gerbstoffe binden sich bei Kontakt an Proteine und verändern ihre Eigenschaften:

- **Das gebundene Wasser wird verdrängt.**
- **Das Quellvermögen wird sehr stark reduziert.**
- **Durch den Wasserentzug können Mikroorganismen schwerer eindringen und die Proteinstruktur nicht mehr schädigen.**
- **Biologisch aktive Proteine werden inaktiviert.**

Hintergrundwissen
Tannine

Tannine haben bei Kontakt mit Sauerstoff eine färbende Wirkung, da es durch die Oxidation zur Bildung von rötlichen bis dunkelbraunen Pigmenten kommt. Diese Verfärbung tritt auch an der Haut und an Schleimhäuten auf und verschwindet erst beim Nachwachsen der Oberflächenzellen.
Dieser Effekt wird nicht nur zum Färben von Wolle und anderen Materialien genutzt. Vermehrt findet er auch Anwendung in natürlichen Haarfarben. Beispielsweise die Walnuss (*Juglans regia*) erfreut sich zunehmender Beliebtheit, um Haare rotbraun zu färben.

Eine Übersicht zu gerbstoffhaltigen Pflanzen und ihren Indikationen gibt ▶ **Tab. 6.7**.

▶ **Tab. 6.7** Indikationen für gerbstoffhaltige Pflanzen (Auswahl).

Gerbstoffgruppe	Pflanze(nteil)	Indikationen
Catechin-Gerbstoffe	Heidelbeerfrüchte (*Myrtilli fructus*)	• unspezifische Durchfallerkrankungen (v. a. bei Kindern) • Mund- und Rachenentzündungen • periphere Durchblutungsstörungen (Krampfadern) • Stärkung der Augenfunktion • Dysmenorrhö
	Zaubernuss-strauchblätter (*Hamamelis folium*)	• Entzündungen im Genitalbereich • Dammschnittpflege • Hämorrhoiden • Varikosisbeschwerden
Lamiaceae-Gerbstoffe	Rosmarinblätter (*Rosmarini folium*)	• oral: dyspeptische Beschwerden, Gallenkoliken • leichte Durchblutungsstörungen
	Beinwellwurzel (*Symphyti radix*)	• Hämatome • Zerrungen • Prellungen **Beachte:** nur bei intakter Haut und extern anwenden, da hoher Pyrazolingehalt
Tannine	Eichenrinde (*Quercus cortex*)	• oral: Durchfallerkrankungen (**Vorsicht**: Gefahr von allergischen Reaktionen und Magenreizungen) • lokal: Entzündungen der Mundschleimhaut • Hyperhidrosis der Hände und Füße
	Grüne Teeblätter (*Theae viridis folium*) **Anmerkung:** 10-fach höhere Konzentration als Schwarztee	• Genussmittel • Durchfallerkrankungen • Müdigkeit

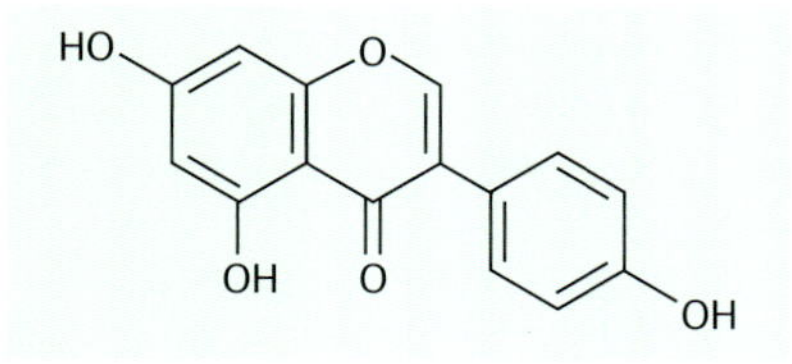

▶ **Abb. 6.17** Genistein (Strukturformel).

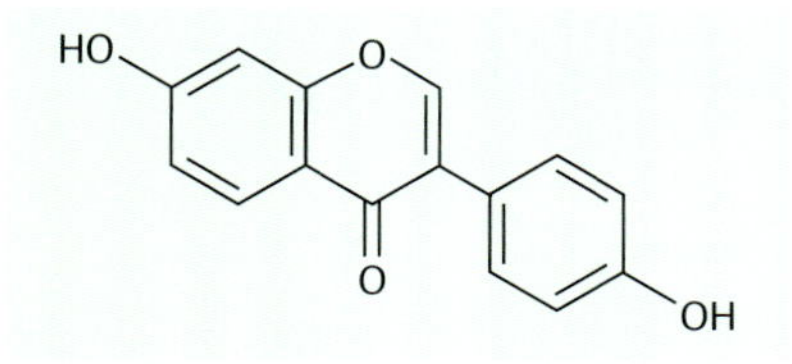

▶ **Abb. 6.18** Daidzein (Strukturformel).

Isoflavonoide

Die in **Soja** und **Rotkleeblüten** enthaltenen Isoflavonoide sind in den letzten Jahrzehnten intensiv untersucht worden, im besonderen **Genistein** (▶ Abb. 6.17) und **Daidzein** (▶ Abb. 6.18). Für beide Substanzen besteht ein Agonismus zum Östrogenrezeptor, diese östrogenerge Wirkung wurde vorrangig für den Einsatz als Hormonersatztherapie propagiert, die Substanzen wurden als **Phytoöstrogene** deklariert.

Chemisch gesehen ist das **nicht korrekt**, da die Steroidgrundstruktur fehlt.

Über die Verwendung der auch als Rotkleeblüten (*Trifolii pratensis flos*) bekannten Wiesenkleeblüten zur Vorbeugung von klimakterischen Beschwerden wird viel diskutiert. Die enthaltenen Isoflavonoide binden hauptsächlich an den Östrogenrezeptor ER-β und sind hingegen nur schwache Agonisten an ER-α.

Die Wirkungen v. a. bei **Hitzewallungen** sind weitreichend beschrieben. Der alleinige Einsatz dieser Pflanze führt jedoch, wie bei den synthetischen Östrogenen, potenziell zu Nebenwirkungen am Endometrium – die Kontraindikationen entsprechen denen der synthetischen Derivate. Als Beispiel ist der östrogenabhängige Brustkrebs zu nennen. Eine Kombination mit diosgeninhaltigen Pflanzen erscheint sinnvoll, ist bisher aber noch nicht durch Studien abgesichert.

Flavonoide Einzelsubstanzen

Einige pflanzliche Flavonoide werden als isolierte Einzelstoffe stark vermarktet.

In der Phytotherapie stellt der Einsatz eines Einzelstoffes eine Ausnahme dar: Definitionsgemäß werden die Pflanze oder Pflanzenteile als vollständiges Wirkstoffgemisch gesehen und verwendet.

Rutin

Rutin wird von vielen Pflanzen zum Schutz vor UV-Strahlung gebildet.

Der Stoff ist regelmäßig in oberirdischen Pflanzenteilen zu finden. Als Faustregel kann gelten: Je mehr UV-B-Strahlung eine Pflanze in Abhängigkeit von ihrem Wuchsort ausgesetzt ist, desto höher ist die Konzentration des Stoffes [72].

Ein besonders hoher Gehalt dieses Flavons ist in den Blüten des wilden Stiefmütterchens (*Viola tricolora*) zu finden, aber auch im **Buchweizenkraut** (*Fagopyri herba*).

Rutin wird im Dünndarm durch die Darmflora in Quercetin-3-glucosid umgewandelt, das teilweise resorbiert wird. Ein Teil des Rutins wirkt lokal im Darm. Nebenwirkungen sind in Form von Phlebitiden des Darms beschrieben.

Rutin wurde früher oft als Antipermeabilitätsfaktor oder als Vitamin P bezeichnet. Hierüber erschließt sich auch das Hauptanwendungsgebiet als Venentonikum und zur Behandlung von Durchblutungsstörungen.

Quercetin

Der Name dieser Substanz leitet sich aus dem lateinischen *quercus* (Eiche) ab. Es kommt natürlicherweise häufig als Glykosid oder Methylether gebunden vor.

Einen hohen Gehalt dieser Substanz weisen **Weintrauben** und **Kapernfrüchte** auf.

Die Bioverfügbarkeit ist mäßig bis gering, findet maßgeblich im Dünndarm statt und ist abhängig von der Art des Glykosids.

Quercetin ist ein Polyphenol (▸ **Abb. 6.19**). Es ist Gegenstand intensiver Forschungen. Positive Effekte wurden für die physiologische Leistungsfähigkeit beschrieben [12]. Untersuchungen zeigten, dass es ähnlich dem Allopurinol die Xanthinoxidase hemmt und somit Hyperurikämie und daraus folgender Gicht entgegenwirken kann [104].

Folgende Pflanzen enthalten viel Quercetin (Menge nach unten abnehmend):

- Kapernstrauchfrüchte (*Capparis spinosae fructus*),
- Liebstöckel (*Levisticum officinale*),
- Preiselbeerfrüchte (*Vaccinii macrocarpi fructus*),
- schwarze Johannisbeerblätter (*Ribis nigri folium*).

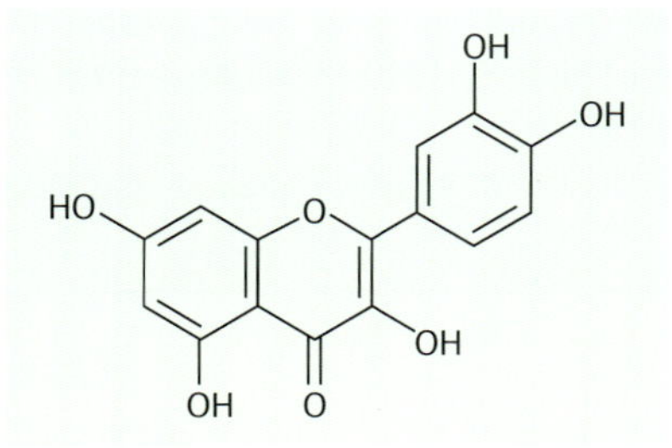

▸ **Abb. 6.19** Quercetin (Strukturformel).

Silymarin

Silymarin wird aus **Mariendistelfrüchten** gewonnen und setzt sich zu 20–45 % aus Silicristin und Silidianin, zu 40–65 % aus Silibinin A und B sowie zu 10–20 % aus Isosilibinin A und B zusammen. Silybin ist die am stärksten wirksame Substanz des Gemischs.

Durch Bindung an die äußere Membran der Leberzellen werden die Oberflächenproteine und Rezeptoren derart beeinflusst, dass Giftstoffe nicht mehr eindringen können – man spricht von einer membranstabilisierenden Wirkung.

Außerdem hemmt Silybin die Lipidoxidation und die Lipoxygenase und hat dadurch eine Radikalfänger-Antioxydans-Funktion.

Beachte
Das Hauptanwendungsgebiet ist der Einsatz als Adjuvans bei toxisch bedingten Lebererkrankungen oder Vergiftungen (Knollenblätterpilzgift).

6.3.5 Anthranoide

Substanzen dieser Gruppe leiten sich vom Anthracen, einem polyzyklischen Phenol (▶ **Abb. 6.20**), ab.

Anthranoide sind **laxierend wirkende Drogen** und gehören zu den stimulierenden Abführmitteln. Der Effekt beruht auf einer Beschleunigung der Peristaltik des Kolons. Daraus resultieren eine verminderte Kontaktzeit und eine verminderte Flüssigkeitsresorption. Die verminderte Flüssigkeitsresorption wird auch über die Hemmung der Na^+/K^+-ATPase begünstigt.

Pharmazeutisch werden am häufigsten die Emodin-Anthrachinone verwendet. Wichtige Vertreter dieser Gruppe sind:

- Faulbaumrinde (*Rhamni frangulae cortex*),
- Sennesblätter (*Sennae folium*),
- Rhabarberwurzel (*Rhei palmati radix*),
- Aloe (*Aloe capensis*).

Vorsicht
Der Einsatz von Laxanzien dieser Gruppe kann zu Kaliumverlusten führen. Sie sind nicht für den Dauergebrauch geeignet, leisten aber post- oder präoperativ gute Dienste. In der Schwangerschaft oder Stillzeit sind Anthranoide kontraindiziert.
Vorsicht ist bei dem Einsatz von anthranoidhaltigen Pflanzen auch wegen möglicher Wirkungen auf die Leber geboten.

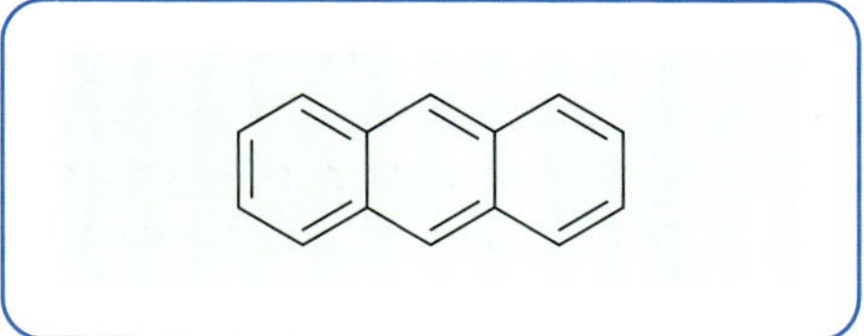

▶ **Abb. 6.20** Polyzyklisches Phenol (Strukturformel).

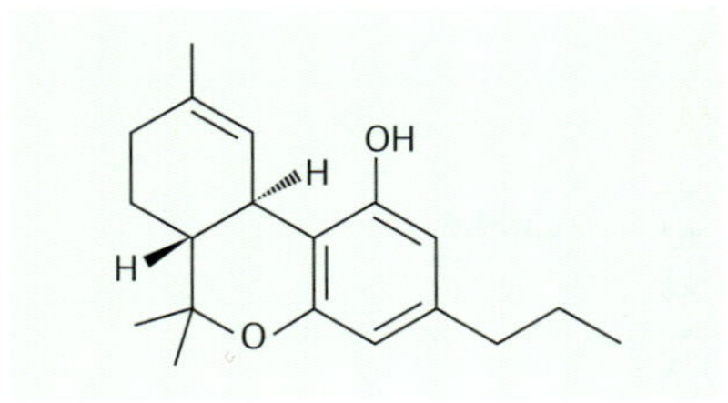

▶ **Abb. 6.21** Tetrahydrocannabinol (Strukturformel).

Hypericin, ebenfalls ein Anthrachinon-Derivat, kommt in hoher Konzentration im echten Johanniskraut (*Hypericum perforatum*) vor. Es zeigte in pharmakologischen Tests eine Monoaminooxidasehemmung. Die klinische Wirkung ist jedoch bisher umstritten, da die Reinsubstanz keine nachweislich positiven Effekte auf leichte depressive Verstimmungen zeigte.

Wichtig bei der Anwendung ist die Beachtung von **Arzneimittelinteraktionen**, da Johanniskraut die CYP3A4- und P-GP-Komplexe der Leber stark induziert. Hierdurch kommt es zum Abfall von Plasmaspiegeln von Medikamenten, die gleichzeitig eingenommen werden. Kontraindiziert ist die Einnahme von Johanniskrautpräparaten z. B. bei gleichzeitiger Einnahme von Immunsuppressiva (z. B. Cyclosporin) und Antikoagulanzien vom Cumarintyp.

6.3.6 Cannabinoide

Der Wirkstoff Tetrahydrocannabinol (THC; ▶ **Abb. 6.21**) ist ein Terpenphenol – kann in die Gruppe der Phenole und der Isoprenoide eingeordnet werden.

Die Diskussionen über diese psychotrope Substanz werden streckenweise sehr emotional geführt, die klinische Bedeutsamkeit eventuell überhöht. Hanf (*Cannabis sativa*) ist eine Rauschdroge. Der Wirkstoff THC vermittelt über die körpereigenen Cannabinoidrezeptoren CB1 und CB2 eine Hemmung der Neurotransmitterfreisetzung in zentralen und peripheren Neuronen. Trotz der psychotropen Wirkung wird THC seit Längerem medizinisch zur Behandlung von neuropathischen Schmerzen, Übelkeit und Erbrechen im Rahmen von Chemotherapien eingesetzt.

6.4 Alkaloide

Bereits die Begriffsbestimmung dieser Gruppe stellt eine Herausforderung dar. Historisch als alkalisch reagierende Pflanzenstoffe beschrieben [90], wurde diese Stoffgruppe erst 1882 von Jacobsen unter dem Begriff „stickstoffhaltige organische Basen" zusammengefasst.

Der aktuelle Versuch einer Definition entspricht allerdings eher einer Umschreibung als einer Definition:

> *„Alkaloide sind stickstoffhaltige sekundäre Pflanzenstoffe, deren Stickstoff in der Regel von einer Aminosäure abstammt und die starke Wirkungen auf Menschen und Tiere haben. In der Regel sind diese Stoffe basisch." [117]*

▶ **Tab. 6.8** Verschiedene Alkaloide.

Alkaloid	Pflanzen
Atropin	schwarze Tollkirsche (*Atropa belladonna*)
Chinin	Rinde des Chinabaums
Opium (Morphin)	Schlafmohn (*Papaver somniferum*)
Strychnin	gewöhnliche Brechnuss (*Strychnos nux-vomica*)
Nikotin	Tabakpflanze (*Nicotiana tabacum*)
Capsaicin	Cayennepfeffer (*Capsici acer*)
Kokain	Cocapflanze (*Erythroxylum coca*)
Coniin	gefleckter Schierling (*Conium maculatum*)

Eine chemische Einteilung ohne Überschneidungen ist nahezu unmöglich. Eine Variante ist die Unterscheidung entsprechend der Ringstruktur.

Pflanzen, die Alkaloide enthalten (▶ **Tab. 6.8**), werden nur selten in der Phytotherapie verwendet, weil Dosierung und Wirkung schlecht steuerbar sind. Oft stehen gefahrlosere synthetisch-chemische Derivate zur Verfügung.

Eine der Ausnahmen im Bereich der Gynäkologie ist die **Berberitzenrinde**, die das Alkaloid Berberin enthält, mit dem Uterusmyome behandelt werden. Allerdings wird hier mit starken Verdünnungen gearbeitet und es sollten nur Fertigpräparate genutzt werden.

Info

Je mehr Sauerstoffatome im Alkaloidmolekül enthalten sind, desto geringer ist die Toxizität.

6.4.1 Pyrrolizidinalkaloide

Pyrrolizidinalkaloide (PA) werden durch Oxygenierung im menschlichen Körper gegiftet. Es entstehen Pyrrolstrukturen, die toxisch auf Leberzellen wirken.

Viele therapeutisch genutzte Pflanzen (z. B. Pestwurz, Beinwell) enthalten Pyrrolizidinalkaloide. Für phytopharmazeutische Produkte wurde vom Bundesgesundheitsamt die Einnahme auf 1 µg pro Tag bei Anwendung von bis zu sechs Wochen begrenzt.

Hintergrundwissen

Gemeine Pestwurz

Die spasmolytische und analgetische Wirkung der gemeinen Pestwurz (*Petasites hybridus*) wurde bereits im 19. Jahrhundert beschrieben. Die nachteiligen Effekte auf die Leber, die erst langfristig auftreten, wurden allerdings nicht erkannt.

Der Einsatz dieser Pflanze war vielfältig: nicht nur als Mittel gegen die allergische Rhinitis, sondern auch zur Migräneprophylaxe und zur Behandlung der primären Dysmenorrhö. Spezifische Züchtungen und die Herstellung von Spezialextrakten gewährleisten in standardisierten Produkten einen DAB-konformen PA-Gehalt von bis zu 1 µg pro Tag. Seit der Erlöschung der Zulassung für Petadolex 2009 ist in Deutschland kein Präparat verfügbar – allerdings stellt die Schweizer Firma Zeller Spezialextrakte aus speziellen pyrazolinarmen Kulturen her.

Vorsicht

Pflanzen mit einem hohen Gehalt an Pyrrolizidinalkaloiden dürfen nicht als Teeaufgüsse verwendet werden. Hier kann der Gehalt nicht kontrolliert werden.

6.4.2 Solanaceae

Diese Alkaloide (beispielsweise Scopolamin, Hydroscopolamin) sind z. B. im schwarzen Bilsenkraut (*Hyoscyamus niger*), im Stechapfel (*Datura stramonium*) und in der Tollkirsche (*Atropa belladonna*) enthalten. Vergiftungen durch gewünschten und akzidentiellen Gebrauch sind häufig.

Obwohl sich an keiner Stelle der historischen Literatur eine tatsächliche Verwendung nachweisen lässt, gelten diese psychotropen Pflanzen als Hauptingredienzien von „Flugsalben" (auch „Hexensalben"). Allein der Einsatz in Form von fettigen Dermatika lässt jedoch darauf schließen, dass diese Substanzen tatsächlich in der aufgeführten oder ähnlichen Form als Rauschmittel eingesetzt wurden. Durch diese Form der parenteralen Gabe wird der *First-Pass*-Effekt der Leber umgangen, die rauscherzeugenden Substanzen werden langsam über die Haut resorbiert.

Eine der regelmäßig verwendeten Pflanzen dieser Rezepturen ist die gemeine **Alraune** (*Mandragora officinarum*) – kulturgeschichtlich eine sagenumwobene Pflanze, die selbst in den Büchern von Harry Potter auftaucht und deren Wurzeln als dem Menschen ähnlich interpretiert werden können (► **Abb. 6.22**).

Auch Hildegard von Bingen widmete der Alraune in ihrem Buch *Physica* ein ganzes Kapitel, in dem sie erklärt, wie die Pflanze von ihren schlechten Eigenschaften gereinigt und dann als Heilpflanze eingesetzt werden kann. So helfe die Alraune bei Riten gegen „sexuelle Begehrlichkeiten" und ins Bett gelegt gegen Schwermut. Zur Heilung der Erkrankung einzelner Körperteile müsse sie verzehrt werden.

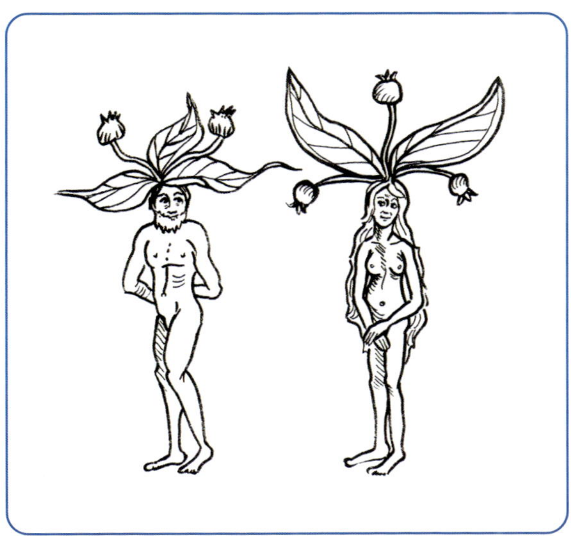

► **Abb. 6.22** Darstellung von Alraunenwurzeln in Menschengestalt. (Quelle: Maren Sigmund)

„Sie wähnte den Teufel in der unbehandelten Pflanze wohnen. Wenn diese durch 24-stündiges Einlegen in Quellwasser (queckborn) vom Bösen gereinigt war, so konnte sie für Heilriten verwendet werden. Bei guter Heilanwendung sollte die Pflanze gegen sexuelle Begehrlichkeiten wirken, die weibliche Pflanze beim Mann, die männliche Pflanze bei der Frau. Gegen Erkrankungen einzelner Körperteile sollte der Verzehr der entsprechenden Teile der in Quellwasser gereinigten Alraunwurzel helfen. Gegen Schwermut dagegen war hinreichend, die Wurzel mit ins Bett zu nehmen und bei deren Erwärmung ein bestimmtes Gebet zu sprechen." [35]

6.4.3 Piperidinalkaloide

Die Scharfstoffe der Früchte des schwarzen Pfeffers (*Piperis nigri fructus*), die Piperide, interagieren agonistisch am Vanilloidrezeptor. Neben äußerlicher Anwendung zur Erzeugung einer Wärmesensation, ist die orale Wirkung Gegenstand von Studien. Sie kann allerdings noch nicht abschließend bewertet werden. Interaktionen im Sinne einer Serotoninwiederaufnahme-Hemmung werden beschrieben; größere Mengen verabreichtes Piperidin zeigten eine beruhigende Wirkung bei Angst- und Spannungszuständen sowie eine gewisse antipsychotische Wirkung.

6.4.4 Methylxanthine

Pharmakologisch ist für diese Stoffgruppe ein komplexes Wirkspektrum zu beobachten. Während Koffein und Theophyllin zentrale stimulierende Wirkungen haben, gilt das für Vertreter wie das in Kakaobohnen (*Theobroma cacao semen*) vorkommende Theobromin nicht. Die koffeinhaltigen Vertreter, wie Teeblätter und Kaffee, sind gut bekannt, ihre stimulierende Wirkung wird weitverbreitet genutzt.

6.5 Sulfinate und Derivate

In diesen Substanzgruppen geht die Phytotherapie in die Ernährungsmedizin über – basierend auf den Pflanzen, in denen die Stoffe vorkommen. Auch für diese gilt der Grundsatz, dass nur von Präparaten mit einem definierten Wirkstoffgehalt pharmakologische Wirkungen zu erwarten sind.

6.5.1 Senfölglykoside

Diese Stoffgruppe zeichnet sich durch das Vorhandensein einer Schwefelgruppe und von Stickstoff aus (► **Abb. 6.23**).

Senfölglykoside treten fast ausschließlich in Kreuzblütengewächsen (Kohl, Raps, Kresse) und Kaperngewächsen auf.

Da Senfölglykoside als konstitutive Abwehrstoffe (Phytoantizipine) gegen Tierfraß wirken, kann im Rahmen der Evolutionstheorie angenommen werden, dass diese Stoffgruppe einen Selektionsvorteil bewirkte.

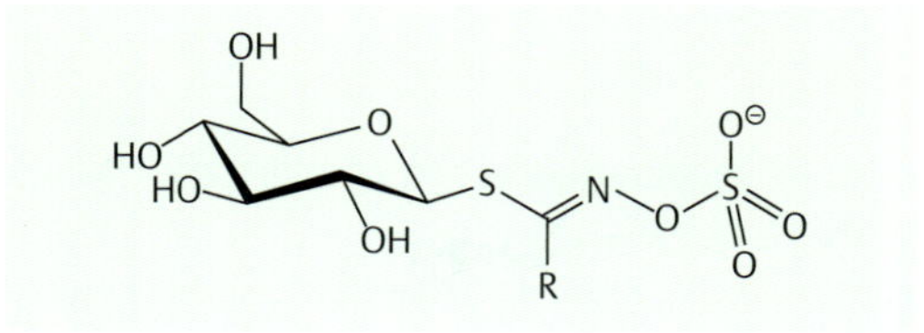

▶ **Abb. 6.23** Senfölglykosid (Strukturformel).

Beim Abbau der Senfölglykoside entstehen Thiocyanate. Diese können, in großen Mengen verzehrt, negative Effekte auf die Schilddrüse haben. Thiocyanate hemmen die Funktion und ziehen unter Umständen eine Vergrößerung nach sich. Dieser Effekt wurde bisher jedoch nur bei Tieren, die ausschließlich mit Presskuchen gefüttert wurden, beobachtet.

Senfölglykoside haben einen scharfen Geschmack und wirken bakterizid.

Info

Wasabi, ein scharfer Meerrettich, enthält große Mengen an Senfölglykosiden. Wahrscheinlich ist es der regelmäßigen Verwendung von Wasabi (*Eutrema japonicum*) zu verdanken, dass bei Verzehr von rohem Fisch (Sushi) nicht häufiger bakterielle Enteritiden auftreten.

Neben der innerlichen Verwendung kommen Senfölglykoside auch häufig äußerlich zur Anwendung. Hierbei wird das Prinzip des *Gegenreizes* (Counterirritant) genutzt: Durch ein Reizmittel an anderer Stelle des Körpers wird beispielsweise eine Hyperämisierung hervorgerufen, die sich positiv auf den Heilungsprozess auswirkt. Senfe (*Sinapis*) in Wickel oder Fußbädern nutzen diesen Effekt bei der Behandlung von Sinusitis.

6.5.2 Alliine

Mit dem Hauptvertreter, der Knoblauchzwiebel (*Allii sativi bulbus*), befinden wir uns endgültig im Grenzgebiet zu Lebens- und Gewürzmitteln. Nennenswerte Konzentrationen der Alliine sind in **Küchenzwiebeln** (Allii cepae bulbus), **Bärlauch** (*Allii ursini herba*) und weiteren Laucharten zu finden. Während Alliin nahezu geruchslos ist, zeichnet sich das Abbauprodukt Allicin durch den für Lauch typischen Geruch aus. Aufgrund von hohem ökonomischem Interesse gibt es vor allem zu Knoblauch eine breite Datenlage. Bisher nachgewiesen wurde antibakterielle, antivirale und antimykotische Wirksamkeit. Die kardio-protektive Wirkung ist Gegenstand von Diskussionen, da prospektive, randomisierte Studien fehlen.

6.6
Ätherische Öle

In der Phytotherapie versteht man unter einem ätherischen Öl ein stark riechendes Stoffgemisch, das schwer in Wasser löslich ist.

Öle in DAB-Qualität sind reine phytogene Öle, keine naturidentischen Duftgemische.

Ätherische Öle sind bei Raumtemperatur flüchtige Gemische. Häufige chemische Bestandteile sind Monoterpene und Sesquiterpene. Nur wenige Pflanzen enthalten mehr als 1 % ätherisches Öl. Bei Pflanzen dienen diese Stoffe einerseits als **Lockstoffe** für befruchtende Insekten, andererseits als **Schutz vor Fraßfeinden**.

Die Gewinnung ätherischer Öle ist durch Wasserdampfdestillation, Kaltpressung oder Extraktion mit Lösungsmitteln möglich. Auf Details soll an dieser Stelle nicht eingegangen werden.

Hintergrundwissen
Phytogene Öle
Für einen Tropfen Rosenöl werden ca. 30 Blüten benötigt, woraus sich die hohe Konzentration und die hohen Preise für phytogene Öle ergeben. In der Regel werden ätherische Öle nur verdünnt eingesetzt.

Die Wirkungsweisen ätherischer Öle sind vielfältig (▸ **Tab. 6.9**).

Die medizinische Verwendung ist umfangreich: Neben der Verwendung der olfaktorischen Reize sowie lokalem Einsatz zur Verminderung von Juckreiz oder der Behandlung von Wunden und Infektionen, stellt auch die Anwendung in Bädern einen wichtigen Einsatzbereich dar. Hier ist bereits der Grenzbereich zur Balneotherapie erreicht: Vielfach wurde diskutiert, ob allein der Reiz des Wassers für die Behandlungserfolge verantwortlich ist. Studien hierzu fehlen und sind placebokontrolliert auch schwierig durchzuführen, da die olfaktorische Komponente zu einer Entblindung führen würde.

Neben Vollbädern sind Sitzbäder in der Gynäkologie ein häufiger Einsatzbereich, es sei auf die Verwendung bei Infektionen im Scheidenbereich oder postoperative Versorgung von Dammschnitten hingewiesen.

Aufgrund der **antibakteriellen und antimykotischen Eigenschaften** werden ätherische Öle in vaginalen Ovula zur Therapie von Vaginosen und Zervizitiden eingesetzt.

▸ **Tab. 6.9** Wirkungsweisen von ätherischen Ölen.

Wirkung	Beispiele
olfaktorisch: bewusste Entspannung durch angenehm empfundene Gerüche, Aromatherapie	Ylang-Ylang, Lavendelblüten
hyperämisierend bei lokaler Anwendung	Rosmarin, Eukalyptus
mukolytisch (als Zusatz zu Inhalativa)	Thymian
antimikrobiell, bakterizid, antiviral und antimykotisch	Nelke, Lavendelblüten

Nebenwirkungen gehen in der Regel auf den unsachgemäßen Einsatz und zu hohe Dosierungen (oder schlechte Qualität) zurück – hier sei an die hohe Konzentration der Öle erinnert.

Was den olfaktorischen Reiz angeht, ist anzumerken, dass sehr schnell eine Gewöhnung der Geruchsrezeptoren – schon nach 15 Minuten der Exposition – einsetzt. Die Erhöhung der Konzentration in Duftlampen oder Zerstäubern kann zu Kopfschmerzen und Übelkeit führen.

Auch bei Ölen mit Thujonen sollte die olfaktorische Anwendung (Aromatherapie) vorsichtig erfolgen.

Vorsicht

Thujone sind Nervengifte, die epileptische Anfälle und Halluzinationen hervorrufen können.

Die bekannteste Pflanze, auch was die Wirkung betrifft, ist wahrscheinlich das **Wermutkraut**, das zur Herstellung von Absinth genutzt wird. In der Lebensmittelverordnung wurde der Gehalt an Thujon begrenzt. Aus den aufgeführten Gründen sollten Öle von

- echtem Salbei (*Salvia officinalis*),
- Thymian (*Thymus vulgaris*),
- Rosmarin (*Rosmarinus officinalis*) und
- Lebensbaum (*Thuja occidentalis*)

vorsichtig und nur entsprechend der empfohlenen Dosierung genutzt werden.

Eine weitere mögliche Nebenwirkung bei Ölen, die eine Kältewahrnehmung induzieren, wie z. B. das Öl von Pfefferminze (*Mentha*), liegt in der Gefahr einer Verbrühung, da bei Verwendung dieser Substanzen in einem Vollbad das Wasser u. U. als zu kühl empfunden wird, worauf zu viel heißes Wasser nachgefüllt wird.

Vorsicht

Nicht angewendet werden sollten ätherische Öle bei:

- **Kleinkindern im Gesichtsbereich (Gefahr: Kratschmer-Reflex, Glottiskrampf),**
- **Asthmatikern zur feuchten Inhalation (Gefahr: Bronchokonstriktion),**
- **Epileptikern (Gefahr: Anfall).**

In ▸ **Tab. 6.10** sind die ätherischen Öle den entsprechenden Arzneimittelgruppen zugeteilt.

▸ **Tab. 6.10** Ätherische Öle nach ihrer Zugehörigkeit zu Arzneimittelgruppen.

Arzneimittelgruppe	Pflanze (bzw. ihr ätherisches Öl)
Stomachika	• Hopfenzapfen (*Lupuli strobulus*) • Kalmuswurzel (*Calami rhizoma*) • Bitterorangenschale (*Aurantii amari epicarpium*) • römische Kamillenblüten (*Chamomillae romanae flos*)
Cholagoga	• Boldoblätter (*Boldi folium*) • Javanische Gelbwurz (*Curcuma xanthorrhiza*) • Kurkumawurzelstock (*Curcumae longae rhizoma*) • Pfefferminzblätter (*Menthae piperitae folium*)
Carminativa	• Anisfrüchte (*Anisi fructus*) • Fenchelfrüchte (*Foeniculi fructus*) • Kamillenblüten (*Matricariae flos*) • Kümmel (*Carum carvi*) • Melissenblätter (*Melissae folium*) • Wacholderbeeren (*Juniperi galbulus*)
Expektoranzien	• Muskat (*Myristicae fragrantis*) • Latschenkiefer (*Pinus mugo*) • Eukalyptusblätter *(Eucalypti folium)* • Thymiankraut *(Thymi herba)* • Quendelkraut (*Serpylli herba*)
Mittel zur Mund- und Rachenpflege	• Salbei (*Salvia officinalis*) • Myrrhe (*Commiphora myrrha*)
Antiseptika und Antiphlogistika	• Nelke (*Caryophylli flos*) • Teebaum (*Melaleuca aetherolea*)

Teil 2
Anwendungen von Arzneipflanzen in der Frauenheilkunde

7 Schmerzassoziierte Beschwerden

7.1 Kopfschmerzen

Kopfschmerzen sind kein exklusives gynäkologisches Symptom, allerdings sind Frauen 3-mal häufiger von Migräne betroffen als Männer [44].

Info
Generell werden Kopfschmerzen in die drei Hauptgruppen eingeteilt: primärer Kopfschmerz, sekundärer Kopfschmerz und kraniale Neuralgien.

Pflanzliche Arzneimittel werden bei Kopfschmerzen eher selten eingesetzt, wegen des schnellen Wirkungseintritts und der unkomplizierten Verfügbarkeit werden häufig synthetisch-chemische Zubereitungen bevorzugt. Geht es allerdings um die langfristige Therapie oder gar um die Prophylaxe von Kopfschmerz und migräneartigen Attacken, sollten auch pflanzliche Arzneimittel in Betracht gezogen werden.

Für die Gynäkologie hat der zyklusabhängige Kopfschmerz, der sich auch als Migräne mit und ohne Aura präsentieren kann, die größte Relevanz. Dieses Symptom ist sehr häufig in Verbindung mit anderen Beschwerden zu beobachten [88].

Die Inzidenz der **zyklusbedingten Migräne** wird auf 6–7 % aller Frauen im fertilen Alter geschätzt. Hierbei treten die Episoden vor und während der Menstruation auf [97]. Diskutiert wird ein Zusammenhang mit dem Abfall des Östrogenspiegels, auch vor dem Hintergrund, dass die Migräneattacken mit der Menopause oder während einer Schwangerschaft oft rückläufig sind – sowohl in der Häufigkeit als auch in der Schwere der Episoden. Die schulmedizinische Behandlung sieht die Verwendung von Triptanen und hormonelle Gaben vor.

In der Phytotherapie stehen verschiedene Optionen zur Verfügung. Die in ▸ **Tab. 7.1** aufgeführten Pflanzen sind wegen ihrer Inhaltsstoffe intensiv untersucht.

Sowohl Pestwurz als auch Mutterkraut wurden in klinischen Studien placebokontrolliert und randomisiert untersucht. Leider ist aus Kostengründen die Fallzahl der behandelten Patienten oft zu klein, um verlässliche Schlussfolgerungen ziehen zu können.

▸ **Tab. 7.1** Pflanzen, die aufgrund ihrer Inhaltsstoffe zur Behandlung von Migräne eingesetzt werden.

Pflanze	Inhaltsstoffe	Mechanismus	Studientyp
Mutterkraut (*Tanaceti parthenii herba*) [32]	Parthenolide	Hemmung der Prostaglandinsynthese	in vivo
Kamillenblüten (*Matricariae flos*)	Sesquiterpene	• antiinflammatorische Wirkung • Reduktion von Stickoxiden	in vitro
Pestwurz (*Petasites hybridus*) [14]	Petasin (Flavon)	Hemmung der Leukotriensynthese	in vitro

Vorsicht

Die Pestwurz wird wegen ihres hohen Pyrazolingehalts nicht mehr zur Prophylaxe bei Migräne empfohlen, da die Lebertoxizität kontrovers diskutiert wird. Obwohl es bereits pyrazolinkontrollierte Pestwurz-Fertigarzneimittel gibt, die die Vorgaben für einen stark verminderten Pyrazolingehalt erfüllen, sind derzeit in Deutschland keine Präparate zugelassen. Eventuell steht diese Option zukünftig wieder zur Verfügung – ein genauer Zeitpunkt ist jedoch nicht abzusehen. Daher wird hier auf eine ausführlichere Darstellung verzichtet.

Wie die Migräne ist der (primäre) Kopfschmerz eine Befindlichkeitsstörung, die häufig mit Selbstmedikation behandelt wird – zahlreiche freiverkäufliche Schmerzmittel können in Apotheken erworben werden.

Auf pflanzlicher Basis können **Pfefferminzöl** und **Weidenrinde** empfohlen werden. Allerdings setzt die Wirkung verzögert ein, sodass Patientinnen bei einem akuten Ereignis oft enttäuscht sind. Weist man die Patientinnen vorab auf diesen verzögerten Wirkeintritt hin, ist die Akzeptanz häufig höher, da die Erwartungshaltung eine andere ist.

In den Monografien der WHO werden auch **Melissenblätter** zur Anwendung bei Kopfschmerz empfohlen.

7.1.1 Arzneipflanzen zur Behandlung von Kopfschmerz/Migräne

▶ **Tab. 7.2** listet die 4 wichtigsten Arzneipflanzen zur Behandlung von Kopfschmerz/ Migräne auf. Angeführt sind auch Begleitsymptome des Kopfschmerzes/der Migräne, Kontraindikationen und Nebenwirkungen.

▶ **Tab. 7.2** Arzneipflanzen zur Behandlung von Kopfschmerz/Migräne.

Pflanze(nteil)	Begleitsymptome	Kontraindikationen	Nebenwirkungen
Mutterkraut (*Tanaceti parthenii herba*)	Erschöpfungszustände, Dysmenorrhö	Schwangerschaft, Stillperiode (regt Wehentätigkeit an)	gelegentlich Magenbeschwerden, Kontaktallergie
Weidenrinde (*Salicis cortex*)	Gelenkbeschwerden	Salicylatunverträglichkeit	Blutungsverlängerung bei gleichzeitiger Einnahme von Cumarinen
Melissenblätter (*Melissae folium*)	Unruhe, Anspannung, Neigung zu Herpes labialis	keine bekannt	evtl. Beeinflussung Schilddrüse
Kamillenblüten (*Matricariae flos*)	Dysmenorrhö, Angst	bekannte Allergie auf Korbblütler	keine bekannt

7.2 Dysmenorrhö

Die Prävalenz der primären, nicht organisch bedingten schmerzhaften Menstruation wird mit einer Inzidenz von 45–95 % angegeben [60]. Als Cofaktoren werden die generelle Empfindlichkeit auf Schmerzen, aber auch erlerntes Verhalten von Mutter zu Tochter benannt. Die Perzeption dieses natürlichen Vorgangs hat sehr viel mit dem realen Erleben gemein [73].

In der heutigen Zeit, in der die Leistungsfähigkeit in der Berufswelt an jedem Tag gleich zu sein hat und Frauen in der Berufswelt „ihren Mann" stehen müssen, ist für klassische Maßnahmen wie Ruhe, lokale Wärme oder ein Sitzbad kaum Zeit, ebenso wenig wie für Entspannungsübungen, leichte sportliche Betätigung und ausreichend Schlaf. Schnelle Hilfe bieten meistens synthetische Schmerzmittel, die u. U. auch prophylaktisch eingenommen werden, um eventuell auftretenden Schmerzen zuvor zu kommen.

Info

Schmerz entsteht nicht peripher, sondern findet seine Darstellung im Gehirn. Die Erwartungshaltung spielt eine große Rolle – das zeigt sich auch immer wieder in Studien, die sich mit dem Phänomen Schmerz beschäftigen. Der Placeboeffekt ist häufig stärker als in Studien, die mit organischen Zielgrößen arbeiten.

Die **pflanzliche Therapie** der primären Dysmenorrhö konzentriert sich auf spasmolytisch und analgetisch wirkende Pflanzen. Die Einnahme sollte bereits 2–3 Tage vor der zu erwartenden Menstruation begonnen werden.

In der traditionellen abendländischen Pflanzenheilkunde wird **Gänsefingerkraut** (*Potentillae anserinae herba*), früher „Krampfkraut", empfohlen. Hierfür gab es eine positive Monografie der Kommission E, für die jedoch kein Nachzulassungsverfahren angestrengt wurde, somit ging die Zulassung als Arzneipflanze verloren [119], [120], [132].

Hintergrundwissen

Gänsefingerkraut

Es gibt zahlreiche Studien zur antineoplastischen, kardioprotektiven und immunologischen Potenz von Gänsefingerkraut (*Potentillae anserinae herba*), allerdings konnten nur zwei Publikationen zur spasmolytischen Potenz aus dem Jahr 1947 gefunden werden [119], [132]. Die Wirksamkeit wurde in diesen Publikationen mit Papaverin verglichen.

Die *ESCOP* beschreibt monografisch den Frauenmantel und die kanadische Gelbwurz zur Anwendung bei krampfartigen Unterleibsbeschwerden im Zusammenhang mit der Menstruation.

In den Monografien der *WHO* finden sich Pfingstrosenwurzel, Kurkumawurzelstock und Heidelbeerfrüchte zur Behandlung von Dysmenorrhö, ergänzt durch die in den europäischen *HMPC*-Monografien angeführten Schafgarbe, Hirtentäschelkraut und Mutterkraut.

Als spasmolytisch wirksame Pflanzen werden Kamillenblüten und Fenchelfrüchte benannt. Letztere sollten vor allem dann eingesetzt werden, wenn die krampfartigen Beschwerden sich auch in gastrointestinalen Beschwerden äußern und Übelkeit hervorrufen.

In der traditionellen Frauenmedizin werden zusätzlich Angelika, Passionsblumenkraut, rotes Weinlaub und Zimtrinde erfolgreich eingesetzt.

In einigen Rezepten findet sich Erdrauchkraut. Auch diese Pflanze hat eine spasmolytische Komponente – allerdings eher im Bereich des oberen Gastrointestinaltrakts.

Hintergrundwissen

Erdrauchkraut (*Fumariae herba*) wird häufig zur Ausleitungstherapie bei Giftstoffen (Schwermetallen) eingesetzt, da die Pflanze über eine starke cholekinetische Wirkung verfügt.

Behandlungen der Dysmenorrhö mit Rosmarin, Pfefferminze, Thymian und Oregano sind beschrieben. Häufig werden hierbei die ätherischen Öle der Pflanzen eingesetzt.

In Ermangelung von Zeit für entspannende (Sitz-)Bäder besteht die Möglichkeit, Einreibungen im Bereich des Kreuzbeines oder der unteren Bauchdecke vorzunehmen.

Hintergrundwissen

Ätherische Öle können zur Schmerzbehandlung direkt auf eine Hygienevorlage geträufelt werden. Hierbei bitte nie mehr als 1–2 Tropfen des konzentrierten Öls verwenden, da es sonst zu lokalen Reizungen kommen kann.

Aufgrund der hohen Konzentration des ätherischen Öls, kann eine lokal entkrampfende Wirkung erzielt werden.

Rezeptur

Massageöl zur Behandlung von Dysmenorrhö

Rp.

- **äth. Kamillenöl 1,0 ml**
- **äth. Majoranöl 1,5 ml**
- **äth. Salbeiöl 1,0 ml**
- **äth. Rosenöl 1,0 ml**

auf 100 ml Basisöl.

D.S.

Bei Bedarf Unterbauch einreiben.

Neben der krampflösenden Komponente sollten in der Therapie, wie bereits erwähnt, schmerzstillende Drogen verordnet werden – hierfür stehen Mädesüßblüten und Weidenrinde zur Verfügung. Beide enthalten Salicylate. Auch wenn Mädesüßblüten nur eine geringe Menge Salicylate enthalten, stellt diese Pflanze eine gute Ergänzung zu primär spasmolytisch wirksamen Drogen dar.

Als Zusatz können Himbeerblätter, bevorzugt bei jüngeren Frauen, oder schwarze Johannisbeerblätter bei älteren Frauen gewählt werden. Auch wenn deren Wirkung schwächer ist, stellen diese in Teemischungen gleichzeitig ein gutes Geschmackskorrigens dar.

Sind Teemischungen nicht möglich, da die Patientinnen dieser Medikationsform ablehnend gegenüberstehen, können **Tinkturen** erstellt werden, wenn möglich in einer nicht alkoholischen Lösung. Im Einzelfall kann hier der Apotheker beratend zu Seite stehen.

Verkapselungen von pulverisierten Drogen oder **Frischpresssäfte** sind weitere Optionen, die zum Einsatz kommen können. Allerdings sollte die ordnungstherapeutische Komponente einer Teezubereitung sowie das Trinken therapeutisch nicht unterschätzt werden.

Sofern bei der Dysmenorrhö keine zusätzlichen Zyklus-Tempostörungen bestehen, hat sich das folgende Rezept bewährt.

Rezeptur

Tee zur Behandlung von Dysmenorrhö

Rp.

- **Potentillae anserinae herb. conc.**
- **Matricariae flos conc.**
- **Rubi idaei fol. conc.**

M. f. spec. ãã 100 g

D. S.

1 EL Droge auf 150 ml kochendes Wasser, 10 Min. abgedeckt ziehen lassen, abseihen.

3–4-mal täglich.

Kamillenblüten und Himbeerblätter überdecken gut den bitteren Geschmack des Gänsefingerkrautes. Um die Gerbstoffe nicht zu binden, sollte der Tee **ungesüßt** getrunken werden.

Ist aufgrund der Tagesstruktur nicht zu erwarten, dass der Tee regelmäßig frisch zubereitet werden kann, kann Gänsefingerkraut in Kombination mit Kamillenblüten als feines Pulver (pulv. subt.) als Verkapselung verschrieben werden. Die Tagesdosis sollte bei ca. 6 g der Mischung liegen. Auch die Herstellung und Einnahme einer Tinktur (Verhältnis 1:10) ist möglich. Eine Kombination aus beiden Darreichungsformen erscheint dann sinnvoll, wenn zum Beispiel nur abends Zeit für eine Teezubereitung ist.

Eine Kombination mit Weidenrinde oder Mädesüßblüten kann ebenso erwogen werden. Hierbei ist auf Unverträglichkeit von Salicylaten oder auf Kontraindikationen zu achten.

Wie bereits erwähnt ist neben der oralen Einnahme die Verwendung von ätherischen Ölen sinnvoll. Erfolgversprechend sind die Anwendungen in einem **Sitzbad**, eine der traditionellsten Anwendungsmethoden. Leider verfügen die wenigsten Patientinnen über einen Sitzbadeeinsatz zum Beispiel für die Toilette. Eine Anschaffung kann Frauen mit diesem Beschwerdebild und Interesse an alternativen Behandlungsmethoden empfohlen werden, zumal diese Einsätze preiswert sind.

Noch unerfahrenen Anwendern wird empfohlen, zunächst nur wenige Arzneipflanzen zu mischen, bei Dysmenorrhö z. B. 2–3 Pflanzen. Diese Mischung kann nach den Erfahrungen von 1–2 Menstruationszyklen individuell angepasst werden.

Hintergrundwissen

Dampfbäder

Historisch wurden Kräuter und ätherische Öle auch für vaginale Dampfbäder und Räucherungen verwendet. Auch in der heutigen Zeit erfreuen sich „Steam Chairs" in Wellnessbehandlungen zunehmender Beliebtheit. Eine klinische Wirkung aufgrund der Wärme und der Dämpfe ist wahrscheinlich, wurde bisher in Studien aber nicht nachgewiesen. Von einer Selbstbehandlung wird wegen Verbrühungs- bzw. Verbrennungsgefahr allerdings abgeraten.

7.2.1 Arzneipflanzen zur Behandlung von Dysmenorrhö

▶ **Tab. 7.3** gibt einen Überblick über die Arzneipflanzen, die bei Dysmenorrhö eingesetzt werden können. Angeführt sind auch Begleitsymptome, Kontraindikationen und Nebenwirkungen.

▶ **Tab. 7.3** Arzneipflanzen zur Behandlung von Dysmenorrhö.

Pflanze(nteil)	Begleitsymptome	Kontraindikationen	Nebenwirkungen
Angelika (*Angelica archangelica*)	Völlegefühl, Appetitlosigkeit, Flatulenz, Neigung zu Obstipation	Schwangerschaft und Stillzeit	Fotosensibilisierung
Erdrauchkraut (*Fumariae herba*)	Obstipation, Verdauungsbeschwerden, trockene Hautveränderungen, anämische Zustände	keine bekannt	Vorsicht bei Gallensteinen
Fenchelfrüchte (*Foeniculi fructus*)	Magen-Darm-Beschwerden, Appetitlosigkeit	Schwangerschaft	gelegentlich allergische Reaktionen
Frauenmantelkraut (*Alchemillae herba*)	hormonelle Imbalance und Zyklustempostörungen, Neigung zu Diarrhö	keine bekannt	Vorsicht bei Obstipation
Gänsefingerkraut (*Potentillae anserinae herba*)	Verdauungsbeschwerden, Diarrhö	keine bekannt	gelegentlich Magenschmerzen

▸ **Tab. 7.3** Fortsetzung.

Pflanze(nteil)	Begleitsymptome	Kontra-indikationen	Neben-wirkungen
Heidelbeerfrüchte (*Myrtilli fructus*)	Zyklustempostörungen Adoleszenz, Neigung zu Infektionen im Vaginal-bereich, PMS	keine bekannt	keine bekannt
Himbeerblätter (*Rubi idaei folium*)	Neigung zu Diarrhö, einseitige Ernährung, Zyklusstabilisierung bei jüngeren Mädchen	keine bekannt	evtl. Obstipationen
Hirtentäschelkraut (*Bursae pastoris herba*)	Hypermenorrhö, Erschöpfung	starke krampfartige Beschwerden, Schwangerschaft	keine bekannt
Johannisbeer-blätter, schwarze (*Ribis nigri folium*)	leichte Gelenkbeschwer-den, perimenopausale Beschwerden, PMS	keine bekannt	keine bekannt
Kanadische Gelb-wurzwurzel (*Hydrastis canadensis rhizoma*)	Hypermenorrhö, Uterusmyome, Neigung zu Infektionen mit Chlamydien	Hypertoniker, Schwangerschaft und Stillzeit **Vorsicht:** Über-dosierung kann zu Vergiftungen führen	Übelkeit, allergische Reaktionen
Kamillenblüten (*Matricariae flos*)	Kopfschmerzen, Ängstlichkeit	bekannte Allergie gegen Korbblütler	keine bekannt
Kurkumawurzel-stock (*Curcumae longae rhizoma*)	Magen-Darm-Beschwerden, schlechte Ernährungs-gewohnheiten (saure Stoffwechsellage), Gelenkbeschwerden (auch perimenopausale)	Gallensteine	keine bekannt
Mädesüßblüten (*Filipendulae ulmariae flos*)	vermehrte Wasser-einlagerungen, Gelenkschmerzen	Salicylatunver-träglichkeit	keine bekannt, Blutungszeit-verlängerung bei gleichzeitiger Einnahme von Cumarinen möglich
Mutterkraut (*Tanaceti parthenii herba*)	Erschöpfungszustände, Migräne	Schwangerschaft, Stillperiode	gelegentlich Magen-beschwerden, Kontaktallergie
Passionsblumen-kraut (*Passiflorae herba*)	Nervosität, nervöse Herz-beschwerden, Reizbarkeit, Schlafstörungen	keine bekannt	keine bekannt
Pfingstrosenwurzel (*Paeoniae radix*)	Hypomenorrhö, Neigung zu Muskelkrämpfen	Schwangerschaft, Stillzeit, selten allergische Reaktionen	keine bekannt

▶ **Tab. 7.3** Fortsetzung.

Pflanze(nteil)	Begleitsymptome	Kontra-indikationen	Neben-wirkungen
Schafgarbenkraut (*Millefolii herba*)	Hypermenorrhö, spastische Krämpfe (Hinweis auf Endometriose oder Uterusmyome)	Allergie gegen Korbblütler	allergische Reaktionen, Kontakt-dermatitis
Weidenrinde (*Salicis cortex*)	Kopfschmerzen, Gelenkbeschwerden	Salicylatunverträg-lichkeit	Blutungs-verlängerung bei gleichzeitiger Einnahme von Cumarinen
Weinlaub, rotes (*Vitis viniferae rubrae folium*)	Ödeme, Krampfadern, Spannungsgefühl in Brüsten und Beinen, PMS	keine bekannt	gelegentlich Übelkeit, allergische Reaktionen möglich

7.3 Mastalgie

Brustschmerz (Mastalgie), ein häufig vorkommendes Symptom, unter dem ca. 70 % aller Frauen mindestens einmal im Leben leiden [61], hat verschiedene Ursachen. Nach Auftreten und Lage wird er eingeteilt in zyklischen, azyklischen sowie thorakalen bzw. nicht thorakalen Brustschmerz [65].

Hintergrundwissen

Klinische Ursachen des Brustschmerzes

- pubertäres Brustwachstum
- prämenstruelles Syndrom (PMS) mit zyklischem Brustschmerz
- Hyperprolaktinämie (Mastalgie häufig in Verbindung mit Galaktorrhö)
- persistierende Ovarialzysten mit hohem Östrogenspiegel (z. B. polyzystische Ovarien, PCO)
- gut- und bösartige Neubildungen (sehr selten fallen kanzerogene Veränderungen durch das primäre Symptom Schmerz auf)
- Interkostalneuralgien von Segment T 3–T 5

Die genaue Anamnese nach Zeitpunkt der Schmerzen, Lateralität (ist nur eine Brust oder sind beide Brüste betroffen?), eine Zyklusanamnese und palpatorische Untersuchungen geben schnell Hinweise auf den wahrscheinlichen Pathomechanismus. Auch innerhalb der Phytotherapie sollte eine kausale Behandlung einer reinen symptombezogenen Behandlung vorgezogen werden.

Klinische Studien (placebokontrolliert, randomisiert) zeigten die positive Beeinflussung von zyklischer Mastodynie bei Behandlung mit

- echtem Schwarzkümmelöl (*Oleum nigellae sativae*) [4], [91],
- Leinsamen (*Linum usitatissimum*) [64],
- Mönchspfefferfrüchten (*Agni casti fructus*) [57],
- Fenchelfrüchten (*Foeniculi fructus*) [39].

Auch die lokale Verwendung von **Primroseöl** zeigte positive Effekte.

Echtes Schwarzkümmelöl hat keine Zulassung als Arzneimittel und steht nur als Nahrungsergänzungsmittel zur Verfügung, Primroseöl ist nur als Kosmetikum verfügbar. **Leinsamen** dagegen wird als Arzneimittel geführt. Basierend auf den Inhaltsstoffen von Schwarzkümmelöl und Leinsamen(öl) konnte der positive Effekt der ungesättigten Fette, wie Linolensäuren (ungesättigte Omega-3-Fettsäuren), auf die zyklische Mastalgie nachgewiesen werden. Er ist bisher aber noch nicht monografisch dokumentiert.

Mönchspfefferfrüchte wirken wahrscheinlich über die Hemmung der Prolaktinsynthese positiv auf die Mastalgie ein, ihr Wirkmechanismus ist also komplexer. Besteht keine Befindlichkeitsstörung wie ein PMS und gibt es keine Hinweise auf eine manifeste Corpus-luteum-Insuffizienz (Gelbköperschwäche, z. B. verkürzte Zyklen), sollte zunächst ein Therapieversuch ohne Mönchspfefferfrüchte unternommen werden.

Auch der Wirkmechanismus von **Fenchelfrüchten** ist komplex, aber noch nicht im Detail geklärt.

Wird die Mastalgie durch Wassereinlagerungen auch prämenstruell verstärkt, empfiehlt sich der Zusatz von primär aquaretischen Pflanzen (z. B. Orthosiphon, Birkenblätter).

Rezeptur

Tee zur Behandlung zyklischer Mastalgie mit Wassereinlagerungen

Rp.

- **Betulae fol. conc. 30 g**
- **Orthosiphonis fol. conc. 30 g**
- **Foeniculi fruct. cont. 40 g**

M. f. spec.

D. S.

1 TL Droge mit kochendem Wasser übergießen, 10 Min. ziehen lassen, abseihen.

3-mal täglich trinken, nicht abends vor dem Schlafengehen.

Sind **Infektionen** die Ursache der Mastalgie, hat sich die Verwendung von **Kohlwickeln** in der traditionellen Frauenheilkunde durchaus bewährt. Neben dem kühlenden Effekt wirken die enthaltenen Senfölglykoside lokal antiinflammatorisch, ein Effekt, der auch bei schmerzhaftem Milcheinschuss oder Milchstau genutzt wird.

Vorsicht

Da Brennnesseln die Milchbildung anregen, sind sie trotz hervorragender aquaretischer Wirkung für die Verwendung bei Mastalgien nur bedingt geeignet, vor allem wenn diese mit einer Galaktorrhö einhergehen.

7.3.1 Arzneipflanzen zur Behandlung von Mastalgie

▸ **Tab. 7.4** gibt einen Überblick über die Arzneipflanzen, die bei Mastalgie eingesetzt werden können. Angeführt sind auch Begleitsymptome, Kontraindikationen und Nebenwirkungen.

▸ **Tab. 7.4** Arzneipflanzen zur Behandlung von Mastalgie.

Pflanze(nteil)	Begleitsymptome	Kontra-indikationen	Nebenwirkungen
Birkenblätter (*Betulae folium*)	Wassereinlagerungen, Gelenkschmerzen	Herz- und Niereninsuffizienz	keine bekannt
Fenchelfrüchte (*Foeniculi fructus*)	Blähungen, Dysmenorrhö	Schwangere und Säuglinge	selten allergische Reaktionen, Einnahmedauer auf 2 Wochen beschränken, da estragolhaltig
Leinsamen (*Linum usitatissimum*)	Obstipation, Magen-Darm-Beschwerden	Ileus	Obstipation bei unzureichender Wasserzufuhr
Mönchspfefferfrüchte (*Agni casti fructus*)	PMS, Gelbkörperschwäche	Schwangerschaft, Stillperiode	Durst, Exantheme möglich
Nachtkerzensamenöl (*Oleum oenotherae*)	PCO	keine bekannt	Übelkeit und Verdauungsbeschwerden, Kopfschmerzen
Orthosiphonblätter (*Orthosiphonis folium*)	Wassereinlagerung, Reizblase	Ödeme aufgrund von Herz- und Niereninsuffizienz	keine bekannt

7.4 Prämenstruelles Syndrom

Hintergrundwissen

Sozialgeschichte von Menstruation und Hygiene

Die Sozialgeschichte von Menstruation und Hygiene ist Thema des Buches *Die unpässliche Frau* von Sabine Hering und Gudrun Meierhof [58]. Unter einem feministisch geprägten Ansatz setzen sich die Autorinnen mit frühen Menstruationslehren auseinander und folgen wichtigen Begriffen bis in die Neuzeit.

Thema sind z. B. das „periodische Irresein" und das psychiatrische Interesse daran im 19. Jahrhundert, die Prägung des Begriffs „PMS" 1931, die „eierstockstabile Frau" des Dritten Reiches, die Definition von „PMDD" (*Premenstrual Disphoric Disorder*) 1994 durch die amerikanische Gesellschaft für Psychiatrie. Die negative Einstellung von Frauen zu ihrem periodischem Körpergeschehen aufgrund gesellschaftlicher Bedingungen wird hier verständlich aufgezeigt. Die Lektüre dieses Buches sei ausdrücklich empfohlen.

Als prämenstruelles Syndrom (PMS) werden charakteristische Beschwerden bezeichnet, die regelmäßig etwa *4–14 Tage vor der Regelblutung beginnen*. Mit dem Einsetzen der Periode lassen die Symptome typischerweise nach und verschwinden.

Körperliche Symptome des PMS:

- Wasseransammlungen im Körper,
- Brustspannen,
- Bauch-, Kopf- und Rückenschmerzen,
- Müdigkeit,
- Abgeschlagenheit.

Psychisch-emotionale Symptome des PMS:

- Stimmungsschwankungen,
- Reizbarkeit,
- depressive Verstimmungen,
- Konzentrationsprobleme,
- Schlafstörungen,
- Antriebslosigkeit,
- Ängstlichkeit.

In den vorangehenden Kapiteln wurden bereits Behandlungsmöglichkeiten einiger Symptome des komplexen PMS besprochen. Aufgrund der Heterogenität des Syndroms sollten vor einer Therapie die individuelle Symptomatik der Patientin und gegebenenfalls auch psychosomatische Hintergründe (Kinderwunsch) Beachtung finden.

Während zum **Gänsefingerkraut** nur zwei Untersuchungen aus dem Jahr 1947 zur Verfügung stehen, identifizierte ein systematischer Review [24] aus dem Jahr 2017 schon 560 Publikationen zu Mönchspfefferfrüchten in Pubmed. Hier zeigen **Mönchspfefferfrüchte** statistisch signifikante Verbesserungen bei Frauen mit mittleren und schweren PMS-assoziierten Symptomen wie

- Reizbarkeit,
- Stimmungsschwankungen,
- Wassereinlagerungen.

Info
Mönchspfeffer

In Deutschland wird Mönchspfeffer wohl am häufigsten als pflanzliches Fertigpräparat zur Behandlung des PMS verwendet. In der Tat gibt es zahlreiche Studien zu dieser Pflanze, allerdings kann hieraus auch ein Wahrnehmungsbias entstehen: „Außer Mönchspfeffer gibt es nichts."

Aus den Studienergebnissen ist nicht abzulesen, ob sich die Symptome nur im Vergleich zur Placebogruppe verbessert hatten oder ob die Veränderungen auch klinisch relevant waren. Sowohl für Mönchspfeffer als auch für alle anderen Pflanzen sind weitere Studien nötig, um die Wirkungen detailliert zu beschreiben. Interessanterweise zeigte der Einsatz von *Johanniskraut* keine Verbesserung auf die zyklusbedingten depressiven Verstimmungen.

Mönchspfeffer senkt wahrscheinlich zentral die pulsatile Prolaktinsekretion. Hyperprolaktämien haben unterschiedliche Ursachen: Hypothyreose, Einschränkung der Nierenfunktion, Prolaktinom, Stress und die Einnahme von Medikamenten, z. B. Psychopharmaka. Vor der Anwendung von Mönchspfeffer sollte also versucht werden, die Ursache einer möglicherweise erhöhten Prolaktinsekretion zu beheben, hierzu gehört auch Stressreduktion.

Generell sollte die Einnahme von pflanzlichen Arzneimitteln 2–3 Tage vor der erwarteten Menstruation, spätestens ab Beginn der Symptome beginnen. Sind die Symptome in der gesamten 2. Zyklushälfte präsent, kann bereits mitzyklisch ab dem 14. Zyklustag begonnen werden.

7.4.1 Arzneipflanzen zur Behandlung des prämenstruellen Syndroms

▸ **Tab. 7.5** gibt einen Überblick über die Arzneipflanzen, die bei PMS eingesetzt werden können. Angeführt sind auch Begleitsymptome, Kontraindikationen und Nebenwirkungen.

▸ **Tab. 7.5** Arzneipflanzen zur Behandlung von Mastalgie.

Pflanze(nteil)	Begleitsymptome	Kontra-indikationen	Nebenwirkungen
Baldrianwurzel (*Valerianae radix*)	Unruhe, Schlaflosigkeit	keine bekannt	Müdigkeit
Bockshornkleesamen (*Trigonellae foeni semen*)	östrogendominante Störungen, Appetitlosigkeit	keine bekannt	keine bekannt
Erdrauchkraut (*Fumariae herba*)	Oberbauchbeschwerden, Völlegefühl	keine bekannt, Vorsicht bei Cholelithiasis	keine bekannt
Mönchspfefferfrüchte (*Agni casti fructus*)	Kardinalpflanze PMS (bei Hyperprolaktämie) mit Mastodynie, Regeltempoanomalien	Schwangerschaft, Stillzeit	Exantheme, Durstgefühl
Schachtelhalmkraut (*Equiseti herba*)	Nervosität, Zerstreutheit, Ödeme	Ödeme aufgrund von kardialer oder renaler Insuffizienz	keine bekannt
Weinlaub, rotes (*Vitis viniferae rubrae folium*)	Ödeme, Schwellungen der Beine, klimakterische Beschwerden	keine bekannt	Übelkeit, allergische Reaktionen möglich
Wolfstrappkraut (*Lycopi herba*)	Anzeichen Hyperthyreose, Mastodynie, Regeltempostörungen	Hypothyreose, Schwangerschaft, Stillzeit (hemmt Prolaktin)	Struma nach langer und hochdosierter Einnahme
Yamswurzel (*Dioscoreae radix*)	östrogendominante Störungen	Schwangerschaft, Gerinnungsstörungen	verlängerte Blutungszeit

7.4.2 Fallbeispiele mit Rezepturen zur Behandlung des prämenstruellen Syndroms

In Abhängigkeit vom Alter der Patientin und den Begleitsymptomen sollten die Rezepturen der Arzneipflanzen sehr individuell gestaltet werden.

Fallbeispiel 1

- 32-jährige Patientin mit Unruhe, Schlafstörungen, Brustspannen ab Tag 20 des Zyklus
- Unterleibsschmerzen prämenstruell, Zyklus regelmäßig (ca. 28 Tage), keine verstärkte Blutung
- Neigung zu Diarrhö
- keine Allergien

Rezeptur zu Fallbeispiel 1

Tee zur Behandlung von PMS

Rp.

- **Passiflorae herb. conc. 40 g**
- **Matricariae flos conc. 30 g**
- **Potentillae anserinae herb. conc. 20 g**
- **Myrtilli fruct. cont. 10 g**

M. f. spec.

D. S.

1 TL Droge mit 150 ml kochendem Wasser überbrühen, 10 Min. abgedeckt ziehen lassen, abseihen.

Ab 18. Zyklustag 3-mal täglich.

Fallbeispiel 2

- 46-jährige Patientin, bekannte primäre Dysmenorrhö ab 25. Zyklustag
- Zyklus regelmäßig, normale Blutungsstärke
- nervös, Kopfschmerzen, häufig Obstipation, BMI 19
- keine Allergien bekannt

Rezeptur zu Fallbeispiel 2

Tee zur Behandlung von PMS

Rp.

- **Tanacetum parth. conc. 30 g**
- **Salicis cort. cont. 30 g**
- **Angelica archangelica conc. 20 g**
- **Lycopi herb. conc 10 g**
- **Trigonellae foeni sem. cont. 20 g**

M. f. spec.

D. S.

1 TL Droge mit 150 ml kochendem Wasser überbrühen, 15 Min. abgedeckt ziehen lassen, abseihen.

Ab dem 21. Zyklustag 2-mal täglich.

Fallbeispiel 3

- 29-jährige Patientin, Kinderwunsch, verkürzte Zyklen
- wirkt sehr angespannt und nervös
- ausgeprägte Mastodynie, prämenstruelle Ödeme in den Beinen
- keine Allergien

Rezeptur zu Fallbeispiel 3

Tee zur Behandlung von PMS

Rp.

- **Agni casti fruct. cont. 30 g**
- **Equiseti herb. conc. 30 g**
- **Alchemillae herb. conc. 20 g**
- **Filipendulae ulmariae flos conc. 20 g**
- **Trigonellae foeni sem. cont. 20 g**

M. f. spec.

D. S.

1 TL Droge mit 150 ml kochendem Wasser überbrühen, 15 Min. abgedeckt ziehen lassen, abseihen.

2-mal täglich.

8 Blutungsanomalien

Als normal wird ein Menstruationszyklus von 26–35 Tagen mit einer ca. 5-tägigen Blutung bezeichnet. Allerdings ergibt sich nur bei etwa 15 % aller Frauen dieser Idealwert von 28 Tagen, Schwankungen im Bereich von +/– 8 Tagen zwischen den Zyklen sind als normal anzusehen [107].

Auch wenn diese Fakten bekannt sind, ist es wichtig, den Patientinnen, die sich selbst Blutungsstörungen diagnostiziert haben, diese Bandbreite zu verdeutlichen. Sofern Pathologien ausgeschlossen sind und keine chronischen Anämien von klinischer Relevanz bestehen, ist die Akzeptanz des eigenen Rhythmus bereits ein Teil der Therapie.

Als Richtwert der Blutungsmenge sind **80 ml pro Menstruation** als Normalwert deklariert. Der Ursprung dieses Normwertes ist nicht recherchierbar, für die Frau auch nicht nachprüfbar, denn hierbei geht es um den tatsächlichen Blutverlust, nicht den absoluten Menstruationsfluss.

Die Definitionen der Blutungsstörungen und deren Unterteilungen in z. B. Metromenorrhagien ist nicht nur für Laien unter Umständen schwer verständlich. Der Vorstoß der Forschungsgruppe um Munro, die Definitionen der Blutungsstörungen zu vereinfachen, hat sich zum jetzigen Zeitpunkt leider noch nicht in allen gynäkologischen Gesellschaften durchgesetzt [94].

► **Tab. 8.1** Organische und nicht organische Ursachen von AUB.

Organische Ursachen	Nicht organische Ursachen
Polyp	**C**oagulopathy
Adenomyosis	**O**vulatory dysfunction
Leiomyoma	**E**ndometrial
Malignancy and Hyperplasia	**I**atrogen
	Not otherwise classified

► **Tab. 8.2** Diagnoseparameter Menstruation.

Parameter	Normale Menstruation	Abnormale Menstruation
Frequenz	≥ 24 bis ≤ 38 Tage	• keine Blutung (Amenorrhö) • seltene Blutung (> 38 Tage) • häufige Blutung (< 24 Tage)
Dauer	≤ 8 Tage	> 10 Tage
Regelmäßigkeit	Variation Zykluslänge ≤ 7 bis 9 Tage	Variation Zykluslänge > 8 Tage
Zwischenblutung	keine	• nicht vorhersagbar • zyklisch (z. B. in der Mitte des Zyklus)
Blutungsmenge (nach Einschätzung der Patientin)	normal	• gering • hoch

Als Eselsbrücken haben sich zur Diagnose von abnormalen uterinen Blutungen (AUB) das sich aus den Anfangsbuchstaben der organischen Ursachen ergebende „PALM“ (Hand) und das sich aus den Anfangsbuchstaben der nicht organischen Ursachen ergebende „CO(E)IN“ (Münze) bewährt (▸ **Tab. 8.1**).

Die Diagnoseparameter der Menstruation und ihrer Störungen sind in ▸ **Tab. 8.2** zusammengestellt.

8.1 Amenorrhö/seltene Blutung

Amenorrhö bezeichnet das Ausbleiben der Menstruation über einen längeren Zeitraum.

Hintergrundwissen

Primäre Amenorrhö

Nach dem 16. Lebensjahr ist noch keine Menstruation aufgetreten.

Sekundäre Amenorrhö

Die Menstruation ist über einen längeren Zeitraum ausgeblieben.

Das folgende Kapitel bezieht sich ausschließlich auf die **sekundäre Amenorrhö**.

In der Adoleszenz bis zu zwei Jahre nach der Menarche sowie in der Perimenopause sind seltenere Blutungen als normal zu betrachten. Dieses Wissen hilft einer Patientin allerdings wenig, wenn sie dies als Belastung empfindet, v. a. dann, wenn keine zuverlässigen Verhütungsmaßnahmen ergriffen sind.

Bei einer verspäteten Menstruation ist der Ausschluss einer Schwangerschaft vor Beginn der Behandlung indiziert. In der Pflanzenheilkunde werden Pflanzen, die regulierend auf die Blutung wirken oder die Blutung induzieren können, Emmenagoga genannt. Einige darunter können abortiv wirken.

Hintergrundwissen

Darstellungen von Emmenagoga und Abortiva

Die Ächtung von Emmenagoga und Abortiva findet sich auch in künstlerischen Darstellungen wieder. In einem Manuskript des Herbariums des Pseudo-Apuleius aus dem 13. Jahrhundert behandelt eine Kräuterfrau eine offensichtlich Schwangere vermutlich mit Poleiminze. Die Behandlerin ist ihrer Patientin hierbei freundlich zugewandt. Diese Darstellung (▸ **Abb. 8.1**) datiert vor der Zeit der großen Hexenverfolgungen. Ganz anders muten die Darstellungen der „Engelmacherinnen“ späterer Epochen an (▸ **Abb. 8.2**).

Beifußkraut erhielt, auch aufgrund seines abortiven Potenzials, 1988 eine Negativmonografie der Kommission E. Beifußkraut steht in geprüfter Apothekenqualität zur Verfügung. Die hohe allergene Potenz sowie die Haftung bei der Nutzung muss der Verschreibende jedoch genau in Betracht ziehen.

In den Monografien der WHO sind wesentlich mehr Emmenagoga aufgeführt als in den Monografien der EMA, ESCOP oder auch der Kommission E.

Die **Färberdistelblüte** ist ein Emmenagogum. Die Blüten der Pflanze, die auch falscher Safran oder Saflor genannt wird, sind in Deutschland nicht arzneimittelrechtlich zugelassen, stehen aber in gut sortierten Apotheken in geprüfter Qualität und auch als alkoholische Tinktur zur Verfügung.

Weitere innerhalb der monografischen Sammlung der WHO aufgeführten Pflanzen, die als Emmenagogum genutzt werden, sind:

- Kanadische Gelbwurzwurzel (*Hydrastis canadensis rhizoma*),
- Melissenblätter (*Melissae folium*),
- Safran (*Crocus sativus*),
- Süßholzwurzel (*Liquiritiae radix*).

In der *Naturheilkunde in der Gynäkologie* [100] sind außerdem aufgeführt:

- Angelika (*Angelica archangelica*),
- Petersilienwurzel (*Petroselini radix*),
- Rosmarinblätter (*Rosmarini folium*),
- Wermutkraut (*Absinthii herba*).

Aufgrund der Inhaltsstoffe kann die Verwendung als rational (S. 36) eingestuft werden.

In der traditionellen Anwendung von Arzneipflanzen konnte keine Einteilung entsprechend der PALM- und COEIN-Kriterien erfolgen – sie wurde rein symptombezogen durchgeführt.

Die heutigen diagnostischen Möglichkeiten können zielführend in die Behandlung einfließen, denn auch in der pflanzlichen Arzneimitteltherapie ist ein kausaler Ansatz einem rein symptomatischen vorzuziehen. Auf die Hyperandrogenämie wird, auch im Zusammenhang mit polyzystischen Ovarien (PCO), bei der Besprechung dieser Erkrankungen im Kap. „Zyklustempostörungen“ (S. 108) eingegangen.

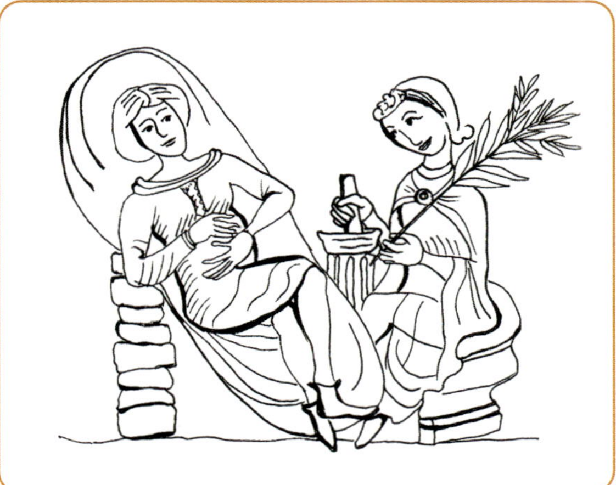

▸ **Abb. 8.1** Kräuterfrau und Schwangere (Zeichnung nach einem Manuskript des Herbariums Pseudo-Apuleius aus dem 13. Jahrhundert). (Quelle: Maren Sigmund)

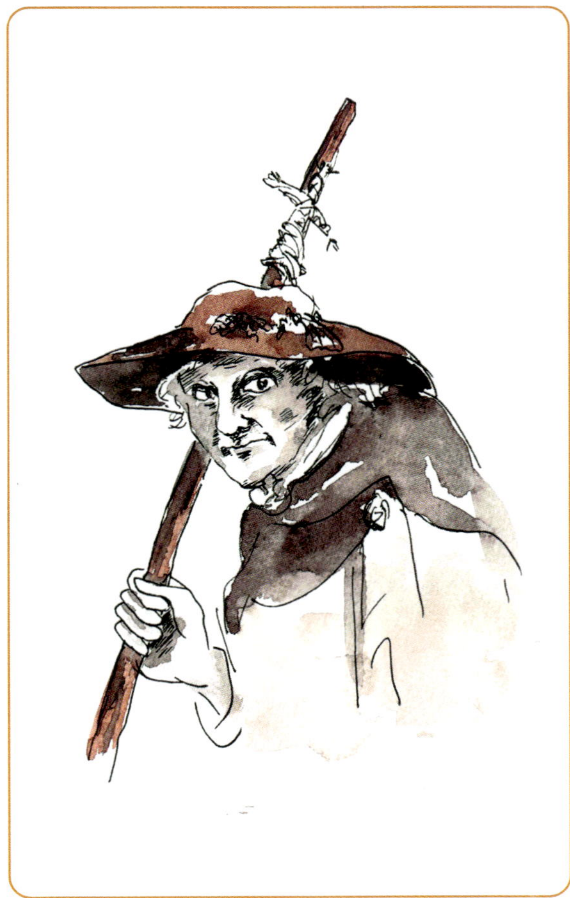

▸ **Abb. 8.2** Engelmacherin (Zeichnung nach Darstellungen des 19. Jahrhunderts). (Quelle: Maren Sigmund)

8.1.1 Arzneipflanzen zur Behandlung der sekundären Amenorrhö

▶ **Tab. 8.3** gibt einen Überblick über die Arzneipflanzen, die bei sekundärer Amenorrhö eingesetzt werden können. Angeführt sind auch Begleitsymptome, Kontraindikationen und Nebenwirkungen.

▶ **Tab. 8.3** Arzneipflanzen zur Behandlung der sekundären Amenorrhö.

Pflanze(nteil)	Begleitsymptome	Kontraindikationen	Nebenwirkungen
Angelika (*Angelica archangelica*)	Obstipation, Völlegefühl, Unterleibsschmerzen, Flatulenz	Schwangerschaft, Stillzeit	Fotosensibilisierung
Färberdistelblüten (*Carthami tinctorii flos*)	Obstipation	Schwangerschaft, Allergien gegen Korbblütler, Gerinnungsstörungen, Behandlung mit Antikoagulanzien	allergische Reaktionen, Schwindel
kanadische Gelbwurzwurzel (*Hydrastis canadensis rhizoma*)	Unterleibsschmerzen, Neigung zu bakteriellen Infektionen	Schwangerschaft; Stillzeit, Vergiftungen bei zu hoher Dosierung möglich (enthält Berberin), Hypertoniker	allergische Reaktionen, Hemmung der Leberenzyme: CYP3A4
Melissenblätter (*Melissae folium*)	Unruhe, Anspannung, Kopfschmerzen	keine bekannt	keine bekannt
Petersilienwurzel (*Petroselini radix*)	vermehrte Wassereinlagerungen	Schwangerschaft, entzündliche Nierenerkrankungen, kardiale und renale Ödeme	in hoher Dosierung nierentoxisch, erhöhte Fotosensibilität
Rosmarinblätter (*Rosmarini folium*)	Magen-Darm-Beschwerden, Unterleibsschmerzen	Schwangerschaft	keine bekannt
Süßholzwurzel (*Liquiritiae radix*)	Gelenkschmerzen, Neigung zu funktionalen Ovarialzysten rheumatische Beschwerden	cholestatische Lebererkrankungen, Leberzirrhose, arterielle Hypertonie, Hypokaliämie, schwere Niereninsuffizienz, Schwangerschaft	mineralokortikoide Effekte, Hypokaliämie, selten Myoglobinurie
Wermutkraut (*Absinthii herba*)	Appetitlosigkeit, Magen-Darm-Beschwerden	Schwangerschaft Wermutkraut enthält Thujon: Dosierung beachten!	gelegentlich Kopfschmerzen
Wolfstrappkraut (*Lycopi herba*)	PMS, Anzeichen einer Hyperthyreose, Mastalgie	keine bekannt	langfristige Einnahme, Struma

8.1.2 Fallbeispiele mit Rezepturen zur Behandlung der sekundären Amenorrhö

Als Kardinalpflanze für die Behandlung der sekundären Amenorrhö können Färberdistelblüten eingesetzt werden, sofern es keine Anamnese auf Allergien gegen Korbblütler gibt. In Abhängigkeit von den Begleiterscheinungen sind diverse Kombinationen sinnvoll. Sobald die Menstruation einsetzt, kann die Einnahme der Färberdistelblüten beendet werden. Für die begleitenden Pflanzen kann im Einzelfall entschieden werden, ob eine weitere Einnahme im Sinne einer kausalen Behandlung sinnvoll ist.

Fallbeispiel 1

- 34-jährige Patientin, bisher regelmäßiger Zyklus, 39. Zyklustag, Schwangerschaftstest negativ
- Sonografie: Endometrium 1,8 cm, keine zystische Struktur in den Ovarien, keine Auffälligkeiten
- Patientin wirkt angespannt und nervös

Rezeptur zu Fallbeispiel 1

Tee zur Behandlung von Amenorrhö

Rp.

- **Carthami tinctorii flos conc. 70 g**
- **Melissae fol. conc. 30 g**

M. f. spec.

D. S.

1 TL Droge mit 150 ml kochendem Wasser übergießen, 10 Min. abgedeckt ziehen lassen, abseihen.

3-mal täglich trinken, bis eine Menstruation einsetzt.

Fallbeispiel 2

- 16-jährige Patientin, Menarche mit 12,5 Jahren, Virgo intacta
- **BMI 16:** In diesem Fall sind keine Emmenagoga anzuraten, sondern es sollte ein intensives Gespräch bezüglich der Essgewohnheiten geführt werden. Die Rezepturempfehlung ist appetitsteigernder Tee mit leichten hormonstabilisierenden Drogen.
- gynäkologische Untersuchung unauffällig
- Sonografie: keine Auffälligkeiten, Endometrium schmal
- Patientin sorgenvoll, da seit 54 Tagen keine Menstruation

Rezeptur zu Fallbeispiel 2

Tee zur Behandlung von Amenorrhö

Rp.

- **Rubi idaei fol. conc.**
- **Myrtilli fruct. cont.**
- **Foenugraeci sem. cont.**

100 g M. f. spec. ãã

D. S.

1 TL Droge mit 150 ml kochendem Wasser übergießen, 10 Min. abgedeckt ziehen lassen, abseihen.

2-mal täglich trinken.

8.2

Verstärkte Blutung ohne organische Ursache

Die in diesem Kapitel besprochenen verstärkten Blutungen ohne feststellbare organische Ursachen werden auch als **dysfunktionelle uterine Blutungen** (DUB) bezeichnet. Es handelt sich hier um eine Ausschlussdiagnose, bei der in den gängigen gynäkologischen Untersuchungen keine pathologischen Veränderungen, im Sinne von Uterusmyom, Uteruspolyp, Adenomyose und Endometriumhyperplasie, gefunden werden.

Die Einteilung hat Limitierungen, da eine funktionelle Ovarialinsuffizienz, wie z. B. eine Gelbkörperschwäche (Corpus-luteum-Insuffizienz), aber auch persistierende ovarielle Zysten durchaus zu hyperplastischen endometrialen Veränderungen führen können, und es hier zu Überlappungen kommt.

DUBs haben eine 2-gipfelige Prävalenz, treten 2–3 Jahre nach der Menarche und mit steigendem fertilem Alter auf [17], [40]. Während bei heranwachsenden Mädchen die noch nicht ausgereifte hypothalamisch-hypophysäre Achse die Ursache ist, ist es bei älteren Frauen die Reduktion der Ansprechbarkeit der Ovarien auf die stimulierenden Hormone, wie das follikelstimulierende Hormon (FSH). Anovulatorische Zyklen sind in beiden Fällen die Konsequenz, aber auch Corpus-luteum-Insuffizienzen und die daraus resultierende verminderte progesteronerge Umwandlung des endometrialen Gewebes.

Interessant ist die Beobachtung, dass bei DUB zwar die Blutungsstärke erhöht ist, unabhängig davon aber die Länge der Menstruation kaum beeinflusst wird. Ohne Anspruch auf Allgemeingültigkeit kann folgende Angabe als Faustregel gelten [51].

! Beachte

Eine funktionelle Hypermenorrhö ist im Regelfall kürzer als 10 Tage.

Wie bereits erwähnt, ist die Empfindung der Stärke der Menstruationsblutungen unterschiedlich. Klinische Studien haben hier eine sehr große Varianz gezeigt – nicht nur in der Überschätzung des Blutverlustes [50]. Erst in den letzten Jahren erfolgte eine Validierung von menstrualen Piktogrammen, die eine Aussage über die Blutungsmenge zulassen [129].

Hintergrundwissen

Stärke der Menstruation

Um in der Anamnese Hinweise auf die tatsächliche Stärke der Menstruation zu bekommen, haben sich folgende Fragen bewährt:

- Verwenden Sie nachts Tampons und Vorlagen, weil Tampons durchbluten?
- Verwenden Sie tagsüber Tampons und Vorlagen, weil Tampons durchbluten?
- Müssen Sie die Vorlagen nachts wechseln?
- Kommt es regelmäßig vor, dass das Bettzeug bzw. ihre Unterwäsche blutig ist?
- Treten beim Toilettengang Blutklümpchen auf? Wie groß sind diese (größer als ein 2-Euro-Stück)?

Werden mehr als zwei Fragen positiv beantwortet, ist eine verstärkte Menstruationsblutung wahrscheinlich. Die Frage nach der Menge der verbrauchten Hygieneartikel allein kann leicht irreführen, da das Hygienebedürfnis sehr unterschiedlich ausgeprägt ist.

In der klassischen Gynäkologie kommen bei DUB operative Interventionen (Kürettage, Endometriumablation) oder die Gabe von hormonellen Substanzen (z. B. Kontrazeptiva, zentral hypophysär-hypothalamisch wirksame Hormone, z. B. GnRH-Analoga) sowie nicht hormonelle Medikationen (z. B. nicht steroidale Antiphlogistika, Tranexamsäure) [109] zum Einsatz. Begleitend wird eine eventuell auftretende hämorrhagische Anämie medikamentös behandelt.

Die Ursachen für DUB sind vielfältig und noch nicht zweifelsfrei geklärt. Für die iatrogene DUB könnte nun ein Modell gefunden worden sein: Experimentell wurden höhere Konzentrationen von vasodilatatorischen Prostaglandinen (PGE_2 und PGI_2) im Endometrium nachgewiesen.

Durch die erhöhte Konzentration von PGI_2 ist die Plättchenaggregation vermindert, was zu einer Verlängerung der Blutungszeit führt.

Aus diesen Beobachtungen lässt sich nicht nur die Wirksamkeit von antirheumatischen nicht steroidalen Schmerzmitteln (z. B. Ibuprofen) zur Reduktion der Blutungsmenge rational erklären [79], [105], sie können auch den Einsatz von pflanzlichen Arzneimitteln mit prostaglandinhemmender Potenz begründen.

In den monografischen Sammlungen der Kommission E, WHO und HMPC sind folgende Arzneipflanzen zu den Verwendungen bei DUB beschrieben:

- Hirtentäschelkraut (*Capsella bursa-pastoris*),
- Schafgarbe (*Millefolii herba/flos*),
- Zaubernussstrauchblätter (*Hamamelis folium*),
- kanadische Gelbwurzwurzel (*Hydrastis canadensis rhizoma*),
- Mariendistelfrüchte (*Silybi mariani fructus*).

Aufgrund des oben beschriebenen Pathomechanismus und der Ergebnisse klinischer Studien können auch **Ingwerwurzel** (*Zingiberis rhizoma*) und **Heidelbeerfrüchte** (*Myrtilli fructus*) zur Behandlung der DUB empfohlen werden, da diese in signifikantem Umfang die Prostaglandinsynthese hemmen [67].

Als begleitende Pflanze und Konstituens leistet die **Brennnesselwurzel** gute Dienste.

8.2.1 Arzneipflanzen zur Behandlung von Blutungen ohne organische Ursache

▶ **Tab. 8.4** gibt einen Überblick über die Arzneipflanzen, die bei DUB eingesetzt werden können. Angeführt sind auch Begleitsymptome, Kontraindikationen und Nebenwirkungen.

Die phytopharmakologische Therapie ist bei mittelstarken DUB eine gut erprobte Behandlungsmöglichkeit, mit einer vergleichbaren Wirksamkeit von nicht hormonellen, chemisch-synthetischen Behandlungen mit Tranexamsäure oder NSAIDs.

Neben konstitutionsstärkenden Pflanzen wie der Brennnessel sollte der Grundsatz eines möglichen kausalen Therapieansatzes auch bei DUB Anwendung finden. Bei Adoleszentinnen kann die hypothalamisch-hypophysäre Achse mit **Himbeerblättern** gestärkt werden. Bei älteren Frauen sind schwarze **Johannisbeerblätter** eine gute Ergänzung. **Frauenmantel** ist für alle Altersgruppen empfehlenswert, auch wenn die Wirkungsweise bisher noch nicht geklärt werden konnte.

▶ **Tab. 8.4** Arzneipflanzen zur Behandlung von DUB.

Pflanze(nteil)	Begleitsymptome	Kontra-indikationen	Nebenwirkungen
Heidelbeeren (*Myrtilli fructus*)	Diarrhö, PMS mit Dysmenorrhö	keine bekannt	keine bekannt
Hirtentäschelkraut (*Bursae pastoris herba*)	Blutungsneigung	nicht in der Schwangerschaft, potenziell wehenauslösend	keine bekannt
Ingwerwurzel (*Zingiberis rhizoma*)	Übelkeit, Schwindel	keine bekannt **Vorsicht** bei Schwangerschaft und Gallensteinen	keine bekannt
kanadische Gelbwurzwurzel (*Hydrastis canadensis rhizoma*)	Dysmenorrhö, Verdauungsbeschwerden, Infektionen mit Chlamydien	Hypertoniker, Schwangerschaft und Stillzeit **Beachte:** Überdosierung führt zu Vergiftungen	Arzneimittelinteraktionen mit Leberenzymen (CYP3A4), allergische Reaktionen
Mariendistelfrüchte (*Silybi mariani fructus*)	erhöhte Leberenzyme bei leberbelastender Lebensweise (fettreiche Nahrung, Medikamenteneinnahme, Alkohol), Neigung zu Obstipation	keine bekannt	keine bekannt
Schafgarbenblüten (*Millefolii flos*)	spastische Krämpfe, Dysmenorrhö	bekannte Allergie gegen Korbblütler	keine bekannt
Zaubernussstrauchblätter (*Hamamelis folium*)	Neigung zu vaginalen Entzündungen	keine bekannt	Übelkeit

Beachte

Neben der oralen Einnahme erhöht der adjuvante Einsatz von physikalischen Maßnahmen (z. B. Sitzbäder, lokale Wärmezufuhr) die Wirksamkeit der Medikationen. Der Einsatz einer Eisblase bei verstärkter Blutung, wie er bei einer Uterusatonie nach einer Geburt erfolgen kann, wird selten praktiziert und als nicht angenehm empfunden.

8.2.2 Fallbeispiele mit Rezepturen zur Behandlung von Blutungen ohne organische Ursache

Fallbeispiel 1

- 16-jährige Patientin, Zyklusdauer unverändert, benutzt die ersten 3 Tage stets Tampons und Vorlagen
- Koagelabgang bei Toilettengang, nächtliches Wechseln der Menstruationshygiene, Dysmenorrhö
- Menstruationsdauer ca. 7 Tage
- Patientin klagt seit 3 Monaten über zu starke Menstruationsblutungen

Rezeptur zu Fallbeispiel 1

Tee zur Behandlung von DUB

Rp.

- **Millefolii flos conc. 30 g**
- **Myrtilli fruct. cont. 40 g**
- **Bursae pastoris herb. conc. 30 g**

M. f. spec.

D. S.

4 EL Droge mit 1 Liter kochendem Wasser übergießen, 15 Min. abgedeckt ziehen lassen, abseihen.

Bei starker Blutung über den Tag verteilt trinken.

Zusätzlich kann regelmäßiges Trinken von Himbeerblättertee empfohlen werden.

Fallbeispiel 2

- 47-jährige Patientin, 4 Grav/3 Para; Schwankungen der Zyklusdauer zwischen 18 und 34 Tagen, Mensdauer zwischen 4 und 9 Tagen, Stärke zunehmend, sehr häufiger Wechsel der Vorlagen, auch nachts, keine Dysmenorrhö
- Hb: 10,8 mmol/l
- Patientin wirkt erschöpft

Rezeptur zu Fallbeispiel 2

Tee zur Behandlung von DUB

Rp.

- **Alchemillae herb. conc. 50 g**
- **Bursae pastoris herb. conc. 50 g**

M. f. spec.
D. S.
4 EL Droge mit 1 Liter kochendem Wasser übergießen, 15 Min. abgedeckt ziehen lassen, abseihen.
Während starker Blutung über den Tag verteilt trinken.

Ergänzende Rezeptur

Tee zur Behandlung von DUB und zur Verbesserung der Konstitution der Patientin

Rp.

- **Silybi mariani fruct. conc. 20 g**
- **Ribis nigri fol. conc. 50 g**
- **Urticae dioicae fol. conc. 30 g**

M. f. spec.
D. S.
1 TL Droge mit 150 ml kochendem Wasser aufgießen, 10 Min. abgedeckt ziehen lassen, abseihen.
Nach Menstruation regelmässig morgens trinken.

8.3 Verstärkte Blutung mit organischer Ursache

Nach der Besprechung der Hauptursachen für die Verstärkung der Menstruationsblutung ohne organische Veränderungen soll nun intensiver auf die verstärkten Menstruationsblutungen mit organischen Veränderungen eingegangen werden.

Aus der historischen Pflanzenheilkunde zur Gynäkologie sind nicht viele Drogen abzuleiten, die speziell auf organische Veränderungen wirken. Der Grund hierfür ist simpel: Die organischen Ursachen waren noch nicht bekannt bzw. der Zusammenhang zu einer verstärkten Blutung oder Dysmenorrhö wurde noch nicht hergestellt. Nach dem Konzept der antiken Säftelehre handelt es sich bei gut- wie auch bei bösartigen Neubildungen um Stockungen des Flusses der Körpersäfte bzw. eine Anstauung.

Es gibt zum jetzigen Zeitpunkt keine pflanzliche Monografie, die eine Indikation zur Behandlung von Uterusmyomen, Endometriose oder anderen organischen Ursachen beinhaltet.

8.3.1 (Leio-)Myome

Leiomyome oder Myome sind gutartige Tumoren. Je nach Publikation wird davon ausgegangen, dass **bis zu 70 %** aller Frauen Myome des Uterus haben [116]. Mit Eintritt der Menopause nimmt die Häufigkeit ab.

Bei vielen Frauen handelt es sich um einen Zufallsbefund, denn mit Myomen sind nicht zwangsläufig Schmerzen oder Blutungsstörungen verbunden. Weitere Symptome, die von Myomen verursacht werden können, sind Dyspareunie, Miktions- und Defäkationsprobleme und Subfertilität.

Die Pathophysiologie ist bisher noch nicht vollständig aufgeklärt. Sowohl die Abnahme der Häufigkeit von Myomen im Klimakterium als auch die therapeutischen Erfolge mit synthetisch-chemischen Wirkstoffen, die den Östrogenspiegel senken (GnRH-Analoga, selektive Progesteron-Rezeptor-Modulatoren [SPeRMs]), lassen auf eine ausgeprägte Östrogenabhängigkeit dieser gutartigen Neubildungen schließen [20]. Die nicht operativen Behandlungsmöglichkeiten von symptomatischen Myomen sind derzeit noch nicht zufriedenstellend [95].

Die Lage der Myome ist entscheidend für die Symptomatik: Während intramurale und submuköse Myome (▸ **Abb. 8.3**) hauptsächlich verstärkte und verlängerte Menstruationen hervorrufen, ebenso Zwischenblutungen und Dysmenorrhö, fallen subseröse und gestielte Myome häufig durch Druck und Verdrängungssymptomatik auf. Dadurch kommt es zu Dyspareunien, Miktionsschwierigkeiten, Obstipationen bis hin zum Ileus. Hier besteht eine direkte Korrelation zur Größe des Myoms.

Primäres Ziel einer medikamentösen Behandlung sollte die Besserung der klinischen Symptomatik und nicht allein die Reduktion der Größe sein. Aus diesem Grund ist es

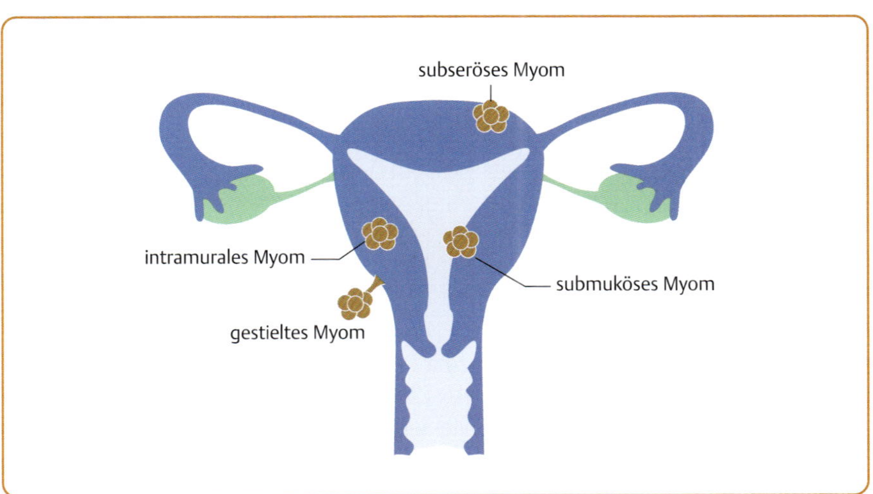

▸ **Abb. 8.3** Lage von Uterusmyomen (schematische Darstellung).

bedauerlich, dass Studien zur Effektivität pflanzlicher Behandlungskonzepte nur auf die Größe der Myome fokussieren und zum jetzigen Zeitpunkt keine verlässlichen Daten bezüglich der Verbesserung der klinischen Symptomatik vorliegen [80].

Hintergrundwissen

Fallberichte

Wenn es an aussagekräftigen Daten mangelt, schlägt häufig die Stunde der Fallberichte. Diese sind leider selten gut dokumentierte Kasuistiken, sondern beschreiben gerne Wunderheilungen und Rettungen in letzter Minute. So wird das große Bedürfnis der Patientinnen in Not auf Hoffnung ausgenutzt. Leider sind nicht alle empfohlenen Therapien, die auf diese psychologisch nachvollziehbaren Phänomene zurückgehen, wirklich zielführend.

In Ermangelung suffizienter klinischer Daten (nicht jede klinische Studie beweist wirklich eine Wirksamkeit und bei geringen Fallzahlen bewegt sich die Evidenz knapp über denen von Kasuistiken) wurden alternative Behandlungskonzepte auf die potenzielle Plausibilität verifiziert. Sie sind in die folgenden Empfehlungen eingeflossen.

Die phytotherapeutische Behandlung von Myomen und ihrer wachstumsbedingten Beschwerden ist komplex. Einerseits sollte das Wachstum der Myome eingeschränkt, andererseits auf die Symptomatik Einfluss genommen werden.

Direkte Beeinflussung des Myomwachstums

Berberin ist ein Alkaloid, das erstmals aus der Berberitze isoliert wurde. Wie viele sekundäre Pflanzenstoffe kommt es aber nicht exklusiv in dieser Pflanze vor, auch die kanadische Gelbwurz und der Goldfadenwurzelstock der chinesischen Medizin enthalten nennenswerte Konzentrationen.

Hintergrundwissen

Berberitze

Die Berberitze wurde von der Kommission E negativ bewertet: Bei Dosierungen von über 500 mg Berberin kann es zu Nierenreizungen und Vergiftungserscheinungen kommen. Dennoch gibt es Fertigarzneimittel aus der allopathischen und anthroposophischen Medizin mit geringer Tagesdosis zur subkutanen Injektion.

Bei oraler Gabe ist die Bioverfügbarkeit sehr begrenzt [92]. Berberin beeinflusst nachweislich das Wachstum der Myome negativ [30].

Außer den aufgeführten Pflanzen enthält auch das **Schöllkraut** Berberin. Das Hauptalkaloid dieser Pflanze ist jedoch das Coptisin (nicht das Chelidonin), das zusätzlich zur antiproliferativen Wirkung des Inhaltsstoffs Berberin direkt spasmolytisch auf die glatte Muskulatur wirkt.

Seit einem Stufenplanverfahren des BfArm im Jahr 2008 wurde die Zulassung für alle Präparate mit mehr als 2,5 mg Gesamtalkaloiden widerrufen, berechnet auf die Menge von Chelidonin. Hintergrund sind lebertoxische Ereignisse, die bis 2002 nicht bekannt waren.

Das **Mistelkraut** wird begleitend bei verschiedenen onkologischen Erkrankungen eingesetzt. Neben den immunstimulierenden Wirkungen, im Sinne einer endogenen Zytokintherapie, sind experimentell auch Wirkungen auf solide Tumoren wie Uterussarkome nachgewiesen [54]. Daraus wird auch eine Wirksamkeit auf die Progredienz der Uterusmyome abgeleitet. Die klinische Überprüfung dieses Ansatzes steht jedoch aus. Kombinationspräparate von Berberitze und Mistel sind im Handel erhältlich.

Ein weiterer Ansatz der Behandlung, ebenfalls der onkologischen supportiven Therapie entlehnt, ist die Verwendung von rutinreichen Pflanzen, wie dem Buchweizenkraut. Rutin ist ein Isoflavonoid und wurde ausführlich im Bereich der Stoffgruppen (S. 62) vorgestellt.

Behandlung des potenziellen Östrogenüberhangs

Die Gelbkörperfunktion kann mit Mönchspfefferfrüchten gestärkt werden, sofern eine eher stressbedingte Insuffizienz (Hyperprolaktinämie) angenommen wird.

Darüber hinaus sollte auf eine Ernährung geachtet werden, die die Aufnahme von Isoflavonen (Soja) reduziert [18].

Zur Unterstützung der Gelbkörperfunktion können Bockshornkleesamen, Yamswurzelpräparate, aber auch Walnussbaumblätter in Betracht gezogen werden.

Frauenmantelkraut, Erdrauchkraut und Schachtelhalmkraut, aber auch Kamillenblüten sind beliebte Begleitpflanzen bei Rezepturen zur Behandlung von Myomen. Während dem Frauenmantel eine sanfte hormonausgleichende Wirkung zugeschrieben wird, fördert der Erdrauch wie bereits beschrieben durch die starke cholagoge Komponente die Ausscheidung, von unter Umständen schädigenden Stoffen, wie auch von Schwermetallen, aus dem Körper. Innerhalb der orthomolaren Medizin wird das Kraut zur Ausleitungstherapie eingesetzt.

Auch die Mariendistelfrüchte werden gelegentlich von Autoren erwähnt, um strukturellen Veränderungen wie Myomen entgegenzuwirken [83].

Stehen verstärkte Blutungsstörungen und Dysmenorrhö als Symptome im Vordergrund, können die bereits besprochenen Pflanzen bei dysfunktionalen Blutungen ebenfalls eingesetzt werden.

Arzneipflanzen zur Behandlung von Myomen

▸ **Tab. 8.5** gibt einen Überblick über die Arzneipflanzen, die zur Behandlung von Myomen eingesetzt werden können. Angeführt sind auch Begleitsymptome, Kontraindikationen und Nebenwirkungen.

▸ **Tab. 8.5** Arzneipflanzen zur Behandlung von Myomen.

Pflanze(nteil)	Begleitsymptome	Kontraindikationen	Nebenwirkungen
Berberitzenwurzelrinde (*Berberis vulgaris radicis cortex*)	alleinige Indikation, alkaloidhaltig, strenge Indikationsstellung	Schwangerschaft, Stillzeit, Kinder unter 12 Jahre	ab 0,5 g Berberin toxisch für Niere, Vergiftung mit Todesfolge möglich
Bockshornkleesamen (*Trigonellae foeni semen*)	Neigung zu funktionellen Ovarialzysten	keine bekannt	keine bekannt
Buchweizenkraut (*Fagopyri herba*)	Neigung zu Zwischenblutungen	keine bekannt	Fotosensibilisierung möglich
Erdrauchkraut (*Fumariae herba*)	Verdauungsprobleme	**Vorsicht** bei Schwangerschaft und Gallensteinen	keine bekannt
Frauenmantelkraut (*Alchemillae herba*)	„Hormonregulans", gastrointestinale Beschwerden	keine bekannt	gelegentlich Obstipation
Kamillenblüten (*Matricariae flos*)	Schmerzstillung	keine bekannt, Kreuzallergie zu Korbblütlern möglich	keine bekannt
Mistelkraut (*Visci albi herba*)	alkaloidhaltig, strenge Indikationsstellung	chronische Infektionen (z. B. Tuberkulose), Eiweißüberempfindlichkeit	Schüttelfrost, Fieber, Kopfschmerzen, orthostatische Dysregulation
Mönchspfefferfrüchte (*Agni casti fructus*)	Gelbkörperinsuffizienz, Hyperprolaktinämie	Schwangerschaft, Stillzeit	Durst, Exantheme
Schachtelhalmkraut (*Equiseti herba*)	unregelmäßige Blutungen, Konzentrationsschwierigkeiten, Ödeme	kardiale Ödeme, eingeschränkte Nierenfunktion	keine bekannt
Schöllkraut (*Chelidonii herba*)	strenge Indikationsstellung	bekannte Vorerkrankungen der Leber, Schwangerschaft, Cholelithiasis	Anstieg der Leberenzyme einschließlich Bilirubin, Ikterus
Walnussbaumblätter (*Juglandis folium*)	perimenopausale Beschwerden	keine bekannt	keine bekannt

Fallbeispiele und Rezepturen zur Behandlung von Myomen

Fallbeispiel

- 43-jährige Patientin, gelegentlich Schmierblutungen, ansonsten regelmäßiger Zyklus alle 27–34 Tage, nicht anämisch
- Hypermenorrhö, Dysmenorrhö
- keine Begleiterkrankungen, keine Allergien bekannt
- ca. 4 cm großes intramurales Myom
- seit letzter Kontrolle vor 3 Monaten Größe verdoppelt
- aufgrund der steigenden Beschwerden und des nicht unerheblichen Wachstums des Myoms seit der letzten Kontrolle ist die Behandlung mit Berberis/comp. (nach Herstellerinformationen) sinnvoll; zusätzlich sollte die Patientin den **Tee** regelmäßig zu sich nehmen sowie die hochdosierte **Tinktur** mit Schafgarbe

Rezeptur zum Fallbeispiel

Tee zur Behandlung von Myomen

Rp.

- Fagopyri herb. conc. 40 g
- Matricariae flos conc. 40 g
- Equiseti herb. conc. 20 g

M. f. spec.

D. S.

4 EL Droge mit 1 Liter kochendem Wasser übergießen, 15 Min. abgedeckt ziehen lassen, abseihen.

Über den Tag verteilt trinken.

Rezeptur zum Fallbeispiel

Tinktur zur Behandlung von Myomen

Rp.

Herba Millefolii tinctura 1:5 100 ml

D. S.

Bei starker Blutung bis zu 5-mal 15 Tropfen Tinktur über den Tag verteilt einnehmen.

8.3.2 Endometriose

Das Verständnis der Pathogenese der Endometriose ist zurzeit noch unvollständig.

Einerseits spielt die **retrograde Menstruation** eine Rolle: Teile des Endometriums werden während der Mens über die Eileiter im Bauchraum verteilt und endometriales Gewebe lagert sich im Bauchraum an. Infolge einer Fehlregulation des Immunsystems, das diese Streuung absorbieren und ein Anwachsen in und an anderen Organen verhindern sollte, kommt es zur Ausbreitung im unteren Abdomen [36].

Die zweite Theorie geht von einer **Neubildung von endometrialem Gewebe** aus. Auch eine Störung während der embryonalen Entwicklung des Müller-Gangs wird vermutet. Die Autoren sprechen von der **Müllerianose** [11].

Noch weiterführend sind Theorien, die eine **gestörte Entwicklung des Hypoblasts** während der Embryogenese beschreiben, wodurch die weitere Verbreitung in andere Organe wie Lunge und Gehirn erklärt werden könnte [85].

Hintergrundwissen

Endometriose

Selbst ausgewiesene Experten für die Endometriose erleben immer wieder Überraschungen: Neben seltenen Phänomenen wie der zyklischen Hämoptyse, die als Endometriose identifiziert werden konnte, findet sich auch das Phänomen der endometrialen Zyste im Bereich der Tränengänge. Religiöse Überlieferungen, in denen von den blutigen Tränen der Jungfrau berichtet wird, könnten ein Hinweis darauf sein, dass es sich hier nicht um ein neuzeitliches Phänomen handelt.

Die Symptomatik der Endometriose reicht von symptomlosen Herden, die als Zufallsbefund generiert werden, bis hin zur Invalidisierung. Hauptsymptome sind:

- Dysmenorrhö,
- starke und/oder unregelmäßige Menstruation,
- ovarielle Schokoladenzysten,
- Dyspareunie,
- Infertilität.

Die Beschwerden sind häufig zyklisch verstärkt. Da sich mit Fortschreiten der Erkrankung aber auch Verwachsungen bilden, sind auch Beschwerdebilder mit permanenter Schmerzsymptomatik nicht selten.

In der Diagnostik zeigt sich häufig eine lange Leidensgeschichte der betroffenen Frauen, bis die Ursache dann gefunden wird. Nicht nur Gynäkologen, sondern auch alle anderen Fachrichtungen sollten sich intensiver mit diesem Krankheitsbild beschäftigen und differenzialdiagnostisch bei Frauen im reproduktiven Alter stets mit einbeziehen.

Die schulmedizinischen Behandlungsmöglichkeiten reichen von Schmerzkontrolle, hormoneller Behandlung mit Kontrazeptiva im Langzyklus, GnRH-Antagonisten bis hin zur chirurgischen Intervention.

Das Interesse an Behandlungsmöglichkeiten der Endometriose ist in den letzten Jahren gestiegen. Eine sichere und befriedigende Behandlung zur Anwendung auch bei Frauen mit Kinderwunsch ist jedoch in naher Zukunft nicht zu erwarten. Zufriedenstellend sind die Möglichkeiten der Behandlung der Endometriose nicht. Vor allem die *Sub- und Infertilität* ist für die betroffenen Frauen sehr belastend, da die Mehrzahl der Behandlungsmöglichkeiten einen direkten kontrazeptiven Effekt hat und auf die Unterdrückung der Östrogenproduktion abzielt.

Intensiv wurden in den letzten Jahren auch innerhalb der Phytopharmakologie Forschungen zur Anwendung bei der Endometriose vorangetrieben. Auch wenn ein Durchbruch bisher noch nicht erreicht wurde, ist diese Entwicklung zu begrüßen. Zum jetzigen Zeitpunkt stehen noch keine prospektiv randomisierten Studien zur Verfügung. Die meisten Wirkungen wurden im Tiermodell erforscht, zeigten hier allerdings vielversprechende Ansätze [15].

Die Gruppe der pflanzlichen Phenole spielt mit ihren antiinflammatorischen und immunmodulierenden Wirkungen eine große Rolle. Hinzu kommen Drogen mit antianalgetischen, hormonmodulierenden sowie adstringierenden und blutstillenden Eigenschaften. Ebenso sind proapoptopische und antiangiogenetische Wirkungen ein vielversprechender Ansatz, der auch in chemisch-synthetischen Wirkstoffen untersucht wird.

Ähnlich wie bei der Behandlung der Myome sollten pflanzliche Kombinationen ausgewählt werden, die neben einer Wirkung auf die organischen Veränderungen der Endometriose auch die Symptomatik im Blick behalten: Stärkung der Gelbkörperfunktion, anämische Veränderungen und Schmerzen.

Arzneipflanzen zur Behandlung von Endometriose

▸ **Tab. 8.6** gibt einen Überblick über die Arzneipflanzen, die zur Behandlung von Endometriose eingesetzt werden können. Angeführt sind Wirkstoffe, weitere Indikationen, Kontraindikationen und Nebenwirkungen.

▶ **Tab. 8.6** Arzneipflanzen mit Inhaltsstoffen, die auf Endometrioseherde einwirken können.

Pflanze(nteil)	Vermutlicher Wirkstoff* und Wirkung	Weitere Indikationen	Kontraindikationen	Nebenwirkungen
Frauenmantelkraut (*Alchemillae herba*)	nicht näher bestimmt (Flavonoide, Tannine: antiangiogenetisch, antiinflammatorisch)	Dysmenorrhö, Zyklusunregelmäßigkeiten	keine bekannt **Vorsicht** bei chronischer Obstipation	keine bekannt
Kamillenblüten (*Matricariae flos*)	Apigenin (Flavon): verhindert Implantation von Endometriosezellen, reduziert Entzündungsfaktoren, tritt in Interaktion mit Östrogenmetabolismus	Dysmenorrhö, Angst, Nervosität, Wochenbettdepression	keine bekannt, evtl. Kreuzallergie zu Korbblütlern	keine bekannt
Knoblauchzwiebel (*Allii sativi bulbus*)	nicht näher bestimmt, Caspasehemmung stimuliert Apoptose in Endometriosezellen, anti-angiogenetisch, reduziert Interleukine und dadurch Entzündungsreaktion	bakterielle Entzündungen, Gefäßprotektion, Virostatika, Antimykotika	keine bekannt **Vorsicht** bei gleichzeitiger Behandlung mit Antikoagulanzien	selten Magen-Darm-Beschwerden, allergische Reaktionen, Geruchsveränderungen
Kurkumawurzelstock (*Curcumae longae rhizoma*)	Curcumin (Polyphenol): senkt Östrogenlevel, reduziert Wachstum der Endometriosezellen	Verdauungsbeschwerden, azidotische Stoffwechsellage, Gelenkschmerzen, Dysmenorrhö	keine bekannt **Vorsicht** bei Cholelithiasis	keine bekannt
Schafgarbe (*Millefolii herba/flos*)	Apigenin (Flavon): verhindert Implantation von Endometriosezellen, reduziert Entzündungsfaktoren, tritt in Interaktion mit Östrogenmetabolismus	Dysmenorrhö, Myome, Hämorrhoiden	keine bekannt, evtl. Kreuzallergie gegen Korbblütler	allergische Reaktionen, Kontaktdermatitis
Seekieferrinde (*Pinus pinaster bark*)	wahrscheinlich Taxifolin (Flavon): stimuliert Apoptose caspaseunabhängig, antiinflammatorisch	Bronchitis, Steigerung der Immunabwehr	keine bekannt	keine bekannt

* Aufgrund des Vielstoffgemischs in Arzneipflanzen kann der die Wirkung hervorrufende Stoff oft noch nicht klar als alleiniger Wirkstoff definiert werden. Weitere Untersuchungen hierzu müssen vorgenommen werden.

Fallbeispiele und Rezepturen zur Behandlung von Endometriose

Fallbeispiel 1

- 27-jährige Frau, bekannte Endometriose
- vor 4 Jahren minimal-chirurgisch saniert
- Tuben waren durchlässig; seither Behandlung mit oralen Kontrazeptiva, möchte wg. Kinderwunsch nun die Pille absetzen
- sorgt sich um die Endometriose
- subjektiv bestehen keine Beschwerden, aber die Patientin möchte vorbeugen, um die Endometriose nach Möglichkeit weiter zu kontrollieren und ihre Chance auf eine Schwangerschaft erhöhen

Rezeptur zu Fallbeispiel 1

Tee zur Behandlung von Endometriose

Rp.

- **Alchemillae herb. conc. 100 g**
- **Rubi idaei fol. conc. 100 g**

M. f. spec.

D. S.

1 TL Droge mit 150 ml kochendem Wasser übergießen, 15 Min. abgedeckt ziehen lassen, abseihen.

2–3-mal täglich trinken.

Die Fertilität kehrt nach dem Absetzen von hormonellen Kontrazeptiva sehr schnell zurück, eine Entgiftung ist üblicherweise nicht notwendig. Da die Patientin Kinderwunsch hat, sollte darauf geachtet werden, keine pflanzlichen Präparate mit Interaktion der Östrogenmetabolismus oder starker immunmodulierender Wirkung einzusetzen. Vorbeugend können auch Knoblauchpräparate (Fertigarzneimittel) verordnet werden.

Fallbeispiel 2

- 38-jährige Patientin, kein Kinderwunsch
- Endometriose Grad 3, minimal-invasive Revision vor 3 Jahren
- seit 4 Monaten vermehrte Dysmenorrhö, Hypermenorrhö
- Kopfschmerzen und Stimmungsschwankungen vor Menstruation
- Patientin möchte keine Hormone und auch keine erneute chirurgische Intervention
- keine Allergien oder Cholelithiasis bekannt

Rezeptur zu Fallbeispiel 2

Tinktur zur Behandlung von Endometriose

Rp.

Tinktur 1:10

- **Matricariae flos**
- **Millefolii flos**
- **Curcumae longae rhiz.**
- **Potentillae anserinae herb.**

ãã 100 ml

D. S.

3-mal täglich 10 Tropfen Tinktur in einem Glas Wasser oder pur einnehmen.

Die Studienlage zu **Seekieferextrakten** zur Behandlung der Endometriose ist noch nicht eindeutig und die Extrakte stehen zurzeit noch nicht als Arzneimittel zur Verfügung. Da die Patientin schulmedizinische Behandlungen weitestgehend ablehnt, ist ein Behandlungsversuch mit einem hochwertigen Nahrungsergänzungsmittel mit definierten Inhaltsstoffen gerechtfertigt. Die Dosis sollte pro Tag bei 100 mg standarisiert auf Pycnogenol liegen. Zusätzlich ist eine Tinktur anzuraten (s. Rezeptur), hier sollte eine lange regelmäßige Einnahme gewährleistet sein.

8.3.3 Zyklustempostörungen

Zyklusstörungen in der Adoleszenz

Die Ausreifung der hypothalamisch-hypophysären Achse ist nach der Menarche nicht abgeschlossen. Die Stabilisierung des Menstruationszyklus (▸ **Abb. 8.4**) bedarf nicht selten mehrerer Jahre, was für junge Mädchen und Erwachsene oft eine Belastung einerseits wegen der fehlenden Vorhersagbarkeit der Menstruationsblutung, andererseits wegen starker Blutungen in anovulatorischen Zyklen bedeutet [22].

In der Praxis wird hier zu hormonhaltigen Präparaten gegriffen, die gleichzeitig den Vorteil einer effektiven kontrazeptiven Wirkung haben und eventuell das Hautbild verbessern.

In der traditionellen Frauenheilkunde ist die Verwendung von

- Brombeerblättern (*Rubi fruticosi folium*),
- Eisenkraut (*Verbenae herba*),
- Heidelbeerfrüchten (*Myrtilli fructus*),
- Himbeerblättern (*Rubi idaei folium*) und
- Kornblumenblüten (*Cyani flos*)

zur Behandlung von Rhythmusstörungen der Menstruation bei jungen Frauen beschrieben.

Ein Einsatz dieser Pflanzen, die zu gleichen Teilen in einen wohlschmeckenden Tee gemischt werden können, ist eine Therapieoption, sofern diese im Interesse der Patientin ist. Kommt es zu starken Blutungen aufgrund von anovulatorischen Zyklen, sollten zusätzlich Arzneipflanzen mit menstruationsmindernden Eigenschaften angewendet werden.

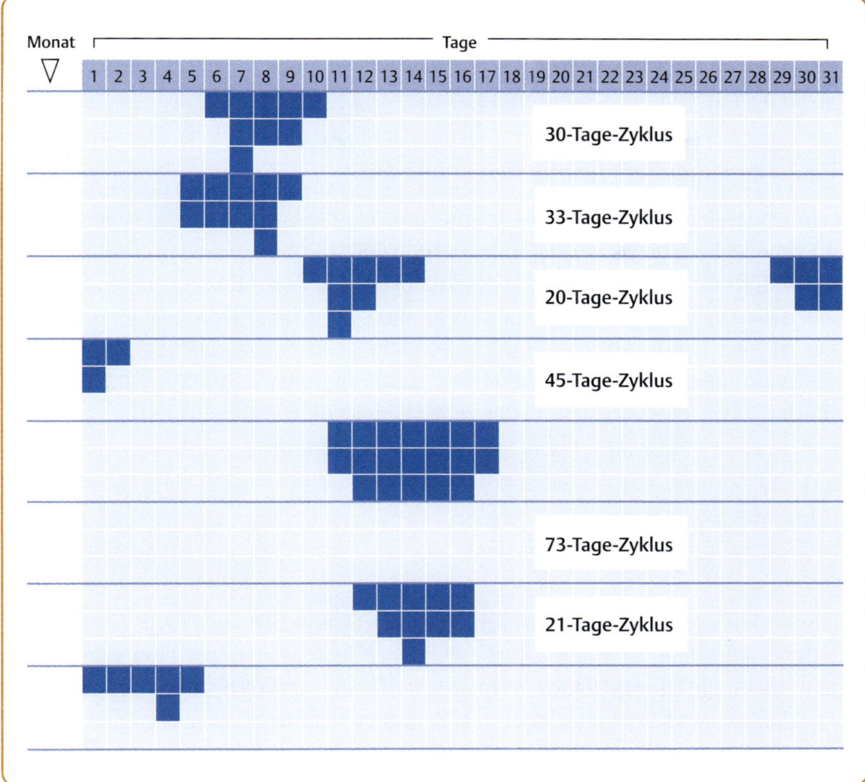

▶ **Abb. 8.4** Blutungsmuster in der Pubertät (schematische Darstellung).

▶ **Tab. 8.7** Arzneipflanzen zur Zyklusstabilisierung bei jungen Mädchen und Frauen.

Pflanze(nteil)	Begleitsymptome	Kontraindikationen	Nebenwirkungen
Brombeerblätter (*Rubi fruticosi folium*)	Neigung zu Diarrhö, Weißfluss	keine bekannt	keine bekannt
Eisenkraut (*Verbenae herba*)	unausgeglichene Stimmungslage	Schwangerschaft, Stillperiode, Kinder unter 12 Jahre, manifeste Anämie, Vorsicht bei Hypothyreose	Übelkeit, Erbrechen
Himbeerblätter (*Rubi idaei folium*)	Neigung zu Diarrhö	keine bekannt	keine bekannt
Heidelbeerfrüchte (*Myrtilli fructus*)	Dysmenorrhö	keine bekannt	keine bekannt
Kornblumenblüten (*Cyani flos*)	Weißfluss	keine bekannt	kreuzallergische Reaktionen mit Kreuzblütlern

Arzneipflanzen zur Behandlung von Zyklusstörungen in der Adoleszenz

▸ Tab. 8.7 gibt einen Überblick über die Arzneipflanzen, die zur Behandlung von Zyklusstörungen in der Adoleszenz eingesetzt werden können. Angeführt sind neben den Pflanzen Begleitsymptome, Kontraindikationen und Nebenwirkungen.

Zyklusstörungen bei Anovulation und PCO

Mit zunehmendem Alter nimmt die Ansprechbarkeit der Ovarien auf die hypophysären Hormone wie das follikelstimulierende Hormon (FSH) ab. Infolgedessen steigt zunächst die Ausschüttung dieses Hormons kompensatorisch an. Es kommt zunehmend zu anovulatorischen Zyklen und einer Desynchronisation der ovulatorischen Reifeprozesse.

Dies ist kein kontinuierlicher Prozess, sondern er ist Schwankungen unterworfen, die eng mit äußeren Faktoren, wie Stress, Ernährung oder Erkrankungen, bei denen der Körper die Eizellreifung mehr oder weniger einstellt, korrelieren [111].

Info
Die natürliche Unterbrechung der Reproduktionsfähigkeit in Stressphasen ist auch unter dem Begriff „Kriegsamenorrhö“ bekannt.

Um dieses komplexe Geschehen zu verstehen, muss man sich auch vergegenwärtigen, dass die Eizellreifung zu einem Graaf-Follikel bereits 6 Monate vor dem eigentlichen Ereignis durch die Stimulation von Primordialfollikeln zu Primärfollikeln begonnen hat. Es ist daher lohnend, Ereignisse in diesem Zeitraum anamnestisch zu erfragen.

! Beachte
Vor einer Behandlungsempfehlung ist eine genaue Anamnese der Blutungsstörung notwendig.

Anovulatorische Zyklen zeichnen sich durch ein nicht vorhersagbares Blutungsmuster mit Zwischenblutungen, Zyklusverkürzungen, aber auch längere Phasen ohne Blutungen aus. Hintergrund ist die fehlende Transformation des Endometriums durch den Progesteroneinfluss des Gelbkörpers. Solange die endogene Östrogenproduktion das Endometrium stabilisiert, sind keine Blutungen zu beobachten. Reicht die Produktion nicht mehr aus, kommt es zu Durchbruchsblutungen.

Wird bei der gestörten Eizellreifung ein hoher Prolaktinspiegel vermutet, stellen Mönchspfefferfrüchte eine gute Wahl dar. Diese können aber auch zumindest teilweise durch Salbeiblätter ersetzt werden. Schafgarbe kann durch die Beeinflussung der Östrogensynthetase positiv auf die östrogenerge Hormonlage einwirken, ebenso wie der Kurkumawurzelstock.

Die Verwendung von Eisenkraut und Frauenmantel wird in älteren naturheilkundlichen Publikationen beschrieben. Die bei diesen Pflanzen bestimmten Wirkstoffe begründen nur bedingt eine rationale Anwendung, da sie noch nicht ausreichend untersucht wurden [100].

Auf die gestagenerge Wirkung von Diosgenin wurde bereits verwiesen. Sicher ist die Wirkung zu schwach, um eine Transformation des Endometriums herbeizuführen, allerdings werden Pflanzen wie Bockshornkleesamen gern als unterstützende Therapie eingesetzt.

Stehen perimenopausale Befindlichkeitsstörungen mit Symptomen niedriger Östrogenversorgung wie Scheidentrockenheit und fliegender Hitze im Vordergrund, so kann eine isoflavonreiche Pflanze in die Rezeptur einbezogen werden. Dieser Themenbereich wird genauer im Kap. „Klimakterium" (S. 131) besprochen.

Eine besondere Herausforderung an die Therapie stellt der Symptomkomplex der PCO dar. Entsprechend der Rotterdam-Kriterien von 2003 kann diese Diagnose gestellt werden, wenn mindestens 2 der 3 Hauptkriterien erfüllt und andere Ursachen ausgeschlossen sind [33].

Beachte

Rotterdam-Kriterien zur Diagnose des polyzystischen Ovar-Syndroms (PCO):

- **klinische und/oder biochemische Zeichen der Hyperandrogenämie**
- **oligo-/anovulatorische Zyklen**
- **polyzystische Ovarien**

Hyperinsulinämie, Insulinresistenz und Adipositas zählen nicht zu den Hauptkriterien [93], auch wenn die Behandlung der Insulinresistenz die Symptomatik der PCO ebenso positiv beeinflusst wie eine Gewichtsreduktion.

Der Pathomechanismus des Erkrankungsbildes der polyzystischen Ovarien ist noch nicht im Detail geklärt – genetische, epigenetische und auch Umwelteinflüsse wie bisphenolhaltige Weichmacher werden diskutiert [110].

Die Stoffgruppe der tetrazyklischen Triterpene (z. B. β-Sitosterol) können die Hyperandrogenämie und den hiermit einhergehenden Hirsutismus positiv beeinflussen. Besonders reichhaltige Pflanzen sind der Weißdorn, aber auch Sägepalmenfrüchte und Nachtkerzensamenöl.

Hintergrundwissen

Sägepalmenfrüchte

Für Sägepalmenfrüchte (*Serenoae repentis fructus*) ist der antiandrogene Effekt nur bezüglich der benignen Prostatahyperplasie beschrieben. Beim Einsatz von Fertigarzneimitteln bedarf es intensiver Erläuterungen, um die Patientinnen zu überzeugen, dass die Verschreibung sinnvoll ist.

Leider ist dieser antiandrogene Effekt derzeit nur hinsichtlich der benignen Prostatahyperplasie und der androgenen Alopezie beschrieben, gleichwohl der Mechanismus der 5α-Reduktase-Hemmung mit chemisch-synthetischen Arzneimitteln erfolgreich bei Hirsutismus getestet wurde [19].

Neben den diätischen Maßnahmen und der schulmedizinischen Gabe von Metformin kann die Stoffwechsellage mit **Zimtrinde** positiv beeinflusst, außerdem können die Symptome einer Insulinresistenz eventuell verbessert werden. Die Empfehlungen aufgrund klinischer Studien gehen hierbei von einer höheren Wirksamkeit von Zimtrinde im Vergleich zu Bittermelone, aber auch zu Grünteeextrakten aus [41].

Arzneipflanzen zur Behandlung von Zyklusstörungen aufgrund von Anovulation und PCO

▸ **Tab. 8.8** gibt einen Überblick über die Arzneipflanzen, die zur Behandlung von Zyklusstörungen aufgrund von Anovulation und PCO eingesetzt werden können. Angeführt sind neben den Pflanzen Begleitsymptome, Kontraindikationen und Nebenwirkungen.

▸ **Tab. 8.8** Arzneipflanzen zur Behandlung von Zyklusstörungen aufgrund von Anovulation und PCO.

Pflanze(nteil)	Begleitsymptome	Kontra-indikationen	Nebenwirkungen
Bockshornkleesamen (*Trigonellae foeni semen*)	hoher Östrogenspiegel	keine bekannt	keine bekannt
Frauenmantelkraut (*Alchemillae herba*)	Dysmenorrhö	keine bekannt **Vorsicht** bei chronischer Obstipation	keine bekannt
Kurkumawurzelstock (Curcumae longae rhizoma)	senkt Östrogenlevel, Gelenkschmerzen	keine bekannt **Vorsicht** bei Cholelithiasis	keine bekannt
Mönchspfefferfrüchte (*Agni casti fructus*)	Hyperprolaktämie, Mastodynie	Schwangerschaft, Stillperiode	Durst, Exantheme
Nachtkerzensamenöl (*Oleum oenotherae*)	Mastalgie, trockene Haut	Kinder (keine Daten)	gelegentlich Übelkeit und Verdauungsbeschwerden, Kopfschmerzen
Sägepalmenfrüchte (*Serenoae repentis fructus*)	Haarausfall	keine bekannt	gelegentlich Magenbeschwerden
Salbeiblätter (*Salviae folium*)	Akne, Haarausfall, Schweißausbrüche	Schwangerschaft, Stillperiode	**Vorsicht** bei alkoholischen Auszügen, kann Krämpfe induzieren (Thujon)
Schafgarbe (*Millefolii herba*)	Östrogenüberhang, häufige Blutungen	keine bekannt, Kreuzallergie zu Korbblütlern	Kontaktdermatitis, allergische Reaktionen
Weißdorn (*Crataegus laevigata*)	funktionelle und nervöse Herzbeschwerden	keine bekannt	gelegentlich Übelkeit und Schwindel
Zimtrinde (*Cinnamomi cortex*)	Dysmenorrhö	Atopiker, Schwangerschaft, Allergien auf Zimtöl	allergische Reaktionen (Typ IV), Vorsicht bei ungeprüften Zimtölen, evtl. hoher Cumaringehalt

Fallbeispiele und Rezepturen zur Behandlung von Zyklusstörungen aufgrund von Anovulation und PCO

Fallbeispiel

- 18-jährige Frau, sehr groß (1,82 m), schlank (BMI 19)
- starke Köperbehaarung
- Menstruation sei noch nie regelmäßig gewesen
- Menstruation 3–5-mal jährlich
- Körperbehaarung, auch im Bereich der Brust
- sonographisch polyzystische Ovarien
- anamnestisch Schilddrüsenüberfunktion
- Hormone möchte sie nicht nehmen
- kein Kinderwunsch
- Patientin leidet unter der Körperbehaarung

Rezeptur zum Fallbeispiel

Tinktur zur Behandlung von Zyklusstörungen aufgrund von Anovulation und PCO

Rp.

Tinktur 100 ml, nicht alkoholischer Auszug

- **Salviae fol.**
- **Serenoae repentis fruct.**
- **Crataegi fol. cum flore**
- **Lycopi herb.**

ãã 1:10

D. S.

3-mal täglich 10 Tropfen Tinktur einnehmen.

9 Infektionen

9.1

Zystitis

Aufgrund der anatomischen Verhältnisse (kurze Harnröhre, Nähe zum After) sind Zystitiden bei Frauen sehr viel häufiger als bei Männern. Manche Publikationen gehen von einer 50- bis 60-fach höheren Prävalenz bei sexuell aktiven Frauen aus. Allerdings ist die höhere Prävalenz nicht nur an die sexuelle Aktivität gebunden, auch wenn die sog. **Honeymoonzystitis** nicht nur manche Filterwochen schwieriger gestaltet als erhofft.

Die Unterschiede zwischen den Geschlechtern und Altersgruppen illustriert ▶ Tab. 9.1.

Als prädisponierende Faktoren werden auch genetische und epigenetische Faktoren, Grunderkrankungen wie Diabetes oder organische Anomalien (obstruktive Veränderung, Vesikelbildungen) benannt. Die Verwendung von Spermiziden oder der Einsatz von Antibiosen tragen ebenso zu einer Harnwegsinfektion (HWI) wie hormonelle Imbalance oder die Verringerung des Östrogenspiegels im Klimakterium bei [48]. Hierdurch kommt es zu einer Veränderung des pH-Werts und der Vaginalflora sowie zu atrophischen Veränderungen des Schleimhautepithels [21].

Hintergrundwissen

Zystitiden

Die unkomplizierte akute Zystitis (Hauptsymptom: schmerzhafte und häufige Miktion) ist von der komplizierten Zystitis zu unterscheiden.

Die komplizierte Zystitis zeichnet sich durch eine starke Einschränkung des Allgemeinbefindens mit Fieber aus. Kommt es im Verlauf zu Flankenschmerzen, ist eine aufsteigende Infektion mit Beteiligung der Nieren anzunehmen. Treten innerhalb von sechs Monaten mehrere Zystitiden oder innerhalb eines Jahres mehr als drei Entzündungen auf, liegt eine rezidivierende Zystitis vor.

▶ **Tab. 9.1** Übersicht Prävalenz der Zystitis nach Alter und Geschlecht (Tab. basiert auf Daten aus [122]).

Altersstufe	Prävalenz in Prozent	Verhältnis männlich: weiblich
neonatal	1	1,5:1
Vorschule	2–3	1:10
Schule	1–2	1:30
Erwachsene	2,5	1:50
ältere Menschen (>60 Jahre)	20–30	1:10 bis 1:2

Bakterielle Zystitiden werden hauptsächlich von gramnegativen Keimen hervorgerufen. Mit über 80 % nimmt der Escherichia coli (E. coli) hierbei eine zentrale Rolle ein. E. coli ist natürlicherweise im Darm angesiedelt. Durch Schmierinfektionen gelangen diese Keime in die Scheide und die Harnröhre, wo sie zu Infektionen führen. Proteus- und Klebsiella-Arten sind im Bereich der nosokomialen Infektionen prominent und stehen mit Katheterisierungen im Zusammenhang [101].

Info

Im gramschen Färbeverfahren färben sich Bakterien mit dünner Zellwand rot (gramnegativ) und Bakterien mit dicker Zellwand blau (grampositiv).

Die schulmedizinische Therapie setzt auf den Einsatz von Antibiotika. Für rezidivierende Infekte werden allgemeine Verhaltensregeln als sinnvolle Empfehlungen gegeben. Leider sind diese bei vielen Frauen nicht ausreichend. Trotzdem auftretende HWI empfinden einige Patientinnen dann als eigenes Versagen, was starke Konflikte in der offenen Kommunikation zwischen Arzt und Patientin hervorrufen kann.

Beachte

Präventive Maßnahmen bei rezidivierender HWI

- **ausreichende Flüssigkeitszufuhr**
- **Miktion innerhalb einer Stunde nach Koitus**
- **keine Anwendung von Spermiziden**
- **korrekte Analtoilette**

Die pflanzliche Therapie hat verschiedene Ansätze zur Behandlung. Hier ist darauf hinzuweisen, dass bei normaler Nierenfunktion die Gabe als Tee von Vorteil ist, da so auch die Trinkmenge im Sinne einer aquaretischen Therapie gesteigert wird.

Die klassische pflanzliche Behandlung von HWIs ruht auf den 4 Säulen:

- aquaretisch,
- desinfizierend, antibakteriell,
- spasmolytisch und
- antiphlogistisch.

In der Frauenheilkunde kommen hormonstabiliserende Pflanzen und der Einsatz von Vaginalsuppositorien zur Pflege und Stabilisierung der lokalen Schleimhaut hinzu, vor allem, wenn die HWIs sich aufgrund der rückläufigen Östrogenbildung mit zunehmendem Alter der Frau häufen. Nicht medikamentöse Empfehlungen, wie warme Bettsocken, warme Fußbäder und lokale Wärme mit Umschlägen oder einer Wärmflasche ergänzen die Therapie. Auch diätetische Maßnahmen, wie der Verzicht oder die Einschränkung von Nahrungs- und Genussmitteln, die eine Reizung des Urothels und der Genitalschleimhaut hervorrufen können (Kaffee, Alkohol, Zitrusfrüchte), sind in die therapeutischen Empfehlungen miteinzubeziehen.

Vorsicht

Eine fiebrige HWI mit Zeichen einer Beteiligung des Nierenbeckens und/oder der Nieren ist eine Indikation für eine antibiotische Behandlung. Besonders in der Schwangerschaft sollte eine Antibiotikagabe zügig erfolgen, um Komplikationen zu vermeiden. Pflanzliche Arzneimittel können adjuvant eingesetzt werden.

Abermals sei darauf hingewiesen, dass es sich bei Arzneipflanzen um Wirkstoffgemische handelt – die Einteilung in die vier Säulen (▶ **Tab. 9.2**) ist daher holistisch zu betrachten.

Die Anzahl der zugelassenen Pflanzen für die Therapie von Blasen- und Nierenbeschwerden ist – im Gegensatz zu den gynäkologischen Indikationen – sehr vielfältig. Es gibt zur Zeit in Deutschland allein acht Standardzulassungen für Arzneiteemischungen zur Behandlung von HWI, in denen verschiedene Bestandteile nach einem bestimmten Mischungsverhältnis miteinander kombiniert werden können. Das ist eine vermeintlich komfortable Situation.

In diesen standardisierten Rezepturen werden drei bis vier Arzneipflanzen mit aquaretischer und desinfizierender Hauptwirkung, die einen Mindestanteil von 70 % der Gesamtrezeptur ergeben sollen, in Kombination mit antiphlogistisch und geschmackskorrigierenden Arzneipflanzen gegeben.

▶ **Tab. 9.2** Wirkungsweisen von Pflanzen zur Behandlung von HWI.

Wirkungsweise	Wirkstoff(gruppe)		Beispiel
antibakteriell/ desinfizierend	Senfölglykoside		Meerrettichwurzel (*Armoraciae rusticanae radix*)
	Alliine		Knoblauchzwiebel (*Allii sativi bulbus*)
	Arbutin		Bärentraube (*Uvae ursi folium*)
	Procyane		Preiselbeerfrüchte (*Vaccinii macrocarpi fructus*)
	Flavonoide		echte Goldrute (*Solidago virgaurea*)
aquaretisch	Mineralstoffe	Kalium	große Brennnessel (*Urtica dioica*)
		Kieselsäure	Schachtelhalm (*Equiseti herba*)
	ätherisches Öl		Wacholderbeeren (*Juniperi fructus*)*
spasmolytisch	Alkaloide (Papaverin)		Schlafmohn (Anwendung obsolet)
	ätherisches Öl		Liebstöckel (*Levisticum officinale*)
antiphlogistisch	ätherisches Öl		Kamillenblüten (*Matricariae flos*)
	Salicin		Weidenrinde (*Salicis cortex*)
	Iridoidglykoside		Eisenkraut (*Verbenae herba*)

* Das ätherische Öl der Wachholderbeeren reizt das Nierenparenchym und wirkt hyperämisierend, dadurch wird die Diurese gesteigert. Nicht bei entzündlichen Veränderungen anwenden.

Rezeptur

Standardrezeptur des DAB zur Mischung eines Tees bei HWI

A. Wirksame Bestandteile in Masseprozent

- Bärentraubenblätter 35–50
- Birkenblätter 10–20
- samenfreie Gartenbohnenhülsen 10–20
- Schachtelhalmkraut 10–30

B. Sonstige Bestandteile

Brennnesselblätter, Bitterer Fenchel, Hagebuttenschalen, Pfefferminzblätter, Ringelblumenblüten, rotes Sandelholz, Süßholzwurzel

Die wirksamen Bestandteile aus Gruppe A müssen mindestens 70 Masseprozent der jeweiligen Teemischung ergeben. Weitere Bestandteile müssen – sofern sie verwendet werden – aus Gruppe B ausgewählt werden. Sie dürfen pro Bestandteil nicht mehr als 5 Masseprozent der jeweiligen Teemischung betragen.

Diese Rezepturen sind für eine allgemeine Grundversorgung sicher ausreichend, für eine individuelle Behandlung von Frauen in verschiedenen Lebensaltern sollte aber eine Individualrezeptur erstellt werden.

9.1.1 Bei jungen Mädchen in der Pubertät

Die hormonelle Umstellung kann auf die genitalen Schleimhäute proinflammatorisch wirken. Einer der Menchanismen liegt in verstärktem vaginalem Fluor begründet, der durch die Feuchtigkeit Infektionen befördert. HWIs sind daher in rezidivierender Form häufig zu beobachten.

In einer akuten Phase hat sich die folgende Teemischung bewährt. Birnenblätter sind weniger gerbstoffhaltig als die Bärentraube, daher ist dieser Tee neben den Wirkstoffen auch wohlschmeckend, vor allem da er ungesüßt getrunken werden sollte.

Rezeptur

Tee zur Behandlung rezidivierender HWI junger Mädchen

Rp.

100 g

- Pyri communis fol.
- Matricariae flos
- Rubi idaei fol.
- Orthosiphonis fol.

ãã

D. S.

4 EL Droge mit 1 Liter kochendem Wasser überbrühen, 10 Min. abgedeckt ziehen lassen, abseihen.

Über den Tag verteilt trinken.

In Intervallen ohne akute Beschwerden ist die Gabe von Preiselbeermuttersaft (auch Cranberry [amerik. Krähenbeere], die Früchte unterscheiden sich in ihren Inhaltsstoffen und ihrer Wirkung kaum) eine gute Prophylaxe. Gerade bei jüngeren Mädchen sollte nicht auf Kapseln zurückgegriffen werden – sonst wird zu früh die Einnahme von Pillen eingeübt.

Im Sinne einer **kausalen Behandlung** ist auch auf die Ursachen zu achten. Steht beispielsweise die vermehrte Bildung von **Fluor albus** (nicht nur bei jungen Mädchen) im Verdacht, im Zusammenhang mit der erhöhten Frequenz von Harnwegsinfekten zu stehen und liegt kein Hinweis auf eine bakterielle oder mykotische Infektion vor, so können folgende Pflanzen eingesetzt werden:

- Frauenmantelkraut (*Alchemillae herba*),
- Kornblumenblüten (*Cyani flos*),
- Odermennigkraut (*Agrimonae herba*),
- weiße Taubnesselblüten (*Lamii albi flos*).

9.1.2 Bei sexuell aktiven Frauen

Die Korrelation von HWI zu sexuellen Aktivitäten wurde bereits hinreichend erörtert. Im Falle eines beginnenden HWI – die betroffenen Frauen erkennen die Symptome recht schnell – ist auf eine sofortige Erhöhung der Trinkmenge zu achten, sofern dem keine kardialen oder Nierenerkrankungen entgegenstehen. Als Einzelpflanze steht das **echte Goldrutenkraut** zur Verfügung, das aquaretische und antiinflammatorische Eigenschaften in sich vereint. Folgende Arzneiteemischung hat sich ebenfalls bewährt.

Rezeptur

Tee zur Behandlung rezidivierender HWIs sexuell aktiver Frauen

Rp.

100 g

- **Uvae ursi fol.**
- **Betulae fol.**
- **Urticae dioicae fol.**
- **Equiseti herb.**

ãã

D. S.

4 EL Droge mit 1 Liter kochendem Wasser überbrühen, 10 Min. abgedeckt ziehen lassen, abseihen.

Über den Tag verteilt trinken.

Meerrettichwurzel, frisch gerieben oder als Medikation in Kombination mit Kapuzinerkressenkraut (als Fertigpräparat verfügbar), ist als Harnwegsdesinfizienz zu empfehlen, ebenso wie **Preiselbeerpräparate**. Das wohlschmeckende Zistrosenkraut bekommt nicht erst seit Covid-19 entsprechende Aufmerksamkeit. Aufgrund seines hohen Gehalts an hochpolymeren Polyphenolen (ca. 26 %) hat es ein großes präventives Potenzial gegen virale und bakterielle Infektionen.

Bei der Honeymoonzystitis (S. 114) kommt es neben Infektionen mit E. coli häufig zu Mischinfektionen (u. a. mit Staphylococcus aureus), die durch oralen Verkehr begünstigt werden. Um ihr vorzubeugen, könnte einem frisch verliebten Paar ein Tee aus folgenden Zutaten geschenkt werden.

Rezeptur

Tee zur Vorbeugung von Honeymoonzystitis

- **Preiselbeerblätter 40 g**
- **weißes Sandelholz 20 g**
- **Zistrosenkraut 30 g**
- **Hagebutte 10 g**

9.1.3 Bei klimakterischen Frauen

Bei älteren Frauen kommt es zur Veränderung der Vaginalschleimhaut und so neben den Pathomechanismen der Keimverschleppung zu einer erhöhten Vulnerabilität der Genitalschleimhaut. Geringere Östrogenspiegel führen zu atrophischen Veränderungen der Schleimhaut. In der Schulmedizin wird dies unter dem Begriff des **urogenitalen Menopausensyndroms** zusammengefasst – kurzzeitige lokale Östrogenbehandlungen mit Ovula oder Vaginalcreme werden empfohlen.

Info

Da der Rückgang des Östrogenspiegels ein physiologischer Vorgang ist, sollte nicht von Östrogenmangel gesprochen werden.

Östrogene stärken den Aufbau von Kollagenfasern und damit die Kapazität der Wasserbindung der Gewebezellen. Auf diesem Effekt basiert auch die Wirkung von Hyaluronsäure [118].

Aloe vera wird in der kosmetischen Industrie breit angewendet. Während die orale Gabe von hochdosierten Aloe-Vera-Produkten derzeit bezüglich der Sicherheit (Gefahr von Leberzellschädigungen) noch nicht zweifelsfrei befürwortet werden kann [81], ist die lokale Anwendung hinreichend getestet. Für die vaginale Anwendung wurden neben der Verbesserung von Symptomen wie Trockenheit und Juckreiz auch positive Wirkungen auf die Scheidenflora nachgewiesen [102].

Bei klimakterischen Frauen ist neben den bei jüngeren Frauen benannten Therapiemöglichkeiten eine Prophylaxe mit Ovula, die Aloe vera enthalten, günstig.

9.1.4 Sonderform: Reizblase

Die Reizblase stellt sich nur bedingt durch entzündliche Veränderungen dar, die Symptomatik wird häufig als **überaktive Blase** zusammengefasst. Im Vordergrund stehen häufiger Harndrang bei mäßig gefüllter Blase. Im Allgemeinen handelt es sich um eine Ausschlussdiagnose, bei der organische Veränderungen und entzündliche Prozesse weitestgehend untersucht wurden.

Therapieempfehlungen sind neben Blasentraining, der Einnahme von Anticholinergika auch Östrogengaben und balneologische Interventionen wie warme Sitzbäder.

Eine der wichtigsten Pflanzen zum Einsatz bei der Reizblase ist die **Brennnessel**, wobei es Hinweise darauf gibt, dass Brennnesselwurzeln stärker wirksam sind.

Phytotherapeutisch werden für diese Erkrankung, neben den bereits genannten Pflanzen, die durch die aquaretische Komponente auch als endogenes Blasentraining fungieren, Weidenröschenkraut, Odermennigkraut und Hopfenzapfen verwendet.

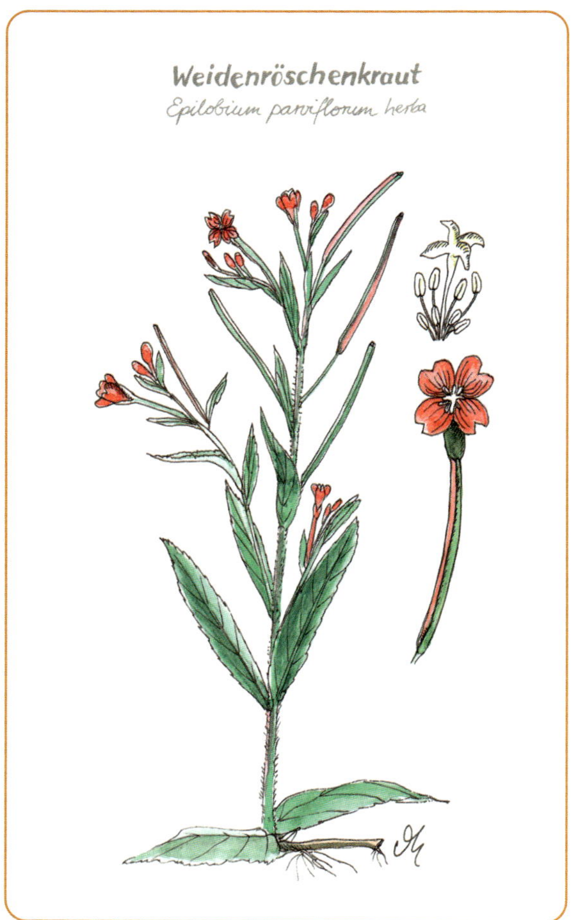

▶ **Abb. 9.1** Weidenröschenkraut. (Quelle: Maren Sigmund)

Weidenröschenkraut (▶ Abb. 9.1) wirkt kaum aquaretisch, allerdings gibt es Hinweise, dass es aufgrund des hohen Gehalts an Polyphenolen antiinflammatorisch wirkt. Des Weiteren ist ein höherer Gehalt an β-Sitosterol zu finden. Monografisch sind Blasenentleerungsstörungen bei Prostatahyperplasie beschrieben. Die bisherige Datenlage reicht jedoch nicht aus, um den genaueren Wirkmechanismus zu eruieren. In der traditionellen Frauenheilkunde wird das Weidenröschenkraut allerdings gern in der Therapie der Reizblase verwendet. Der hohe Gerbstoffgehalt limitiert dabei die Dauer der Einnahme. Der Annahme folgend, dass β-Sitosterol auch einen positiven Effekt auf die Reizblase hat, determiniert auch die bessere Wirksamkeit der Brennnesselwurzel im Vergleich zu den Blättern: Der Gehalt an β-Sitosterol ist wesentlich höher als in den Blättern. Da die Datenlage zur Brennnessel wesentlich umfangreicher ist als zum Weidenröschen, sollte dieser Pflanze der Vorzug gegeben werden.

Hopfenzapfen sind besonders dann einzusetzen, wenn die Nachtruhe durch häufiges Wasserlassen empfindlich gestört ist. Die über den Melatoninrezeptor vermittelte Wirkung ist entspannend. Die Inhaltsstoffe der Hopfenzapfen verringern die enzymatische Umwandlung und den Abbau von Östrogen und wirken über diesen Mechanismus östrogenerg, ohne selbst mit dem Östrogenrezeptor zu interagieren [84].

9.1.5 Arzneipflanzen zur Behandlung von Zystitiden

▶ **Tab. 9.3** gibt einen Überblick über die Arzneipflanzen, die bei Zystitiden eingesetzt werden können. Angeführt sind auch Wirkungsweise, Begleitsymptome, Kontraindikationen und Nebenwirkungen.

▶ **Tab. 9.3** Arzneipflanzen zur Behandlung von Zystitiden.

Pflanze(nteil)	Wirkungsweise	Begleitsymptome	Kontraindikationen	Nebenwirkungen
Aloe vera	hydrogen an Schleimhaut	–	äußerliche Anwendung keine bekannt	äußerliche Anwendung keine bekannt
Bärentraubenblätter (*Uvae ursi folium*)	bakteriostatisch, aquaretisch	Reizblase	Schwangerschaft, Stillzeit, Kinder unter 12 Jahre	Übelkeit, Erbrechen
Birkenblätter (*Betulae folium*)	aquaretisch	leichte rheumatische Beschwerden, Mastodynie	Ödeme aufgrund von Herz- und Niereninsuffizienz	keine bekannt
Birnenblätter (*Pyri communis folium*)	harndesinfizierend	–	keine bekannt	keine bekannt
Brennnesselblätter/-wurzel (*Urticae dioicae folium/radix*)	aquaretisch, spasmolytisch, immunmodulierend	rheumatische Beschwerden, Reizblase, anämische Zustände	Ödeme aufgrund von Herz- und Niereninsuffizienz	gelegentlich Magenbeschwerden

▶ **Tab. 9.3** Fortsetzung.

Pflanze(nteil)	**Wirkungsweise**	**Begleitsymptome**	**Kontraindikationen**	**Nebenwirkungen**
Goldrutenkraut (*Solidaginis virgaureae herba*)	aquaretisch, antiphlogistisch	Reizblase, Nierengries	Ödeme aufgrund von Herz- und Niereninsuffizienz	keine bekannt
Himbeerblätter (*Rubi idaei folium*)	adstringierend, hormonell ausgleichend	Dysmenorrhö, leichte Diarrhö	keine bekannt	keine bekannt
Hopfenzapfen (*Lupuli strobulus*)	Reizblase, entspannend, entkrampfend	Anspannung, Dyspepsie, Sedativum	keine bekannt	Kontaktdermatosen
Kamillenblüten (*Matricariae flos*)	antiphlogistisch, antibakteriell, spasmolytisch	Dysmenorrhö, Candidosen, Kopfschmerzen, Nervosität	Allergie auf Kreuzblütler	keine bekannt
Kapuzinerkressenkraut (*Tropaeoli maji herba*)	harndesinfizierend, Erhöhung des Miktionsvolumens nach Antibiotikagabe	–	Magen- und Darmulzera, Nierenerkrankungen, Kinder bis 12 Jahre	Kontaktallergie, Magen-Darm-Reizung
Meerrettichwurzel (*Armoraciae rusticanae radix*)	antimikrobiell (E. coli, S. aureus), Erhöhung des Miktionsvolumens	vaginale Infektionen	Magen- und Darmulzera, Nephritiden, Kinder unter 4 Jahre	Magen-Darm-Reizung
Odermennigkraut (*Agrimoniae herba*)	adstringierend, antiphlogistisch	Fluor albus, Reizdarmbeschwerden	keine bekannt	keine bekannt
Orthosiphonblätter (*Orthosiphonis folium*)	aquaretisch, leicht spasmolytisch	Mastalgie	keine bekannt	keine bekannt
Preiselbeerblätter (*Vitis idaeae folium*)	antibakteriell (E. coli)	Enuresis, Beschwerden bei Senkung des Uterus, Stressinkontinenz	Nieren- und Harnsteine, Schwangerschaft, Stillzeit	leichte Antikoagulation
Zistrosenkraut (*Cisti incani herba*)	antiviral, antibakteriell	–	keine bekannt	keine bekannt

9.2 Bakterielle Entzündungen

9.2.1 Vulvo-vaginale Entzündungen

Seit wenigstens 60 Jahren ist die bakterielle Vaginose Gegenstand intensiver mikrobiologischer Untersuchungen. Es herrscht genereller Konsens darüber, dass es sich hierbei um eine Fehlbesiedelung mit pathogenen Keimen, auch Dysbiose genannt, handelt.

Die Ausbildung der Vaginalflora ist **östrogenabhängig** und setzt bei weiblichen Neugeborenen bereits nach der Geburt mit individuellen Laktobazillen ein. Ursächlich hierfür sind die Östrogene der Mutter [47]. Nach dieser Erstbesiedelung ist bis zum Eintritt der endogenen Östrogenproduktion in der Pubertät das vaginale Milieu eher basisch und durch anaerobe Bakterien, wie Veillonella parvula und Peptococcus sowie Peptostreptococcus und Propionibakterium geprägt [59].

Beachte

Bakterielle Vaginose

Die bakterielle Vaginose, ehemals auch als Aminkolpitis bezeichnet, ist gekennzeichnet durch weiß-gräulichen vaginalen Ausfluss mit unangenehmem (fischigem) Geruch. Klinische Kriterien sind:

- **grau-weißlicher Ausfluss**
- **pH Vaginalsekret > 4,5**
- **Fischgeruch im Geruchstest**
- **Schlüsselzellen (Clue Cells, Epithelzellen, die von anhaftenden Bakterien so dicht bedeckt sind, dass die Zellränder gelegentlich verwischen): im NaCl-Nativpräparat erkennbar**

Damit eine bakterielle Vaginose diagnostiziert werden kann, müssen 3 der 4 Kriterien vorhanden sein.

Erst mit der Pubertät setzt die Besiedelung mit aeroben Bakterien erneut ein, wobei Staphylococcus epidermidis und E. coli die zunächst dominanten Stämme repräsentieren – die Verschiebung des pH-Werts mittels $H_2 0_2$-produzierender Laktobakterien in den sauren pH-Bereich beginnt [96].

Neben der direkten Infektion mit pathogenen Keimen durch sexuelle Aktivtäten geht die Theorie der Dysbiose davon aus, dass die Anzahl der Laktobakterien durch beispielsweise die Einnahme von Antibiotika reduziert wird. Die daraus resultierende basische Verschiebung des pH-Werts des vulva-vaginalen Milieus ist ursächlich für die Vermehrung von anaeroben Keimen und die Entstehung der bakteriellen Vaginose. In der Tat ist die Evidenz dieser Theorie überzeugend. Vermehrt werden im Anschluss an antibiotische Therapien Darmsanierungen, unter anderem mit Laktobakterien, erfolgreich angewendet. Auch vaginale Darreichungsformen, wie Vaginalkapseln, stehen zum Wiederaufbau der Vaginalflora zur Verfügung.

Hintergrundwissen

Naturjoghurttampon

Die Verwendung eines mit Naturjoghurt getränkten Tampons ist sicherlich weitläufig bekannt. Hierdurch wird der pH-Wert gesenkt. Die enthaltenen Laktobakterien des Joghurts siedeln sich jedoch kaum in der Vaginalflora an.

Leider führt die Behandlung mit Antibiotika und auch Laktobazillen nicht immer zum gewünschten Erfolg – vor allem dann, wenn es sich um rezidivierende Vaginosen handelt bzw. resistente Keime vermutet werden müssen. Einige Patientinnen wünschen auch keine antibiotische Behandlung.

Neben einer generellen konstitutionellen Stärkung des Immunsystems und dem Ausgleich von hormonellen Schwankungen durch die orale Einnahme von Brennnesselprodukten wirken auch Ringelblumenblüten, Himbeeren und Kamillenblüten gut antibakteriell. Wie auch bei anderen Erkrankungen sollte versucht werden, eine kausale Therapie durchzuführen. Treten bakterielle Vaginosen in Zusammenhang mit Zyklusunregelmäßigkeiten, funktionellen Ovarialzysten, Schildrüsenfunktionsstörungen oder anderen Grunderkrankungen auf, müssen auch diese therapeutisch behandelt werden.

Hintergrundwissen

Knoblauchtampon

Schnelle Hilfe bei beginnenden bakteriellen Vaginosen bietet der Knoblauchtampon. Die bakteriziden, antimykotischen Eigenschaften (auch gegen Protozoen wie Trichomonaden) der Zehe kommen sofort zum Tragen. Eine geschälte Knoblauchzehe (nicht eingeschnitten, da die freigesetzten Enzyme stark brennen können) mittels einer Mulllage in einen Tampon verwandeln. 2–3 täglich wechseln. Da Knoblauch auch auf die Laktobakterien Einfluss nimmt, im Anschluss die Scheidenflora wiederaufbauen.

Generell steht die lokale Behandlung der bakteriellen Vaginose mit **ätherischen Ölen** im Vordergrund. Hierzu können breitwirksame Öle gegen aerobe Bakterien eingesetzt werden, wie z. B. das Öl des Majorans. Oder es können spezifische Aromatogramme, die Antibiogramme der ätherischen Öle, angefertigt werden. Letzteres ist beim Verdacht auf multiresistente Keime dringend zu empfehlen. Aromatogramme werden auch bei Candidosen erfolgreich eingesetzt.

9.2.2 Metritiden und ovarielle Entzündungen

Entzündliche Erkrankungen des Uterus, der Ovarien und der Tuben müssen mit Breitbandantibiotika behandelt werden, um möglichst schnelle Wirksamkeit zu erzielen und dauerhafte Schädigungen der Fertilität zu vermeiden. Der Einsatz der Phytotherapie ist bei diesen schwerwiegenden Erkrankungen adjuvant. Die Behandlungen entsprechen denen der vulvo-vaginalen Entzündungen, da es sich mehrheitlich um aus dem Vaginalbereich aufsteigende Entzündungen mit ähnlichem Erregerspektrum handelt.

9.3 Mykotische Entzündungen

Candidaspezies kommen ubiquitär vor und gehören zur Normalflora auf Schleimhäuten des Menschen, so auch der Vaginalschleimhaut, wo sich bei 20–30 % aller fertilen Frauen ein Nachweis findet [2]. Für Schwangere wurde im letzten Trimester eine ansteigende Häufigkeit nachgewiesen.

Verschiedene Faktoren können dazu führen, dass es zu einer vermehrten Kolonisation kommen kann [27]. Während bei fertilen Frauen Candida albicans die prädominante Spezies ist, dominiert bei postmenopausalen sowie immundefizienten Frauen und Diabetikerinnen Candida glabrata [55].

Beachte

Risikofaktoren für Candida-Kolonisation

- **Genetische Faktoren**
  - **Polymorphismus der Mannose-bindenden Lektine**
  - **Alteration des Dectin-1-Gens (Y238X)**
- **Klinische Faktoren**
  - **hyperöstrogenerge Zustände (persistierende Ovarialzysten, Schwangerschaft)**
  - **Antibiotikaeinnahme**
  - **Diabetes**
  - **HIV-Infektion**
  - **u. U. kurze antimykotische Therapie**
- **Verhaltensbedingte Faktoren**
  - **häufiger Sexualverkehr**
  - **häufig wechselnde Partner**
  - **Kondom und Spermizidbenutzung**
- **Mikrobiologische Faktoren**
  - **verminderte Laktobazillen-Präsenz**
  - **Infektion mit venerischen Erkrankungen (Gonorrhö)**

Circa 75 % aller Frauen haben wenigstens einmal in ihrem Leben eine Candidose, ungefähr 5 % leiden unter rezidivierenden Mykosen [43].

Zu den Symptomen einer Candidose gehören Juckreiz, Brennen, gerötete Vulva mit abwischbaren weißlichen Belägen und weißlich-krümeliger Fluor vaginalis. Die Diagnose wird im Nativpräparat eines Vaginalabstrichs gestellt. Die schulmedizinische Therapie besteht aus Azolen (lokal, systemisch).

Neben der Behandlung von wahrscheinlich kausalen Ursachen, wie bei der bakteriellen Vaginose, und mit dem Versuch der Erhöhung der lokalen Laktobazillen-Kolonien steht die lokale Behandlung mit ätherischen Ölen im Vordergrund.

Die ätherischen Öle von Teebaum, Knoblauch und Thymian können in Anlehnung an die Breitbandantibiotika als **Breitbandätherika** bezeichnet werden, in denen sowohl antibakterielle als auch antimykotische Wirkung nachgewiesen wurde. Teebaumöl nimmt mit seiner Wirksamkeit gegen grampositive und gramnegative Bakterien sowie Candida, aber auch Mykoplasmen (Trichomonaden) fast eine Ausnahmestellung ein [108].

Beachte

Für die klinische Anwendung von ätherischen Ölen wird zur Behandlung v. a. von rezidivierenden Infektionen ein zweizeitiges Vorgehen empfohlen. Im akuten Schub kann ein Ovulum mit einer Kombination von hochwirksamen Breitband-ätherika verordnet werden, die einen hohen Anteil an Phenolen aufweisen, aber auch reizend auf die Schleimhaut wirken. Parallel dazu kann ein Aromatogramm erstellt und das Öl ausgewählt werden, das sich als am wirksamsten gezeigt hat und dann für eine längerfristige Anwendung genutzt werden kann.

In der klinischen Anwendung für unspezifische vaginale Entzündungen ist Majoran weitverbreitet und steht auch als Fertigarzneimittel zur Verfügung. Der Vorteil von Fertigarzneimitteln besteht darin, dass sie, da geprüft, auch in der Schwangerschaft sicher angewendet werden können.

Neben dem Aromatogramm zur Bestimmung der Sensibilität der Keime gibt es die Möglichkeit des Reihenverdünnungstests, der jedoch einen viel höheren Aufwand bedeutet. Beide Bestimmungsmöglichkeiten haben Vor- und Nachteile (▶ **Tab. 9.4**).

▶ **Tab. 9.4** Übersicht über Vor- und Nachteile von Aromatogramm und Reihenverdünnungstest.

Verfahren	Durchführung	Vorteile	Nachteile
Aromatogramm	• Agarplatte mit Keimen beimpfen • Filterplättchen mit verschiedenen ätherischen Ölen aufbringen • Inkubation • Analyse des Keimwachstums • Begutachtung der Größe des Hemmhofs: lässt Rückschlüsse auf Wirksamkeit zu	• Routinemethode • mehrere Öle können gleichzeitig getestet werden	• Öle diffundieren nicht alle gleich gut • keine standardisierte Anwendung, da die Größe des Hemmhofs durch Konzentration des diffundierenden Öls beeinflusst werden kann • keine Aussage zur notwendigen Konzentration des Öls möglich
Reihenverdünnungstest	• Keime in standardisierter Menge in einem Nährmedium lösen (Bouillon) • ätherisches Öl in unterschiedlichen Konzentrationen zusetzen • Inkubation • Sichttest nach Trübung der Bouillon • geringste Hemmdosis (MIK) bestimmen – entspricht der Flüssigkeit, die keine Trübung mehr aufweist	• genaue Bestimmung der Hemmkonzentration	• kosten- und zeitintensiv

Zu den Wirkungen von ätherischen Ölen in der Behandlung von erregerinduzierten Erkrankungen finden derzeit intensive Forschungen, auch außerhalb der Frauenheilkunde, statt – zumeist mit staatlicher Unterstützung: Aufgrund der vermehrten Entwicklung von multiresistenten Keimen auf Antibiotika wurde dieser Therapieansatz in den Fokus der Öffentlichkeit gerückt, zumal es bei diesen Vielstoffgemischen kaum Resistenzentwicklungen gibt.

Zu berücksichtigen ist hier aber, dass jedes Öl, in Abhängigkeit von Region und Wachstumsbedingungen, ein wenig anders ist. Beispielsweise kann *Thymian* entweder Thymol (ein Phenol) oder Thujon (einen Alkohol) enthalten.

Die folgende Pflanzenliste mit Angabe des potenziellen Wirkspektrums (▸ **Tab. 9.5**) kann nur als grobe Orientierung dienen [23], [25], [46], [75], [87], [133].

Allgemein lässt sich zusammenfassen, dass die Monoterpenaldehyde (z. B. Citral, Geranial und Neral) sowie die Phenole (Cineol, Thymol, Eugenol, Carvacrol) über antifungale Eigenschaften verfügen.

Einige Öle rufen bei vaginaler Anwendung ein Brennen hervor, besondere Vorsicht ist bei Nelke und Zimt geboten.

▸ **Tab. 9.5** Übersicht der potenziellen Wirkstärke unterschiedlicher ätherischer Öle auf verschiedene Bakterien, Pilze und Protozoen.

Ätherisches Öl	Grampositive Bakterien (S. aureus)	Gramnegative Bakterien (E. coli)	Candida-Spezies	Trichomonaden
Gewürznelke	+	+++	++	–
Kamille	++	++	+	–
Knoblauch	+++	+++	+++	+++
Lavendel	+	+++	(+)	–
Manuka	++	++	++	–
Majoran	+++	++	+++	–
Melisse	+	++	+	–
Muskatellersalbei	++	+++	+	+
Myrrhe	+++	++	+++	+++
Niaouli	+	++	++	++
Rosengeranie	++	+++	+	–
Rosmarin	+++	++	(+)	–
Thymian (Thymol)	++	+++	++	+
Weihrauch	++	++	++	++
Zimt	+	+++	+++	+
Zitronengrass	+	+	+	–

– keine Wirkung, **+** mäßige Wirkung, **++** gute Wirkung, **+++** starke Wirkung

In der Schwangerschaft ist bei der Verwendung ätherischer Öle besondere Vorsicht geboten. Bakterielle Infektionen werden häufig durch β-hämolysierenden Streptokokken der Gruppe B hervorgerufen, die Verwendung von Rosengeranie und Zitronengras ist hierbei möglich.

Um schnelle Hilfe zu gewährleisten und eventuell auch um Kosten für ein Aromatogramm für die Patientin einzusparen, haben sich folgende Rezepturen bewährt.

Rezeptur 1

Breitbandätherikum

Rp.

- **Niaouli (ätherisches Öl)**
- **Majoran (ätherisches Öl)**
- **Myrrhe (ätherisches Öl)**

ãã 30 mg
qs Bindemittel 1 Vaginalzäpfchen à 3 g
20 Vaginalzäpfchen
D. S.
1 Vaginalzäpfchen abends, nicht während der Menstruation einführen.

Rezeptur 2

Breitbandätherikum

Rp.

- **Muskatellersalbei (ätherisches Öl)**
- **Thymian (ätherisches Öl)**
- **Lavendel (ätherisches Öl)**

ãã 30 mg
qs Bindemittel 1 Vaginalzäpfchen à 3 g
20 Vaginalzäpfchen
D. S.
1 Vaginalzäpfchen abends, nicht während der Menstruation einführen.

Durch die Anwendung wird die Anzahl der Laktobakterien vermindert. Eine Behandlung mit oralen Präparaten, die Laktobakterien enthalten, wird im Anschluss an die Behandlung dringend empfohlen, wodurch auch die Darmflora unterstützt wird. Eine vaginale Behandlung kann durchgeführt werden, ist der oralen Zufuhr aber nicht überlegen.

9.4 Virale Infektionen und Ektopien

9.4.1 Zervikale Veränderungen

Kaum ein anderer Bereich in der Gynäkologie hat in den letzten Jahren einen so umfangreichen Paradigmenwechsel erlebt wie die Diagnostik und Behandlung zervikaler Dysplasien. Der ursächliche Zusammenhang mit der Infektion durch Humane Papillomviren (HPV) unterschiedlicher Pathogenität und die Verfügbarkeit einer Impfung hatte nicht nur Einfluss auf Nomenklaturen (▸ **Tab. 9.6**) und Behandlungsrichtlinien, sondern hat auch die empfohlenen Abstände der Kontrolluntersuchungen verändert.

Der Einsatz der Phytotherapie bei der Behandlung ist adjuvant und zentriert sich auf die frühen zytologischen Veränderungen, die HPV assoziiert sind.

Neben Pflanzen zu einer allgemeinen Steigerung der Konstitution der Patientinnen stehen spezielle Pflanzen zur lokalen Behandlung zur Verfügung:

- Berberitzenwurzelrinde (*Berberis vulgaris radicis cortex*),
- Lebensbaum (*Thuja occidentalis*),
- Myrte (*Myrtus communis*),
- Schöllkraut (*Chelidonii herba*).

Für die Myrte liegen placebokontrollierte Daten vor, die eine Wirksamkeit nach 3-monatiger Behandlung nachweisen [98]. Aufgrund des Gehalts an Estragol kann nur eine lokale Behandlung empfohlen werden. Die mit Kurkumawurzelstock durchgeführten Untersuchungen bleiben hinter den Ergebnissen der Myrte zurück: Die Wirksamkeit war in der Placebogruppe nicht überlegen [10].

Eine Wirkung auf HPV ist auch vom Lebensbaum bekannt. Hier werden die frischen Triebspitzen verwendet. Wegen des hohen Anteils an Thujon ist ebenfalls nur eine lokale Therapie empfohlen.

▸ **Tab. 9.6** Übersicht verschiedener Nomenklaturen zur Beschreibung von zervikalen Dysplasien.

Dysplasie/Ca in situ	CIN-System	Münchner Nomenklatur	Bethesda-Zytologie
leichte Dysplasie	CIN 1	IIID	LISL
mäßige Dysplasie	CIN 2	IIID	HISL
schwere Dysplasie	CIN 3	IVa	HISL
Carcinoma in situ	CIN 3	IVa	HISL

9.4.2 Kondylome

Die Gruppe der HPV ist auch für die Entstehung der Kondylome ursächlich, auch wenn andere Unterstämme hierbei verantwortlich sind. Zur Behandlung von ano-genitalen Kondylomen galt lange Zeit der Fußblattwurzelstock [127] als Mittel der Wahl. Das in dieser Pflanze enthaltene Podophyllin wird jedoch nur noch als Podophyllotoxin als Reinsubstanz zur Behandlung eingesetzt. Das Risiko-Nutzen-Profil für dieses Derivat wird hinsichtlich der Toxizität und der vermutlichen karzinogenen Eigenschaften deutlich günstiger bewertet [42].

Aufgrund der enthaltenen Wirkstoffe und der Pathogenese können die bei den zervikalen Veränderungen angeführten Pflanzen auch zur Behandlung von Kondylomen eingesetzt werden. Höhere Konzentrationen von Tinkturen sind potenziell möglich, sofern die Veränderungen nicht zu große Nähe zu den Schleimhäuten aufweisen. Neben den bereits benannten Ölen hat das Niaouli-Öl nennenswerte virostatische Eigenschaften und kann in Rezepturen entsprechend eingesetzt werden [52].

Leider haben Kondylome eine hohe Rezidivrate, vor allem bei immungeschwächten Personen: Konstitutionssteigernde Tinkturen sind also auch bei dieser Erkrankung indiziert. Nach oder parallel zu einer Behandlung ist die Verwendung von Calendulablüten in entsprechenden Salben oder Tinkturen von Vorteil.

Rezeptur

Suppositorium zur Behandlung leichter Zervixdysplasie

Rp.

- **Myrtus communis (ätherisches Öl) 10 mg**
- **Myrtus communis (Urtinktur) 10 ml**
- **Thuja occidentalis (ätherisches Öl) 20 mg**

Bindemittel

qs 1 Vaginalzäpfchen von 2 g

20 Vaginalzäpfchen

D. S.

1 Vaginalzäpfchen abends, nicht während der Menstruation einführen.

10 Klimakterium

Der Begriff Klimakterium hat nichts mit Klima zu tun, obwohl er von Laien schnell mit den gelegentlichen Hitzewallungen in dieser Lebensphase der Frau in Verbindung gebracht wird. Er leitet sich aus dem Lateinischen ab und bedeutet „stufenweise“. Die Wechseljahre wurden früher auch als Stufen- oder Treppenjahre bezeichnet. Der Begriff der Menopause wiederum ist aus dem Altgriechischen entlehnt: men für Monat und pausis für Ende – also das Ende der Menstruation.

Info

Klimakterium oder Menopause

Der Begriff Treppenjahre (Klimakterium) ist treffend: Eine Treppe führt in beide Richtungen – was einen „Abstieg“ der Fertilität bedeutet, kann einen „Aufstieg“ bei anderen Facetten des Lebens bedeuten. Auch der Begriff Wechseljahre betont die Veränderung und nicht den Verlust. Ein Wechsel ist nicht nur im Bankwesen ein Austausch gegen etwas Gleichwertiges.

Während „Klimakterium“ die Gesamtheit von Umstellungsprozessen bezeichnet, bezieht sich „Menopause“ also nur auf die Blutung. Davon abgeleitet kann es zu sehr unsinnigen Wortschöpfungen kommen, wenn diese aus dem Kontext gerissen werden: Ist es für eine klinische Studie notwendig eine Studienpopulation zu definieren, die regelmäßige Menstruationen hat, wird diese Population als **prämenopausal** bezeichnet. Außerhalb des Kontexts einer klinischen Studie meint prämenopausal allerdings alle weiblichen Personen, die die Wechseljahre noch nicht durchlaufen haben – selbst Mädchen vor der Pubertät.

Leider setzt sich im Sprachgebrauch der Begriff Menopause mehr und mehr durch, obwohl das Klimakterium gemeint ist. Frauen werden so auf ihre monatlichen Blutungen und ihre Fertilität reduziert.

Sofern das Klimakterium nicht mehr nur auf die Menopause und einen Verlust (von Fertilität, Jugendlichkeit) reduziert wird, sondern im Wortsinn einen Wechsel ankündigt, könnte diese Lebensphase eine wesentlich neutralere Bedeutung bekommen. Eventuell würde sich dann auch die Häufigkeit von psychosomatischen Befindlichkeitsstörungen reduzieren. „Fliegende Hitze“ tritt auch in der Pubertät auf, ebenso können diese Sensationen jede Menstruation begleiten – sie sind also keine exklusive Besonderheit des Klimakteriums.

Hintergrundwissen
Weibliche Hormone

In den letzten Jahren ist eine Vielzahl an Begriffen um die weiblichen Hormone zur Therapie von klimakterischen Beschwerden entstanden: human-, natur-, bioidentische oder natürliche Hormone.

Die Begriffe synthetische und halbsynthetische Hormone beziehen sich nicht auf die Wirkung, sondern, wie der Name sagt, auf die Synthese (Herstellung) des Wirkstoffes. Wird ein Hormon, z. B. Progesteron (weibliches Gelbkörperhormon), komplett im Labor hergestellt, wird es als synthetisch bezeichnet. Für Progesteron ist die synthetische Herstellung jedoch nicht wirtschaftlich. Daher wird Progesteron mehrheitlich halbsynthetisch hergestellt. In vielen Pflanzen ist die Grundstruktur von Steroiden bereits vorgebildet. Um die Synthese von Progesteron zu vereinfachen, wird ein pflanzlicher Einzelstoff verwendet, der dem Hormon möglichst ähnlich ist.

Diosgenin ist eine Vorstufe des Progesterons und z. B. in der Yamswurzel vorhanden. Diosgenin wird chemisch im Labor zu Progesteron umgewandelt. Das entstandene Molekül kann human-naturidentisch oder bioidentisch genannt werden.

Beachte

Für die Wirkung eines Steroidhormons (z. B. Progesteron) ist die Herkunft oder Synthese irrelevant, wenn die chemische Struktur gleich ist.

Da es sich um hochwirksame Substanzen handelt, hat es sich in der Evolution als günstig erwiesen, wenn die hormonell aktiven Substanzen, da sie evtl. versehentlich oral aufgenommen werden können, intensiv metabolisiert werden, um eine Wirkung abzuschwächen. Alle Steroide unterliegen einem ausgeprägten First-Pass-Effekt in der Leber.

WHI-Studie Die Studie der *Women's Health Initiative* (WHI) zu Wirkungen und Nebenwirkungen von hormonellen Behandlungen bei Wechseljahresbeschwerden [86] und ihre Veröffentlichung stellte eine Paradigmenwechsel dar. Untersucht wurden über 27 000 Frauen im Alter zwischen 50 und 79 Jahren mit einer durchschnittlichen Einnahmedauer von Östrogen oder Östrogen-Progesteron-Kombinationen über 5–7 Jahre bis zu 13 Jahre über die Einnahmedauer hinaus.

Hintergrundwissen
Ergebnisse der WHI-Studie

- Herzerkrankungen: Die Einnahme von Östrogen und Progesteron erhöhte das Risiko koronarer Gefäßerkrankungen im ersten Jahr der Einnahme um 70 % und um 18 % über den gesamten Zeitraum. Eine Einnahme von Östrogen allein erhöhte das Risiko nicht.
- Brustkrebs: Die Einnahme von Östrogen und Progesteron erhöhte das Risiko für Brustkrebs um ca. 24 % während der gesamten Einnahmedauer. Eine Einnahme von Östrogen allein erhöhte das Risiko nicht signifikant.
- Schlaganfall und Thrombosen: Sowohl die Einnahme von Östrogen und Progesteron als auch die Einnahme von Östrogen allein erhöhten das Risiko für Schlaganfall und Thrombosen um ca. 30 % während der Einnahme. Nach Beendigung der Einnahme wurde kein weiteres erhöhtes Risiko beobachtet.

▼

- Hüftfraktur: Die Einnahme von Östrogen und Progesteron und die Einnahme von Östrogen allein reduzierten das Risiko für eine Hüftfraktur um ca. 30 % während der Einnahme.
- Kolorektale Karzinome: Die Einnahme von Östrogen und Progesteron reduzierte das Risiko auf Karzinome, die erst in einem fortgeschrittenen Stadium diagnostiziert wurden. Eine Einnahme von Östrogen allein hatte keinerlei Einfluss. Ein nachhaltiger Effekt nach Absetzen der Hormontherapie wurde nicht festgestellt.
- Allgemeine Erkrankung und Todesrate: Für die Einnahme von Östrogen und Progesteron wurde eine Erhöhung des globalen Index um 12 % festgestellt. Eine Einnahme von Östrogen allein hatte keinen Einfluss auf den globalen Index: Eine Reduktion des Risikos wurde für Frauen in den 50ern und eine Erhöhung für Frauen in den 70ern gesehen. Nach Beendigung der Therapie wurde kein weiterer Einfluss gefunden.

Die Ergebnisse werden vielfältig diskutiert.

Hormontherapien haben weiter ihre Berechtigung bei der Behandlung von Beschwerden im Klimakterium – nach dem Grundsatz: So viel wie nötig, so kurz wie möglich.

Phytoöstrogene und Phytogestagene Reines Östrogen und Progesteron kommen in Pflanzen nicht vor. Bei Phytoöstrogen und Phytogestagen handelt es sich um chemische Substanzen, die östrogen- oder gestagenähnliche Wirkungen an den entsprechenden Rezeptoren hervorrufen oder über die Hemmung des Abbaus endogener Hormone hormonelle Aktivität entfalten können. Isoflavonoide, Phenole und Ligane wurden bereits im Kapitel „Wirkstoffgruppen“ (S. 41) beschrieben.

Während pflanzliche Inhaltsstoffe mit agonistischer Wirkung am Östrogenrezeptor häufig vorkommen, sind gestagen wirksame agonistische Substanzen bisher nicht eindeutig identifiziert [134]. Eine milde gestagenerge Wirkung wird Diosgenin zugeschrieben. Der Mechanismus ist bisher jedoch nicht aufgeklärt [74].

Grundsätzlich sollte vor einer Therapie nach Alternativen zu hormonell aktiven Pflanzen, die bei bestimmten klimakterischen Beschwerden erfolgreich eingesetzt werden können, gesucht werden, so die Patientin Hormonen gegenüber ablehnend ist. Die Verschiebung von synthetisch-chemischen hormonell aktiven Substanzen zu phytopharmazeutischen Äquivalenten ist nur begrenzt sinnvoll: In entsprechender Dosierung sind ähnliche Nebenwirkungen zu erwarten und für Frauen mit östrogenabhängigen Tumoren ist die Anwendung kontraindiziert [121].

10.1 Blutungsstörungen

Behandlungsmöglichkeiten klimakterischer Blutungsstörungen sind bereits im Kap. „Blutungsanomalien“ (S. 88) aufgeführt.

Vorsicht

Jede postmenopausale Blutung steht zunächst unter Verdacht einer karzinogenen Veränderung. Diese muss diagnostisch ausgeschlossen werden!

10.2 Vasomotorische Symptome

Vasomotorische Symptome (VMS), eine Störung der Thermoregulation, treten vermehrt ab einem Alter von 50 Jahren auf. Es wird davon ausgegangen, dass in der westlichen Welt ca. 75 % aller Frauen während der menopausalen Umstellung VMS haben. Nicht alle empfinden das als problematisch [8].

Die Pathophysiologie dieser Störung der Thermoregulation ist bisher noch nicht vollständig aufgeklärt. Direkte Wirkungen auf hypothalamischer Ebene durch Östrogene werden in der Literatur ebenso diskutiert wie Einflüsse von Neurotransmittern wie Serotonin und Norepinephrin [38].

Sind Hitzewallungen (*Hot Flushes*) auch kein Zeichen einer schweren Erkrankung, so ist die psychosoziale Belastung für manche Frauen sehr stark: Sie waren eine der häufigsten Indikationen, bei denen Hormonersatztherapien (HRT) eingesetzt wurden.

Neben den stärker östrogenergen Pflanzen wie **Traubensilberkerzenwurzel** und **Rotkleeblüten** finden in der traditionellen Frauenheilkunde folgende Pflanzen Verwendung:

- Bockhornkleesamen (*Trigonellae foeni semen*),
- Hopfenzapfen (*Lupuli strobulus*),
- Salbeiblätter (*Salviae folium*),
- Seekieferrinde (*Pinus pinaster bark*),
- Mönchspfefferfrüchte (*Agni casti fructus*),
- Angelika (*Angelica archangelica*),
- Schwarze Johannisbeerblätter (*Ribis nigri folium*),
- Leinsamenöl (*Oleum lini usitatissimi*).

Da bisher der Mechanismus der Hitzewallungen nicht vollständig aufgeklärt ist, besteht kaum die Möglichkeit, diese Anwendungen aufgrund ihrer Inhaltsstoffe detailliert zu verifizieren. Außerdem gibt es nur wenige Studien, denn auch im Bereich der Phytotherapie wurde der Schwerpunkt auf Pflanzen mit hormonellen Wirkungen gelegt [49].

Die eventuelle Beeinflussung des GABA-ergen Systems (Neurotransmittersystem) und hierüber eine Reduktion der Frequenz und Schwere von Hitzewallungen konnte für **Salbeiblätter** (auch leichte östrogenartige Wirkungsweise) sowie **Passionsblumenkraut** [76] gezeigt werden. **Fenchelfrüchte** mit der Beeinflussung der 5α-Reduktase erzielten ebenso eine Verbesserung der Symptomatik von vaginaler Atrophie und Hitzewallungen [130] wie **Johanniskraut**, das wahrscheinlich die Benzodiazepinrezeptoren beeinflusst [1]. Zu ähnlichen Ergebnissen kommt auch eine kleine Studie zur **Baldrianwurzel**, in der gezeigt werden konnte, dass sich die Stärke der Hitzewallungen reduzierte [66].

Die kleinen Fallzahlen sind nur Hinweise für eine Wirksamkeit, größere Studien fehlen. Die Ergebnisse werden aber auch durch jahrelange positive Anwendungsergebnisse gestützt [99].

10.3 Schlafstörungen

Als generelles Phänomen nimmt die Qualität des Schlafes mit dem Alter ab. Circa 50% aller Frauen geben in der Menopause Schlafprobleme mit häufigem Erwachen, Einschlafstörungen und/oder frühes Erwachen an [115]. Die Studie of Womens health across nations, kurz SWAN-Studie der *Women's-Health-Across-the-Nation*-Vereinigung fand einen starken Anstieg in Korrelation zum Klimakterium [71].

Im Bereich der Phytopharmakologie gibt es sehr gut erforschte Pflanzen, die sedativ und schlafinduzierend wirken können. Unter spezieller Berücksichtigung der hormonellen Umstellungsprozesse sind folgende Pflanzen besonders geeignet:
- Hopfenzapfen (*Lupuli strobulus*),
- Passionsblumenkraut (*Passiflorae herba*),
- Baldrianwurzel (*Valerianae radix*),
- Lavendelblüten (*Lavendulae flos*),
- Melissenblätter (*Melissae folium*).

10.4 Vaginale Dystrophie

Wie bereits im Kap. „Infektionen" (S. 114) dargestellt, ist die vaginale Schleimhaut im Klimakterium großen Umstellungsprozessen unterworfen. Scheidentrockenheit führt nicht nur zur vermehrten Anfälligkeit für Infektionen, sie ist auch kausal für Beschwerden wie:
- Pruritus,
- Dyspareunie,
- Dysurie.

Die schulmedizinische Standardbehandlung besteht in niedrigdosierter östrogenhaltiger Creme [6]. Diese Therapie ist effektiv, allerdings gibt es Daten, die keinen Unterschied zwischen dieser hormonellen Gabe und beispielsweise hyaluronhaltigen Gelen aufweisen [118]. Da ein atrophischer Abbau der Vaginalschleimhaut erst im Senium erfolgt, die vaginale Dystrophie jedoch zunächst durch die mangelnde kolloidale Wasserbindungsfähigkeit gekennzeichnet ist, verwundern diese Ergebnisse keineswegs.

Hintergrundwissen
Von der kosmetischen Industrie werden zahlreiche Pflegeprodukte für die verschiedensten Körperregionen angeboten, jedoch nur bedingt für den Scheidenbereich. Sicher ist es positiv zu bewerten, dass sog. Intimsprays seltener angeboten werden, allerdings fällt auf, dass „vaginal“ vermehrt mit „klinisch“ gleichgesetzt wird.

Neben Aloe Vera, die im Vergleich zur Hyaluronsäure zusätzlich leicht antimikrobiologische Eigenschaften hat [124], kommen ätherische Öle zum Einsatz. Rosenblütenöl ist nicht nur aufgrund des positiven Geruchserlebnisses zu empfehlen, es wirkt antiinflammatorisch, fördert die Regeneration des Schleimhautepithels [29] und ist gegen Candida-Spezies wirksam [135].

Vorsicht
In Laienpublikationen wird gelegentlich die Selbstherstellung von vaginalen Zäpfchen propagiert. Dabei ist unbedingt auf genaue Dosierung der hochkonzentrierten Öle zu achten. Gerade das dystrophische Vaginalgewebe im Klimakterium neigt zu lokalen Reizungen.

10.5 Erschöpfung und depressive Verstimmungen

Stimmungsschwankungen, depressive Verstimmungen und körperliche und geistige Erschöpfung sind keine exklusiven Symptome des Klimakteriums. Treten Depressionen in der Altersgruppe in Verbindung mit anderen (vasomotorischen) Symptomen auf, besteht die schulmedizinische Therapie zumeist in HRT und chemisch-synthetischen Antidepressiva. Für manifeste Depressionen mit dem Risiko der Suizidalität sind diese auch angemessen.

Jedoch macht dies nur einen kleineren Teil der Patientinnen aus: Zunächst sollte eine detaillierte Anamnese Aufschluss darüber geben, welche Symptome im Vordergrund stehen. Auch das **Johanniskraut** ist nicht frei von Nebenwirkungen, wird aber sehr häufig als Mittel der ersten Wahl gesehen.

Stehen die Verstimmungen mit gestörtem Nachtschlaf in Zusammenhang, so sollte zunächst versucht werden, mit den bereits angesprochenen Pflanzen eine Verbesserung zu erzielen, wobei Melissenblätter und Salbeiblätter als Zusätze in den Rezepturen sehr hilfreich sind, ebenso wie Passionsblumenkraut.

Ist die Symptomatik geprägt von starker familiärer und beruflicher Belastung, so stellt die Taigawurzel eine gute Alternative dar und kann gegebenenfalls mit der Rosenwurzwurzel ergänzt werden.

10.6
Virilisierung

Wurde bisher ein Rückgang der androgenergen Hormone mit dem Klimakterium postuliert, abgeleitet von der verminderten Produktion des Testosterons bei Männern, so konnte mit der SWAN-Studie ein Anstieg von DHEA nachgewiesen werden. DHEA ist adrenaler und nicht ovarieller Genese [77]. Über die komplexen Steroidsynthesewege kann es zu einer Erhöhung von androgenergen Steroidmetaboliten kommen und ursächlich für vermehrten Haarwuchs z. B. im Gesicht der Frauen sein. Sollte dies von den betroffenen Frauen als störend empfunden werden, kann ein Behandlungsversuch mit einem Hexan-Extrakt der Sägepalmenfrüchte oder Weißdorn, ebenfalls als Hexan-Extrakt, unternommen werden. Beide Pflanzen weisen einen hohen Gehalt an β-Sitosterol auf.

Info
Dehydroepiandrosteron (DHEA) kann einerseits zu Östrogenen aromatisiert andererseits zu Androgenen reduziert werden.

Die β-Rezeptoren hemmende Wirkung des Weißdorns hat nicht nur positive Effekte am Herzen, auch bei ängstlich agitierten und nervös bedingten Befindlichkeitsstörungen ist sie wegen ihres Wirkmechanismus positiv zu bewerten.

10.7
Arthralgien

Die Symptome von Arthralgien im Klimakterium werden häufig nicht im Zusammenhang mit der hormonellen Umstellung betrachtet, obwohl beispielsweise die Synovitis der Schulter eindeutig einen Anstieg in dieser Lebensphase verzeichnet [131]. Während in der westlichen Welt ca. 50 % der Frauen über vasomotorische Symptome in den Wechseljahren klagen, sind nur etwa 10 % der Asiatinnen aus China und Japan davon betroffen. Dort ist die steife Schulter eines der Kardinalsymptome für das Klimakterium und tritt bei etwa einem Viertel der Frauen auf [53], [63].

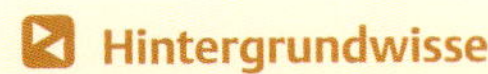
Hintergrundwissen
Die steife Schulter (*Frozen Shoulder Syndrom*) ist die Hitzewallung der Asiatinnen.

Die harpagosidhaltige Teufelskrallenwurzel in Verbindung mit Brennnesselwurzeln und Weidenrinde ist eine gute Kombination zur Behandlung von arthralgischen Beschwerden mit antiphlogistischer und analgetischer Komponente. Da die Brennnesselwurzeln einen höheren Gehalt an β-Sitosterol aufweisen, sollte diesen der Vorzug gegenüber den Blättern gegeben werden.

Zahlreiche Studien zum Formenkreis der rheumatoiden Arthritis belegen die Wirksamkeit von Hagebuttensamen [31], [69], [126]. Diese Wirkung wird im Zusammenhang mit der Hemmung inflammatorischer Prozesse gesehen, die auch die Ursache der Arthralgien im Klimakterium ist.

10.8 Prävention der Osteoporose

Die Prävention der Osteoporose beginnt mit dem Eintritt in das fertile Alter. Die frühe Einnahme niedrigdosierter oraler Kontrazeptiva wirkt sich negativ auf den sog. *Peak Bone Mass* (Zeitpunkt der höchsten Knochendichte in der 2. Lebensdekade) aus.

Generell sind beide Geschlechter von Osteoporose betroffen, jedoch stellt die Prävalenz von Hüft- und Wirbelkörperfrakturen nach wie vor ein höheres Risiko für postmenopausale Frauen dar [34].

Info
Die osteoporotische Verformung der Wirbelsäule bei älteren Frauen wird im Volksmund „Witwenbuckel" genannt.

In den letzten Jahren hat sich ein Paradigmenwechsel von hormonellen Gaben, einschließlich isoflavonhaltiger Pflanzen, hin zu einer Vitamin-D_3-Prophylaxe vollzogen. Generell ist die Wirksamkeit von pflanzlichen Therapien zur Beeinflussung von osteoklastischer Aktivität zum jetzigen Zeitpunkt nicht abschließend bewertbar. Einzelne Publikationen weisen auf eine Wirksamkeit von Angelika hin [56].

Grundsätzlich gilt jedoch, dass gesunder Ernährung und ausreichend Bewegung einem prophylaktischen Einsatz von pflanzlichen Arzneimitteln der Vorzug gegeben werden sollte.

10.9 Arzneipflanzen zur Behandlung klimakterischer Beschwerden

▶ **Tab. 10.1** gibt einen Überblick über die Arzneipflanzen, die bei klimakterischen Beschwerden eingesetzt werden können. Angeführt sind dazu auch Symptome, Kontraindikationen und Nebenwirkungen.

▶ **Tab. 10.1** Arzneipflanzen zur Behandlung klimakterischer Beschwerden.

Pflanze(nteile)	Symptome	Kontraindikationen	Nebenwirkungen
Aloe vera	Scheidentrockenheit	bei topischer Anwendung keine bekannt	bei topischer Anwendung keine bekannt
Angelika (*Angelica archangelica*)	allgemeine klimakterische Beschwerden, Obstipation, Ödeme (möglicherweise Osteoporoseprävention)	Schwangerschaft, Stillzeit	Fotosensibilisierung

▶ **Tab. 10.1** Fortsetzung.

Pflanze(nteile)	Symptome	Kontra-indikationen	Nebenwirkungen
Arnikablüten (*Arnicae flos*)	klimakterische Arthritis (nur lokal), oberflächliche Phlebitis	Allergie gegen Korbblütler, keine innere Anwendung wegen arrhythmischer Wirkung am Herzen	bei längerer Anwendung Ulkusbildung
Baldrianwurzel (*Valerianae radix*)	nervöse Unruhe, vasomotorische Symptome	keine bekannt	Müdigkeit
Bockshornkleesamen (*Trigonellae foeni semen*)	vasomotorische Symptome (möglicherweise Reduktion des Risikos für Endometriumhyperplasie bei begleitender Behandlung mit Isoflavonen)	keine bekannt	keine bekannt
Brennnesselwurzel (*Urticae dioicae radix*)	Gelenkbeschwerden, rheumatoide Beschwerden, Ödeme, schwache Konstitution	kardiorenale Insuffizienz	gelegentlich Magenbeschwerden
Fenchelfrüchte (*Foeniculi fructus*)	vasomotorische Symptome, Mastalgie	Schwangerschaft, Säuglinge, enthält Estragol, evtl. pro-kanzerogen	selten allergische Reaktionen
Hopfenzapfen (*Lupuli strobulus*)	vasomotorische Symptome, Schlafstörungen, Nervosität, Reizblase	keine bekannt	Kontaktdermatosen möglich
Johannisbeerblätter, schwarze (*Ribis nigri folium*)	klimakterische Gelenkbeschwerden, Ödeme	keine bekannt	keine bekannt
Johanniskraut, echtes (*Hypericum perforatum*)	depressive Verstimmung	schwere Depression, Schwangerschaft, Stillzeit	Fotosensibilität, erhöht die Aktivität des CYP3A4 der Leber und kann Wirkspiegel anderer Medikamente beeinflussen
Hagebuttensamen (*Rosae caninae semen*)	Gelenkbeschwerden	keine bekannt	keine bekannt
Lavendelblüten (*Lavendulae flos*)	nervöse Erschöpfung, Schlafstörungen	keine bekannt	keine bekannt
Leinsamenöl (*Oleum lini usitatissimi*)	chondroprotektiv	keine bekannt	keine bekannt
Melissenblätter (*Melissae folium*)	Stress und Erschöpfung	keine bekannt	keine bekannt

▸ **Tab. 10.1** Fortsetzung.

Pflanze(nteile)	Symptome	Kontraindikationen	Nebenwirkungen
Mönchspfefferfrüchte (*Agni casti fructus*)	Regulation LH-Spiegel, Stärkung Corpus luteum	Schwangerschaft, Stillzeit	Durst, Exantheme möglich
Passionsblumenkraut (*Passiflorae herba*)	psychovegetative Symptome, Angst, innere Unruhe	keine bekannt	keine bekannt
Rotkleeblüten (*Trifolii pratensis flores*)	relativer Östrogenmangel	östrogenabhängige Tumoren, entsprechend chemische Östrogene	endometriale Hyperplasien aufgrund der Wirkungsweise möglich, Übelkeit, Ödeme
Rosenblütenöl (*Oleum rosae*)	Scheidentrockenheit (lokal), Reizblase	keine bekannt	dosierungsabhängige Schleimhautreizungen
Rosenwurzwurzel (*Rhodiolae roseae radix*)	Erschöpfungszustände	keine bekannt	evtl. Kontaktdermatitis
Salbeiblätter (*Salviae folium*)	Hitzewallungen mit vermehrter Schweißbildung	Schwangerschaft, Stillzeit	bei alkoholischer Lösung epileptiforme Krämpfe
Sägepalmenfrüchte (*Serenoae repentis fructus*)	Virilisierungserscheinungen, Haarausfall	keine bekannt	gelegentlich Magenschmerzen
Seekieferrinde (*Pinus pinaster bark*)	klimakterische Gelenkbeschwerden	keine bekannt	keine bekannt
Taigawurzel (*Eleutherococci radix*)	Erschöpfungszustände, Konzentrationsstörungen, Schlafstörungen, Gelenkbeschwerden	Hypertonie	keine bekannt
Teufelskrallenwurzel (*Harpagophyti radix*)	rheumatoide Gelenkbeschwerden	Ulzera im Magen-Darm-Bereich, Cholelithiasis	gelegentlich Magenschmerzen
Traubensilberkerzenwurzel (*Cimicifugae racemosae rhizoma*)	relativer Östrogenmangel	östrogenabhängige Tumoren, entsprechend chemische Östrogene	endometriale Hyperplasien aufgrund der Wirkungsweise möglich, Übelkeit, Ödeme
Weidenrinde (*Salicis cortex*)	schmerzhafte Beschwerden der Gelenke, Migräneprophylaxe	Salicylatunverträglichkeit	Verlängerung der Blutungszeit bei gleichzeitiger Behandlung mit Cumarinen
Weißdorn (*Crataegus laevigata*)	Virilisierung, Haarausfall, nervöse Herzbeschwerden	keine bekannt	keine bekannt

11 Schwangerschaft – Geburt – Postpartalzeit

Es ist ein weit verbreiteter Glaube, dass Hausmittel in der Schwangerschaft eine bessere Alternative darstellen. Sofern hiermit die Einnahme von Arzneipflanzen gemeint ist, setzt sich leider die Vorstellung der sanften Medizin fort, bis hin zur gefährlichen Verkennung von Risiken. Gleichzeitig wächst die Verunsicherung von Schwangeren, was sie zu sich nehmen dürfen und was nicht. Internetforen um das Thema Schwangerschaft geben Zeugnis davon, wie groß die Verunsicherung sein kann.

Info
Eine Kennzeichnungspflicht einzelner Lebens- und Nahrungsergänzungsmittel, deren verstärkter Verzehr unter Umständen in der Schwangerschaft ein Risiko darstellen könnte, würde der Verunsicherung von Schwangeren entgegenwirken.

Auch bei den in diesem Buch in Kap. 12 (S. 146) besprochenen Pflanzen kann daraus, dass keine Kontraindikationen bei Schwangerschaft und Stillzeit angegeben sind, **nicht** geschlossen werden, dass sie sicher angewendet werden können.

Vorsicht
Aus der Angabe „keine Nebenwirkungen bekannt" bzw. „keine Kontraindikation bekannt" kann nicht geschlossen werden, dass eine Anwendung in der Schwangerschaft sicher ist. In den meisten Fällen bedeutet das lediglich, dass nur unzureichende Daten vorliegen.

In der monografischen Sammlung der WHO wird nur für Knoblauchpräparate keinerlei Einnahmebeschränkung in der Schwangerschaft benannt.

Dieses wird sich in absehbarer Zukunft auch nicht ändern. Für klinische Prüfungen verbietet sich üblicherweise die Anwendung bei Schwangeren aus ethischen Gründen, auch wenn umfangreiche Daten aus embryotoxischen und teratogenen Tierstudien vorliegen. Zur Verwendung von Arzneimitteln wurden in der Roten Liste Risikogruppen gebildet, die als Orientierung zur Anwendung in der Schwangerschaft dienen können (▸ **Tab. 11.1**).

▸ **Tab. 11.1** Risikokategorien der Verwendung von Arzneimitteln entsprechend der Roten Liste.

Risiko-gruppe	Beschreibung
1	Bei umfangreicher Anwendung am Menschen hat sich kein Verdacht auf eine embryotoxische/teratogene Wirkung ergeben. Auch der Tierversuch erbrachte keine Hinweise auf embryotoxische/teratogene Wirkungen.
2	Bei umfangreicher Anwendung am Menschen hat sich kein Verdacht auf eine embryotoxische/teratogene Wirkung ergeben.
3	Bei umfangreicher Anwendung am Menschen hat sich kein Verdacht auf eine embryotoxische/teratogene Wirkung ergeben. Der Tierversuch erbrachte jedoch Hinweise auf embryotoxische/teratogene Wirkungen. Diese scheinen für den Menschen ohne Bedeutung zu sein.
4	Ausreichende Erfahrungen über die Anwendung beim Menschen liegen nicht vor. Der Tierversuch erbrachte keine Hinweise auf embryotoxische/teratogene Wirkungen.
5	Ausreichende Erfahrungen über die Anwendung beim Menschen liegen nicht vor.
6	Ausreichende Erfahrungen über die Anwendung beim Menschen liegen nicht vor. Der Tierversuch erbrachte Hinweise auf embryotoxische/teratogene Wirkungen.
7	Es besteht ein embryotoxisches/teratogenes Risiko beim Menschen (1. Trimenon).
8	Es besteht ein fetotoxisches Risiko beim Menschen (2. und 3. Trimenon).
9	Es besteht ein Risiko perinataler Komplikationen oder Schädigungen beim Menschen.
10	Es besteht das Risiko unerwünschter hormonspezifischer Wirkungen auf die Frucht beim Menschen.
11	Es besteht das Risiko mutagener/karzinogener Wirkung.

11.1 Schwangerschaft

11.1.1 Morgenübelkeit und Schwangerschaftserbrechen

Das übermäßige Erbrechen in der Schwangerschaft (Hyperemesis gravidarum) wurde nicht erst im Jahr 1852 durch den französischen Chirurgen und Gynäkologen Antoine Dubois entdeckt, allerdings geht auf ihn die Erstbeschreibung zurück [37].

! Beachte

Während Morgenübelkeit und Erbrechen in der Frühschwangerschaft sehr häufig auftreten, ist die Hyperemesis gravidarum ein ernstzunehmender Befund, der auch stationär behandelt werden sollte.

Über die Prävalenz gibt es unterschiedliche Aussagen: Bis zu 3 % der westeuropäischen Frauen könnten betroffen sein [82].

Die Datenlage zu Phytopharmaka ist auch für vermeintlich risikolose Pflanzen nicht einheitlich. Ein Review aus dem Jahr 2000 [128] ergab selbst für Ingwerwurzel und Erdbeerblätter, dass ca. 15 % der durchgeführten Evaluationen die Gabe als unsicher bezeichneten. Insgesamt wurde jedoch die Qualität der Daten kritisiert, da diese sich nur auf die Wirksamkeit bezogen. Unerwünschte Ereignisse wurden nicht in die Betrachtungen einbezogen. Unter aller gebotenen Vorsicht könnte der Einsatz von

- Ingwerwurzel (*Zingiberis rhizoma*),
- Kamillenblüten (*Matricariae flos*),
- Pfefferminzblättern (*Menthae piperitae folium*) und
- Erdbeerblättern (*Fragariae folium*)

in Betracht gezogen werden.

11.1.2 Vaginale Infektionen

Auch hier muss darauf hingewiesen werden, dass bei einer bestehenden Schwangerschaft schulmedizinische Präparate Vorrang haben sollten. Präventiv wird derzeit die Gabe von Laktobakterien breitflächig in klinischen Studien untersucht. Final kann jedoch noch keine Bewertung abgegeben werden. Auch wenn vaginale Ovula mit Majoran als Fertigarzneimittel zur Verfügung stehen, für die keine Restriktionen in der Schwangerschaft angegeben werden, ist entsprechende Vorsicht geboten.

11.1.3 Geburtsvorbereitung

Ab der 36. Schwangerschaftswoche empfehlen Hebammen häufig Teemischungen zur Geburtsvorbereitung. Für diese Empfehlungen, z. B. für Himbeerblätter und Frauenmantel, fehlen zurzeit wissenschaftliche Belege zur Wirksamkeit und damit auch der Beleg, dass diese Vorbereitungskuren in der Tat einen positiven Effekt auf die Geburt nehmen können. Eventuell sorgt das Zeremoniell der Teezubereitung, verbunden mit den milden aquatischen und noch nicht genau verifizierten hormonausgleichenden Wirkungen, für eine regelmäßige und positive Auseinandersetzung mit dem Geburtsgeschehen. Es gibt derzeit keine Hinweise auf Nebenwirkungen dieser Therapie.

11.2 Geburt

Auch hier gibt es nur sehr wenige klinische Untersuchungen. Inwieweit die Verwendung von pflanzlichen Arzneimitteln tatsächlich einen positiven Einfluss auf die Geburt nimmt, untersuchte eine kleine placebokontrollierte Untersuchung mit Nachtkerzenölkapseln: Ab der 40. Schwangerschaftswoche erhielten die Frauen für 7 Tage entweder 2-mal täglich 1000 mg Nachtkerzensamenöl oder ein Placebo. Es gab keine Unterschiede bezüglich der Dauer der Eröffnungsphase oder der Wehenaktivität [68].

Auch zur in Kliniken und Geburtshäusern immer häufiger eingesetzten Aromatherapie mit ätherischen Ölen gibt es zum jetzigen Zeitpunkt noch keine umfangreichen Erhebungen. Aufgrund der vorliegenden Ergebnisse ist aber davon auszugehen, dass das Wohlbefinden der Gebärenden gesteigert wird und auch der Bedarf an Schmerzmedikation sinkt. Allerdings können noch keine klaren Empfehlungen ausgesprochen werden [28].

Info

Hausmittel

Auch wenn es zu vielen Pflanzen aufgrund der breiten Anwendung in der Schwangerschaft einen guten Überblick über potenzielle Risiken und Nebenwirkungen gibt, ist anzumerken, dass die üblichen Dosierungen von Hausmitteln keine pharmakologischen Wirkungen erwarten lassen. Die Wirkung ist am wahrscheinlichsten durch einen Placeboeffekt zu erklären – was nicht negativ ist, solange eine Verbesserung erzeugt wird.

11.3 Postpartalzeit

11.3.1 Postpartale Dammpflege

Im Gegensatz zu den vorherigen Indikationen können klare Empfehlungen für postpartale Sitzbäder gegeben werden. Der Zusatz von gerbstoffhaltigen und antiphlogistischen Pflanzen fördert den Heilungsprozess nicht nur nach Dammschnitten.

Empfohlene Pflanzen hierfür sind:

- Myrrthe (*Myrtus communis*),
- Ringelblumenblüten (*Calendulae officinalis flos*),
- Kamillenblüten (*Matricariae flos*),
- Lavendelblüten (*Lavendulae flos*),
- Schafgarbe (*Millefolii herba/flos*),
- Rosenblüten (*Rosae flos*).

Nahezu jede Hebamme hat hierfür ihr Spezialrezept.

11.3.2 Mastitis puerperalis

Adjuvant zu den Leitlinien der Gesellschaft für Gynäkologie und Geburtshilfe zur Behandlung einer Mastitis können **Kohlwickel** empfohlen werden. Hierfür werden die gekühlten Blätter von Kohl eingeschnitten und nach dem Stillen auf die Brust gelegt. Sowohl die Kälte als auch die Senfölglykoside verschaffen eine Linderung der Schmerzen und der entzündlichen Veränderungen [7].

Teil 3
Pflanzenporträts

Die in den vorherigen Kapiteln angesprochenen Pflanzen und Pflanzenteile werden nachfolgend mit den möglichen Anwendungen in der Frauenheilkunde kurz und alphabetisch sortiert dargestellt. Diese Profile sind **Kurzmonografien** und können vollständige Monografien nicht ersetzen. Neben wichtigen Wirkstoffen sind die Haupteinsatzgebiete entsprechend der Monografien aus der HMPC-Sammlung, der WHO und den historischen Bewertungen der Kommission E aufgeführt. Ausführungen zu Nebenwirkungen, Kontraindikationen, möglichen Interaktionen sowie Hinweise zur Dosierung runden die Pflanzenprofile ab.

12 Die Pflanzenprofile in alphabetischer Reihenfolge

12.1 (Echte) Aloe (Aloe vera)

Anwendungsmöglichkeiten in der Frauenheilkunde Lokal: vaginale Trockenheit, Reizung der genitalen Schleimhaut (auch bei klimakterischen Beschwerden), Zystitis.

Wichtige Wirkstoffe Anthranoide, Polysaccharide mit Carboxypeptidasen.

Hauptwirkungen Laxierend, hydragog.

Wichtige monografische Indikationen

HMPC Beschrieben sind nur Indikationen für die innere Anwendung. Kurzfristige Anwendung bei Obstipation (Aloe vera wirkt stark abführend: Einsatz nur, wenn andere anthrachinonhaltige Pflanzen, wie Faulbaumrinde und Sennesblätter, keinen Erfolg gebracht haben).

WHO und Kommission E Entsprechend.

Dosierung/Zubereitung Innerlich: auf Aloin eingestelltes Extrakt 10–30 mg, jeweils die geringste Dosis, die noch zu einem geformten Stuhl führt, nicht länger als 1–2 Wochen.

Kontraindikationen Entzündliche Darmerkrankungen (z. B. Colitis ulcerosa), unklare abdominelle Beschwerden, Schwangerschaft (potenziell abortive Wirkung), Kinder unter 12 Jahre.

Nebenwirkungen
- Innere Anwendung: krampfartige gastrointestinale Beschwerden.
- Äußerliche Anwendung: keine bekannt.

Interaktionen Kaliummangel kann zur Verstärkung der Wirkung von Herzglykosiden führen.

Wussten Sie das?
Bei der topischen Behandlung wird der hydrogene Effekt genutzt. Für die Zubereitung wird nicht der anthrachinonhaltige Extrakt verwendet, sondern filetierte Aloeblätter, die weitestgehend frei von Anthrachinonen sind und auch in der Kosmetikindustrie eingesetzt werden.
Der Presssaft aus einem Blatt einer frischen Aloe (► **Abb. 12.1**) bietet hervorragende erste Hilfe bei Verbrennungen und kleineren Schnittwunden: Einfach ein Blattstück abschneiden und auspressen, den Saft über die Wunde laufen lassen.

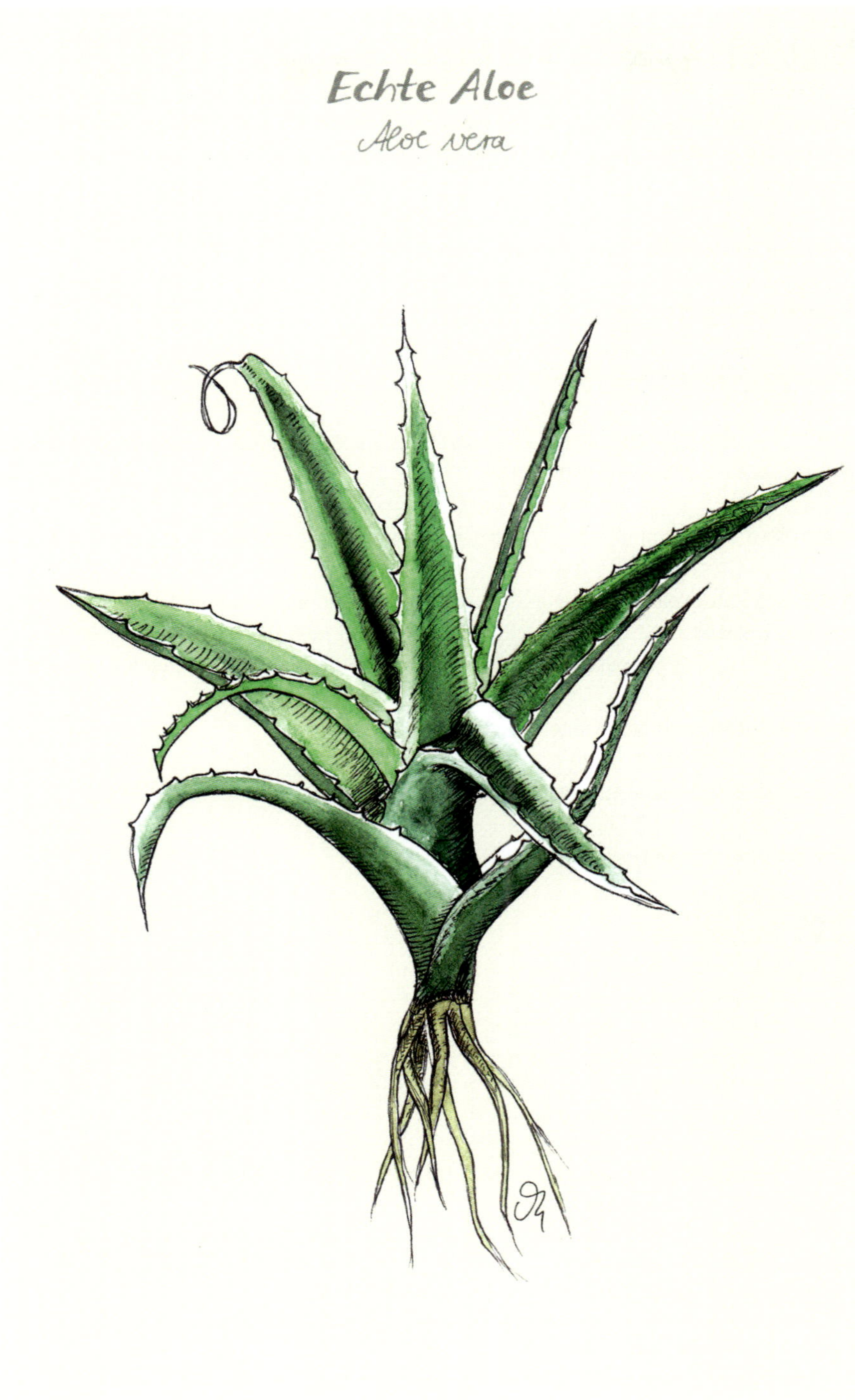

▶ **Abb. 12.1** (Echte) Aloe. (Quelle: Maren Sigmund)

12.2 Angelika (Angelica archangelica)

Anwendungsmöglichkeiten in der Frauenheilkunde Dysmenorrhö, sekundäre Amenorrhö, Ovarialzysten, allgemeine klimakterische Beschwerden, evtl. Osteoporoseprävention.

Wichtige Wirkstoffe Furanocumarine, ätherische Öle, Bitterstoffe.

Hauptwirkungen Spasmolytisch, cholagog.

Wichtige monografische Indikationen

ESCOP Dyspeptische Beschwerden, gastrointestinale Spasmen, Flatulenz, Völlegefühl, Appetitlosigkeit, Anorexie, Bronchitis.

Kommission E Spasmolytisch, cholagog, Förderung der Magensaft- und Gallensekretion.

Dosierung/Zubereitung Für gynäkologische Indikationen bestehen keine Empfehlungen. Die Tagesdosis bei dyspeptischen Beschwerden liegt bei 4,5 g Droge bzw. 1,5–3 g Fluidextrakt der zerkleinerten Droge. Hieran kann eine Dosierung angelehnt werden.

Kontraindikationen Schwangerschaft und Stillzeit.

Nebenwirkungen Erhöhte Fotosensibilisierung durch Furanocumarine.

Interaktionen Keine beschrieben.

Wussten Sie das?

Durch den hohen Gehalt an Furanocumarinen ist ein abortives Potenzial nicht ausgeschlossen. Der für Angelika auch gebrauchte Name „Engelwurz“ kommt jedoch nicht, wie oft postuliert, von den „Engelmacherinnen“, sondern von dem Erzengel (*Archangelus*), der die Menschen in Pestzeiten auf die Pflanze aufmerksam gemacht haben soll. Innerhalb der Signaturenlehre wurde die Pflanze (▶ **Abb. 12.2**) aufgrund ihrer zahlreichen Fruchtstände auch zur Steigerung der Fruchtbarkeit bei beiden Geschlechtern eingesetzt. Engelwurz hat ein „wärmendes Potenzial“ auf den gesamten Unterleib und ist aufgrund der spasmolytischen Eigenschaften an der glatten Muskulatur auch gut bei Dysmenorrhö einsetzbar.

Das Fließen der Körpersäfte führte in der volksmedizinischen Heilkunde häufig auch zur Verwendung bei Ovarialzysten (Stockung des Flusses), was auf der Grundlage der bisher bestimmten Inhaltsstoffe jedoch noch nicht erklärt werden kann.

Da für funktionelle Ovarialzysten jedoch wenig pflanzliche Alternativen zur Verfügung stehen, ist ein Behandlungsversuch nicht falsch und kann alternativ zu Mönchspfeffer in Erwägung gezogen werden.

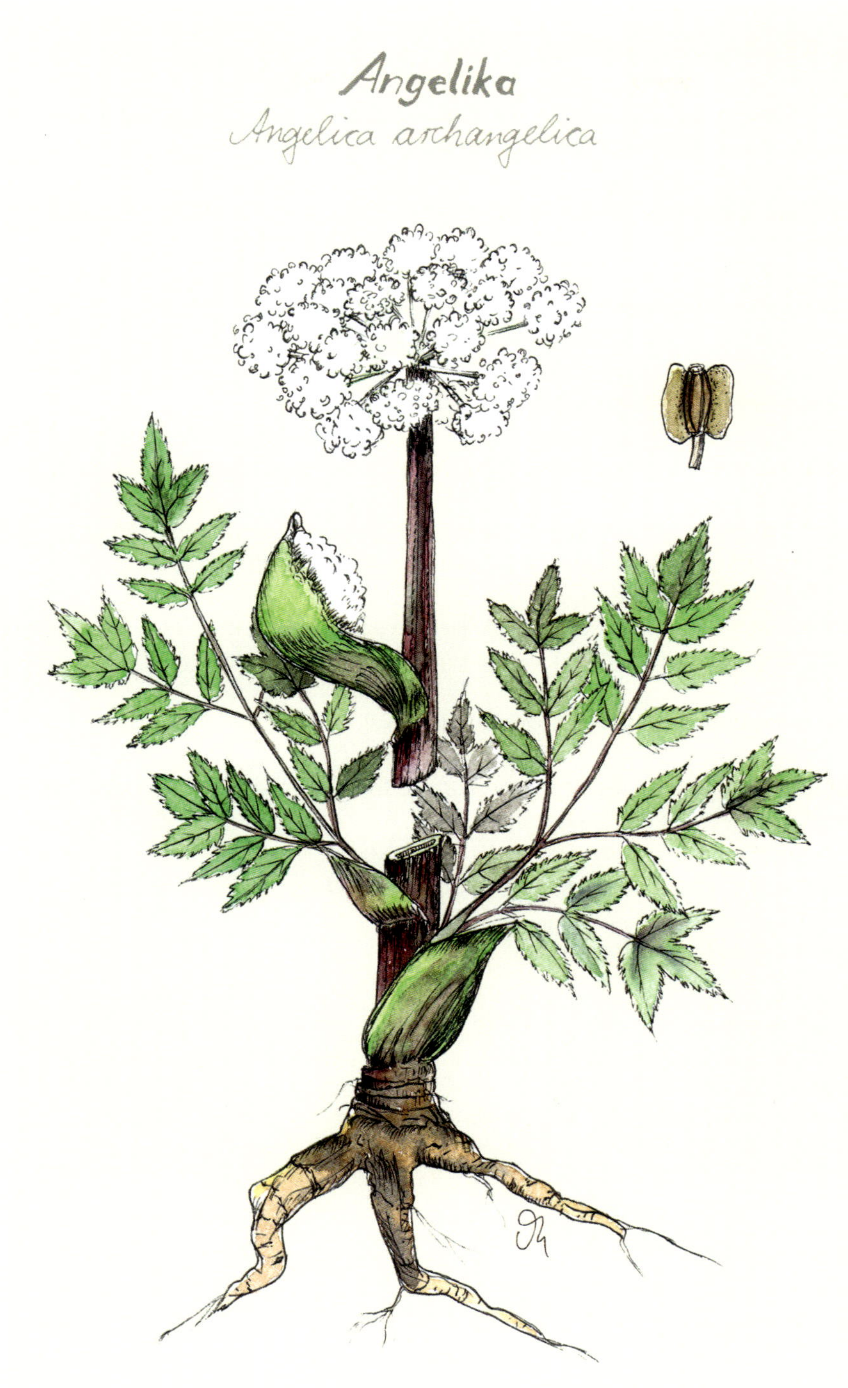

▶ **Abb. 12.2** Angelika. (Quelle: Maren Sigmund)

12.3 Arnikablüten (Arnicae flos)

Anwendungsmöglichkeiten in der Frauenheilkunde Äußerliche Anwendung: klimakterische schmerzhafte Gelenkentzündungen, Geburtsverletzungen.

Wichtige Wirkstoffe Helenanolide, Sesquiterpenlactone, Hispidulin, ätherisches Öl (Thymol).

Hauptwirkungen Antiphlogistisch, antiseptisch, hyperämisierend (daher nur bedingt für den Einsatz auf Schleimhäuten geeignet).

Wichtige monografische Indikationen

HMPC Unterstützung bei Prellungen und Verstauchungen, lokale Muskelschmerzen.

WHO Topisches *Counterirritant* (Gegenreizmittel) bei Schmerzen und Entzündungen aufgrund kleiner Verletzungen, Insektenstichen, oberflächlicher Phlebitis.

Kommission E Verletzung und Unfallfolgen, rheumatische Beschwerden, Furunkulose, oberflächliche Phlebitis, Insektenstiche.

Dosierung/Zubereitung 2 g Droge auf 100 ml, Salben maximal 25 % Tinktur.

Kontraindikationen Allergie gegen Korbblütler, keine innere Anwendung wegen arrhythmischer Wirkung am Herzen.

Nebenwirkungen Bei längerer Anwendung Ulkusbildung (auf verletzter Haut).

Interaktionen Keine bekannt.

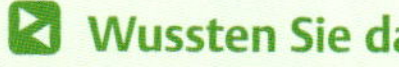

Wussten Sie das?

In der komplementären Medizin, der Homöopathie, werden Arnikablüten (▸ **Abb. 12.3**) als Kardinalmittel zur Behandlung von Verletzungen sehr breit eingesetzt. In diesem Bereich arbeitende Hebammen setzen gern Arnika C 30 zur Stillung von Geburtsblutungen ein – zuverlässige Studiendaten hierzu liegen nicht vor.

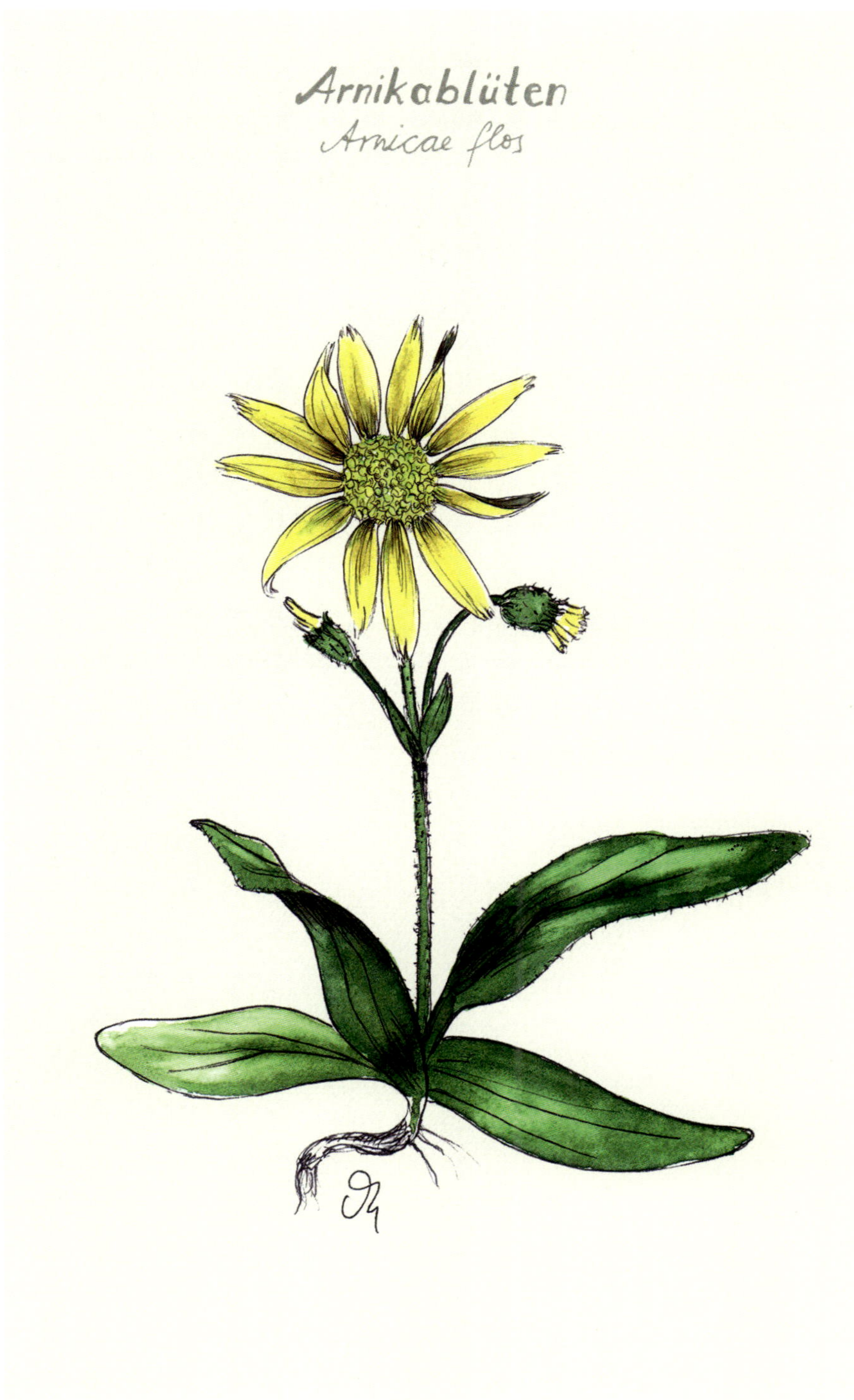

▶ **Abb. 12.3** Arnikablüten. (Quelle: Maren Sigmund)

12.4 Baldrianwurzel (Valerianae radix)

Anwendungsmöglichkeiten in der Frauenheilkunde Begleitmittel bei spastischen Krämpfen, prämenstruellem Syndrom, klimakterischen Beschwerden (innere Unruhe, Hitzewallungen).

Wichtige Wirkstoffe Hydrophile Ligane, Valerensäuren.

Hauptwirkungen Zentrale Beeinflussung der GABA-Benzodiazepinrezeptoren.

Wichtige monografische Indikationen

HMPC Unruhezustände, mentaler Stress, Einschlafhilfe.

WHO Entsprechend.

Kommission E Entsprechend.

Dosierung/Zubereitung 2–3 g täglich, Zubereitungen entsprechend. Für eine nicht schlaffördernde Wirkung sind Dosierungen bis 2 g Droge zu verwenden, die Gabe sollte abends erfolgen.

Kontraindikationen Keine bekannt.

Nebenwirkungen Müdigkeit.

Interaktionen Keine bekannt.

Wussten Sie das?

Das Einsatzgebiet als Schlaf- und Beruhigungsmittel ist in historischen Quellen nicht beschrieben, aber die Baldrianwurzel (► **Abb. 12.4**) fand breite Anwendung bei Infektionen, Entzündungen und Menstruationsstörungen. Wegen ihres starken Geruchs galt sie auch als Schutzpflanze vor Geistern.

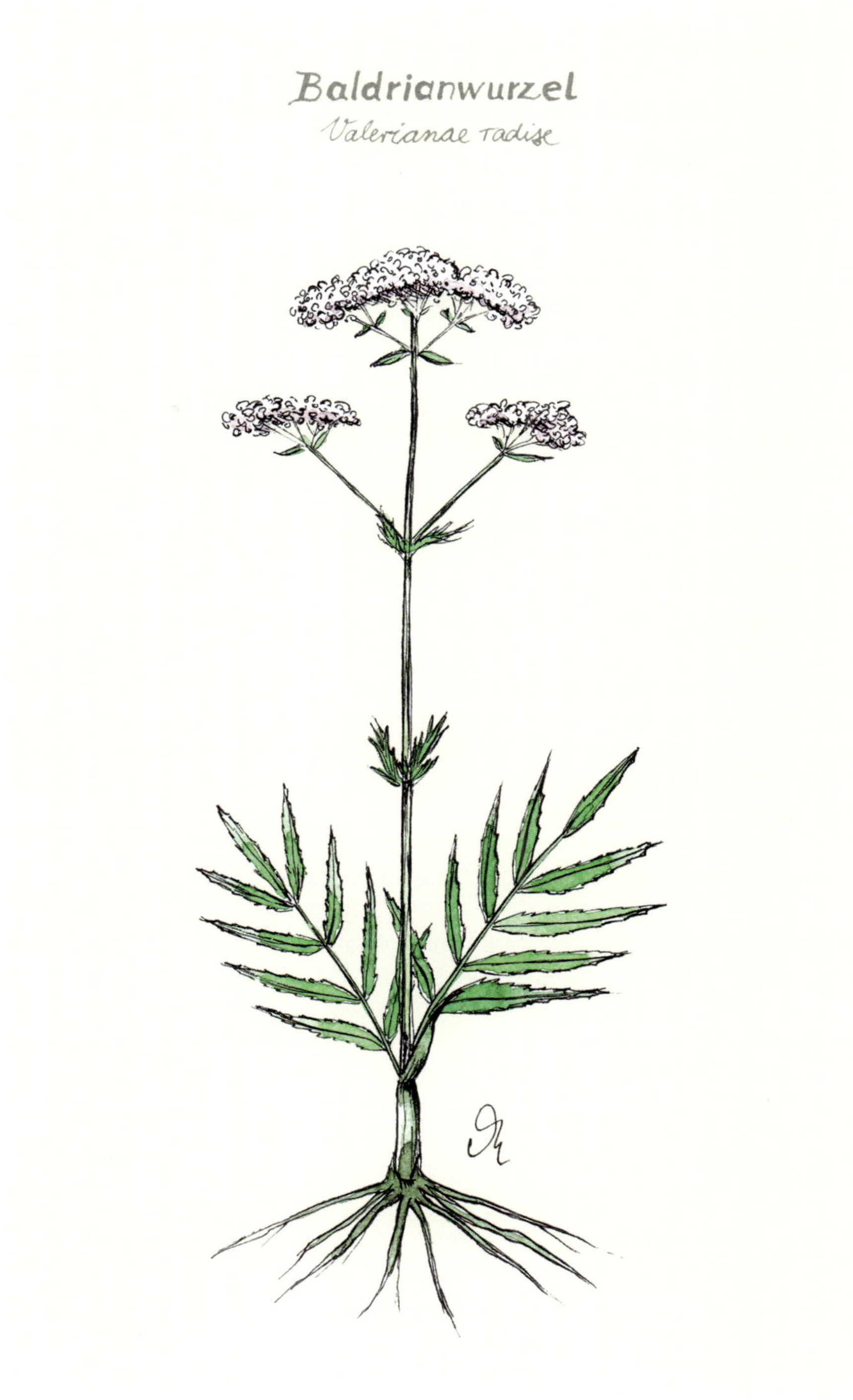

▶ **Abb. 12.4** Baldrianwurzel. (Quelle: Maren Sigmund)

12.5 Bärentraubenblätter (Uvae ursi folium)

Anwendungsmöglichkeiten in der Frauenheilkunde Zystitis, rezidivierende Harnwegsinfekte, Reizblase.

Wichtige Wirkstoffe Hydrochinonderivate (Arbutin), Gerbstoffe (hauptsächlich Tannine).

Hauptwirkungen Bakteriostatisch, aquaretisch.

Wichtige monografische Indikationen

HMPC Rezidivierende Harnwegsinfekte, Reizblase (Schmerzen, erhöhte Frequenz) bei Frauen, sofern andere Ursachen ausgeschlossen wurden.

WHO Mildes Urinantiseptikum für moderate Entzündungen des Urintrakts und der Blase (Zystitis, Urethritis, Dysurie).

Kommission E Entzündliche Erkrankungen der ableitenden Harnwege.

Dosierung/Zubereitung 3 g Droge auf 150 ml Wasser, bis zu 4-mal täglich. Als Kaltmazerat besser verträglich im Vergleich zum Teeaufguss. Fertigpräparate verfügbar. Arbutinhaltige Arzneimittel sollten nicht länger als 1 Woche und maximal 5-mal pro Jahr eingenommen werden – diese Angabe beruht auf einer theoretischen Risikoabschätzung.

Kontraindikationen Schwangerschaft, Stillzeit, Kinder unter 12 Jahre.

Nebenwirkungen Reizung des Gastrointestinaltrakts durch hohen Gerbstoffgehalt (Übelkeit, Erbrechen).

Interaktionen Die bakteriostatische Wirkung ist bei saurem Harn herabgesetzt. Bei fehlender Wirksamkeit den Harn mit pflanzlicher Kost oder Natriumhydrogenkarbonat alkalisieren.

Wussten Sie das?

Der Name Bärentraube weist botanisch darauf hin, dass wohl des Öfteren Bären beim Verzehr der leuchtend roten Beeren beobachten wurden. Das Heidekrautgewächs (► **Abb. 12.5**) ist in freier Natur stark rückläufig und steht in Deutschland unter Naturschutz.

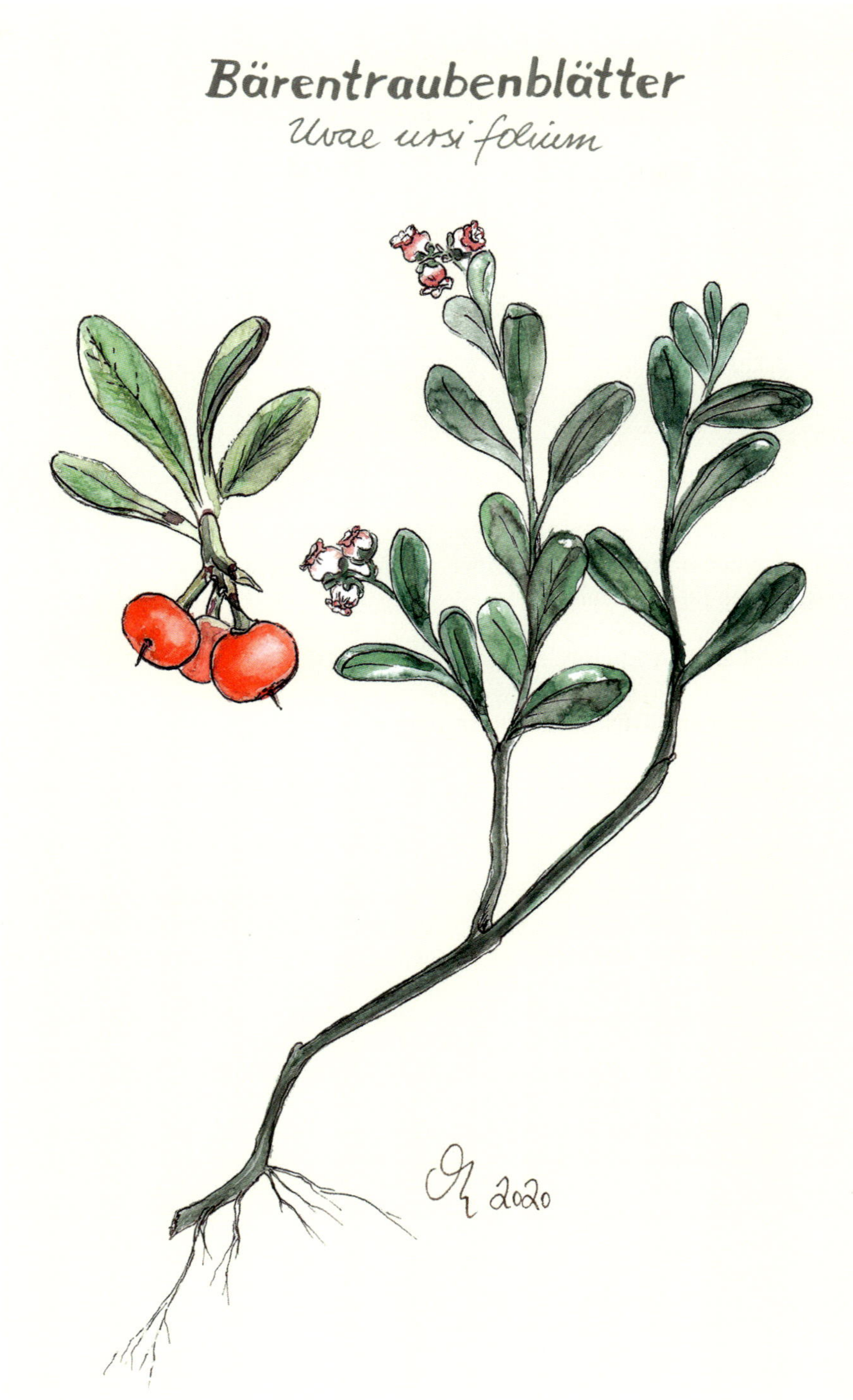

▸ **Abb. 12.5** Bärentraubenblätter. (Quelle: Maren Sigmund)

12.6 Beifußkraut (Artemisiae vulgaris herba)

Anwendungsmöglichkeiten in der Frauenheilkunde Krampflösend, Amenorrhö.

Wichtige Wirkstoffe Sesquiterpenlactone, ätherische Öle (Thujon, Cineol).

Hauptwirkungen Krampflösend.

Wichtige monografische Indikationen

HMPC Keine.

WHO Keine.

Kommission E Negativmonografie: fehlender Wirksamkeitsnachweis, allergen, abortiv.

Dosierung/Zubereitung 0,5–2 g Droge als Teeaufguss, maximal 3-mal pro Tag; Räucherungen zur Entspannung.

Kontraindikationen Schwangerschaft, Stillzeit.

Nebenwirkungen Allergieauslösend (Spättyp).

Interaktionen Keine beschrieben.

Wussten Sie das?

Von Beifuß (► **Abb. 12.6**) über Eberraute bis hin zu Estragon und Qin Hao sind diese Artemisia-Arten phytopharmazeutisch sowohl in der rationalen als auch in der traditionellen Therapie eine sehr interessante Gruppe. Es ist auffällig, dass verschiedenste Arten seit Langem therapeutisch genutzt werden und das in verschiedensten geografischen Gebieten, wo die Heilwirkungen empirisch, selbsttätig, aber übereinstimmend entdeckt wurden.

Mehrheitlich in allen Kulturen waren die Wirkung der Artemisia-Arten auf Verdauungsstörungen, wie Appetitlosigkeit, ikterische Veränderungen, und auch als „wurmtreibendes Mittel“ bekannt. Generell setzte man Artemisia-Arten zur Anregung der Körpersäfte und zur Behandlung von Fieber ein. Zum Fließen der Säfte gehörte auch das Menstruationsblut.

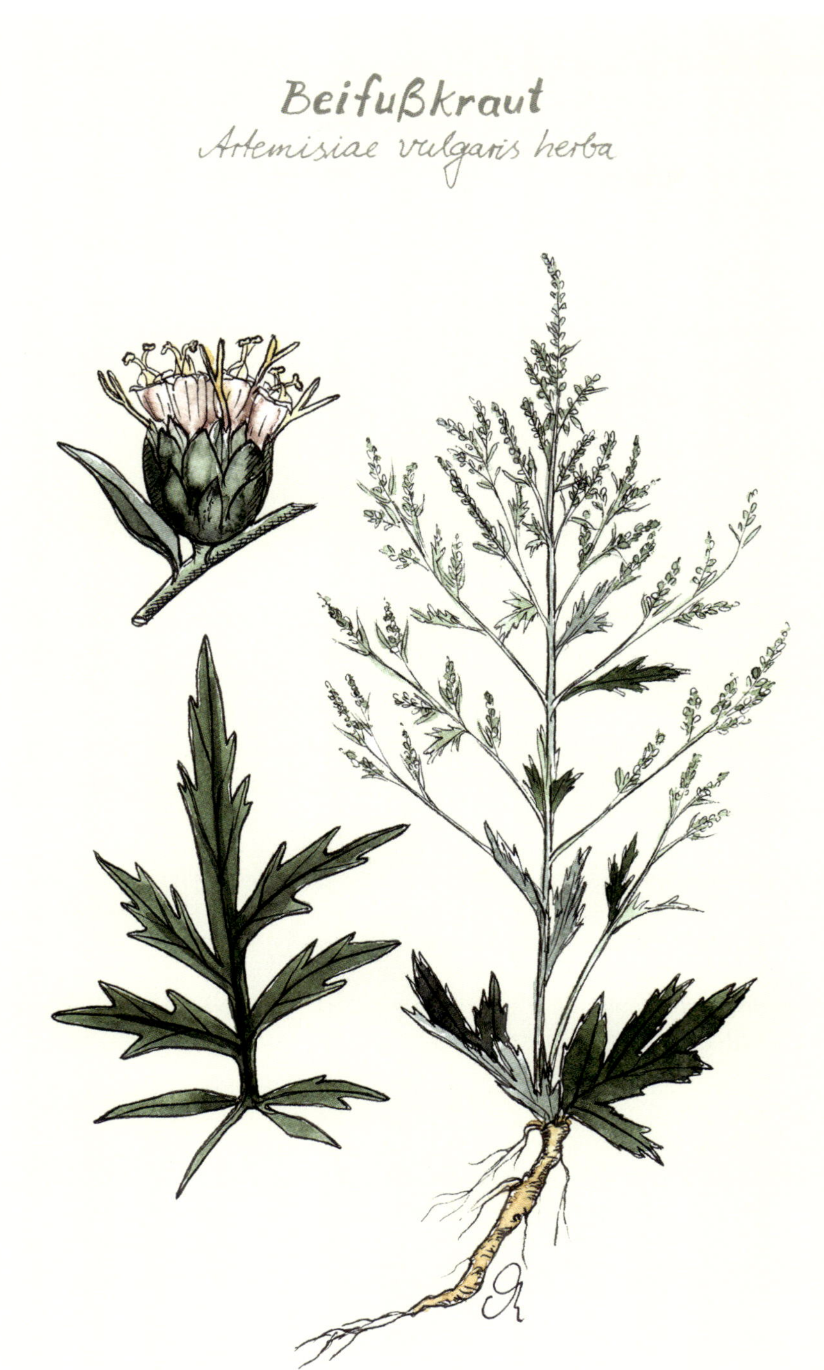

▸ **Abb. 12.6** Beifußkraut. (Quelle: Maren Sigmund)

12.7 Berberitzenwurzelrinde (Berberis vulgaris radicis cortex)

Anwendungsmöglichkeiten in der Frauenheilkunde Uterusmyome, Verwendung bei Zervixanomalien.

Wichtige Wirkstoffe Alkaloide (Berberin).

Hauptwirkungen Fungizid, bakteriostatisch, wachstumshemmend auf Tumorzellen.

Wichtige monografische Indikationen

HMPC Keine.

WHO Externe Verwendung bei Augenbeschwerden, wie Lidrandentzündungen, bei Magen-Darm-Beschwerden.

Kommission E Negativmonografie (Berberin ist toxisch, bei Einnahme von mehr als 0,5 g Berberin kommt es unter anderem zu Nierenreizungen, Vergiftungen mit Todesfolge sind möglich).

Dosierung/Zubereitung Homöopathische Urtinktur: kann vaginal als Tamponade verwendet werden. Als Fertigpräparat der anthroposophischen Medizin steht Berberis/Uterus comp. zur Verfügung.

Kontraindikationen Schwangerschaft, Stillzeit, Kinder unter 12 Jahren.

Nebenwirkungen Nierenreizung, nierentoxisch.

Interaktionen Bei oraler Gabe zahlreiche Interaktionen mit anderen Arzneimitteln, die z. B. CYP1A2, CYP3A4 enthalten, möglich.

Wussten Sie das?
Die beliebten Berberitzenfrüchte sind essbar und sehr gute Vitamin-C-Lieferanten. Berberin kommt auch in den Früchten vor, allerdings in einer sehr viel geringeren Konzentration als in der Wurzelrinde (► **Abb. 12.7**). Da das Alkaloid nur in sehr geringen Mengen aus dem Gastrointestinaltrakt resorbiert wird, sind Vergiftungen bei üblichem Verzehr der Früchte nicht zu erwarten.

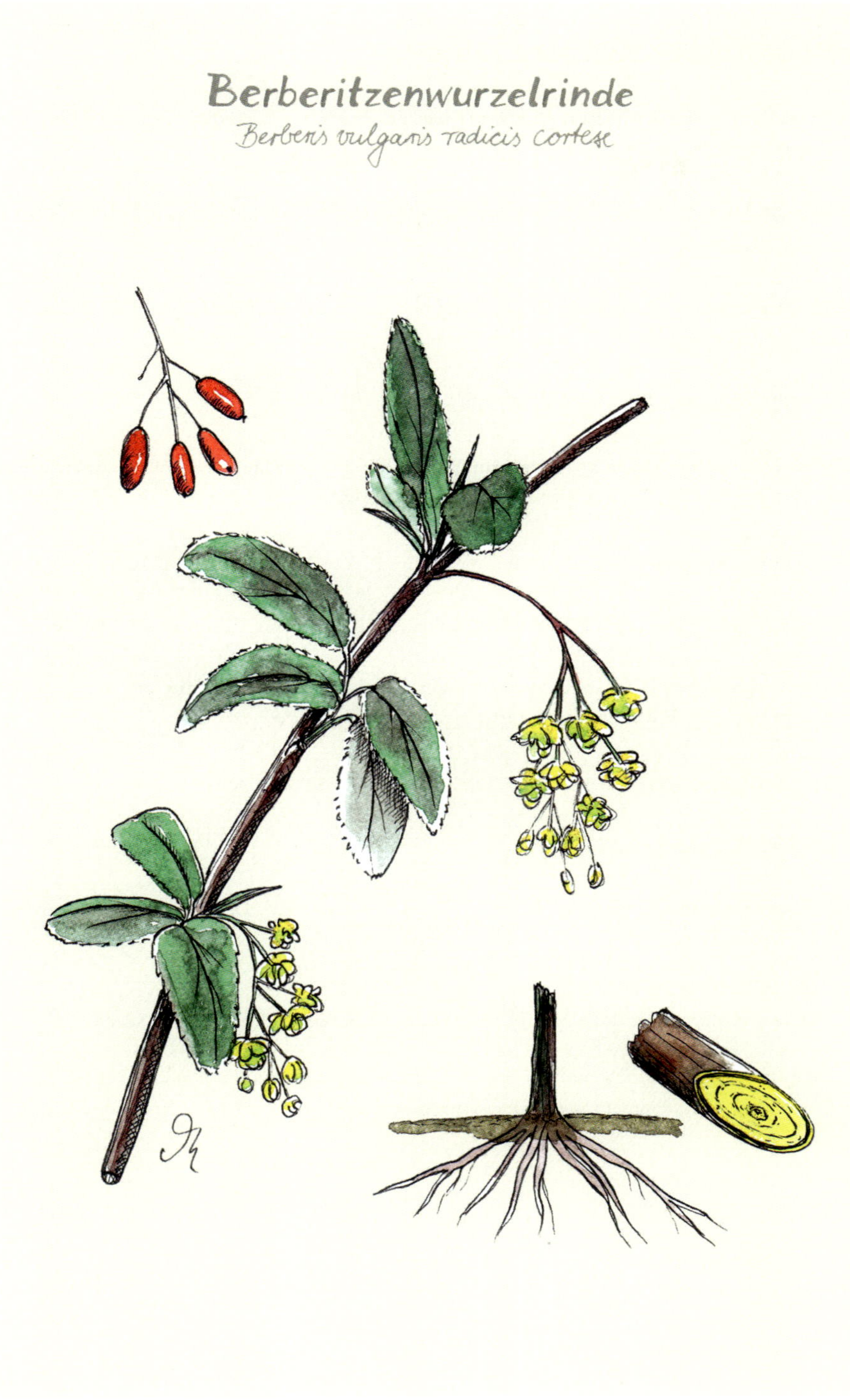

▶ **Abb. 12.7** Berberitzenwurzelrinde. (Quelle: Maren Sigmund)

12.8 Birkenblätter (Betulae folium)

Anwendungsmöglichkeiten in der Frauenheilkunde Mastalgie, Ödeme, klimakterische Gelenkbeschwerden.

Wichtige Wirkstoffe Betulin (Triterpen), mindestens 1,5 % Flavonoide, Triterpenester, Phenolcarbonsäuren.

Hauptwirkungen Diuretisch (Steigerung der Aquarese), antiphlogistisch, wundheilend (Rindenextrakte).

Wichtige monografische Indikationen

HMPC Durchspülungstherapie bei entzündlichen Erkrankungen und bei Nierengries, adjuvant bei bakteriellen Infektionen der ableitenden Harnwege.

WHO Entsprechend.

Kommission E Entsprechend, zusätzlich adjuvant bei rheumatischen Beschwerden.

Dosierung/Zubereitung 2–3 g Droge täglich, Zubereitungen entsprechend (Trockenextrakte und Frischpflanzenpresssaft).

Kontraindikationen Ödeme infolge Herz- oder Niereninsuffizienz.

Nebenwirkungen Keine bekannt.

Interaktionen Keine bekannt.

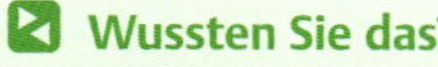

Wussten Sie das?
Birkenpech oder Birkenteer wurde schon in der Altsteinzeit als Klebemittel für Speere genutzt. Hierzu wurden Feuer aus der Rinde entzündet und das Harz des Baums verkocht. Inwieweit zu dieser Zeit die Birke (▶ **Abb. 12.8**) bereits als „Nierenbaum“ bekannt war, ist nicht zu eruieren.

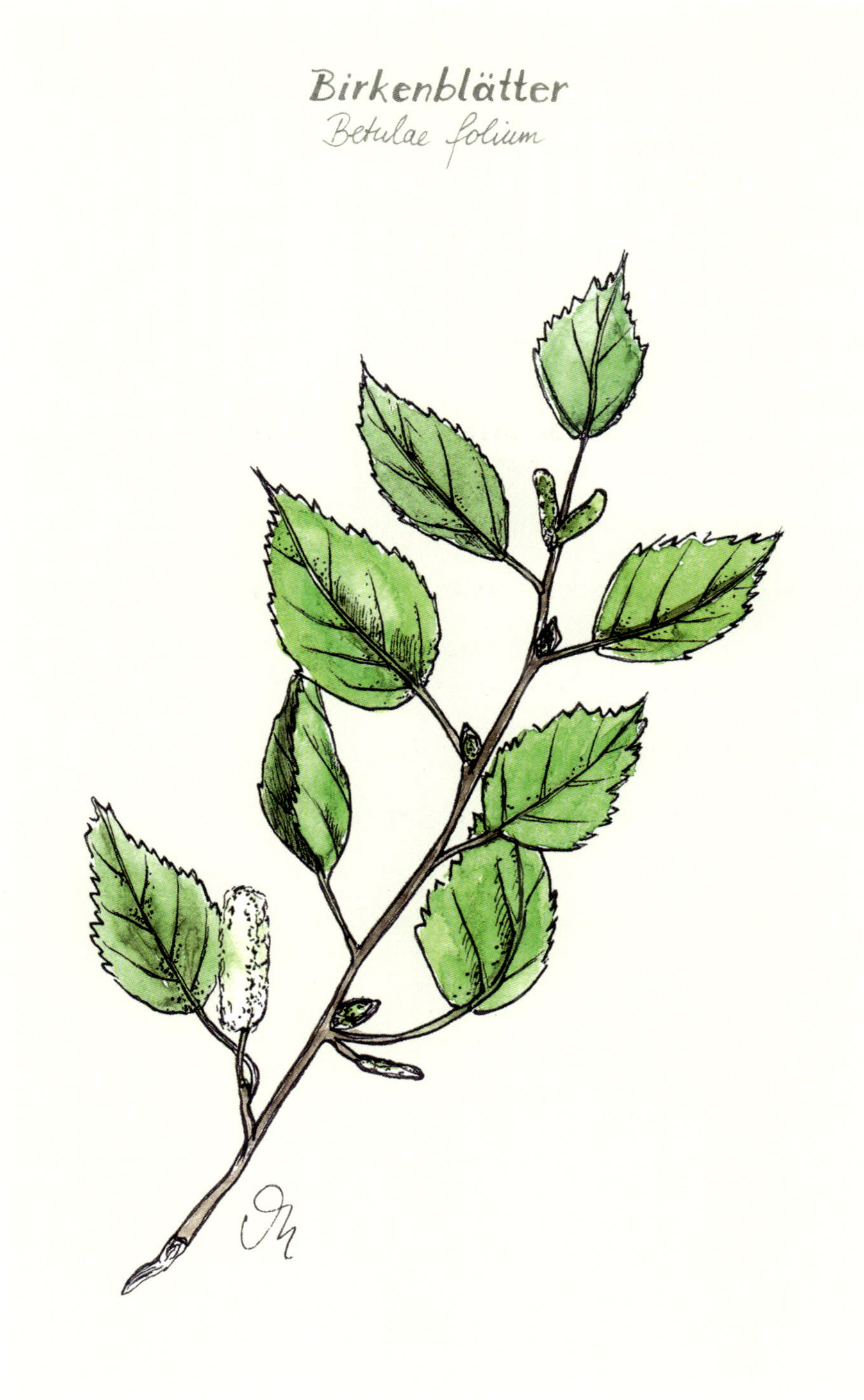

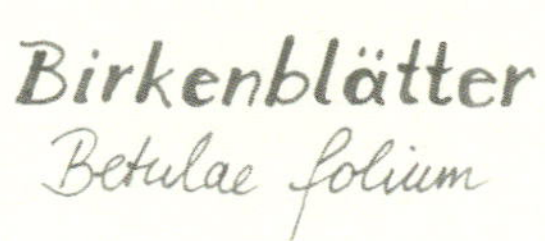

▶ **Abb. 12.8** Birkenblätter. (Quelle: Maren Sigmund)

12.9 Birnenblätter (Pyri communis folium)

Anwendungsmöglichkeiten in der Frauenheilkunde Langzeittherapeutikum bei rezidivierenden Harnwegsinfekten oder Reizblase.

Wichtige Wirkstoffe Arbutin (2–5 %), Gerbstoffe (z. B. Chlorogensäure), Phloretin.

Hauptwirkungen Harndesinfizierend.

Wichtige monografische Indikationen

HMPC Keine.

WHO Keine.

Kommission E Keine.

Dosierung/Zubereitung 2–3 g Droge täglich, als Teeaufguss oder in entsprechenden Aufbereitungen.

Kontraindikationen Keine bekannt.

Nebenwirkungen Keine bekannt.

Interaktionen Keine bekannt.

Wussten Sie das?

Birnenblätter (▶ **Abb. 12.9**) sind ein guter Ersatz für Bärentraubenblätter, vor allem bei Kindern oder Personen, die empfindlich auf Bitterstoffe reagieren.

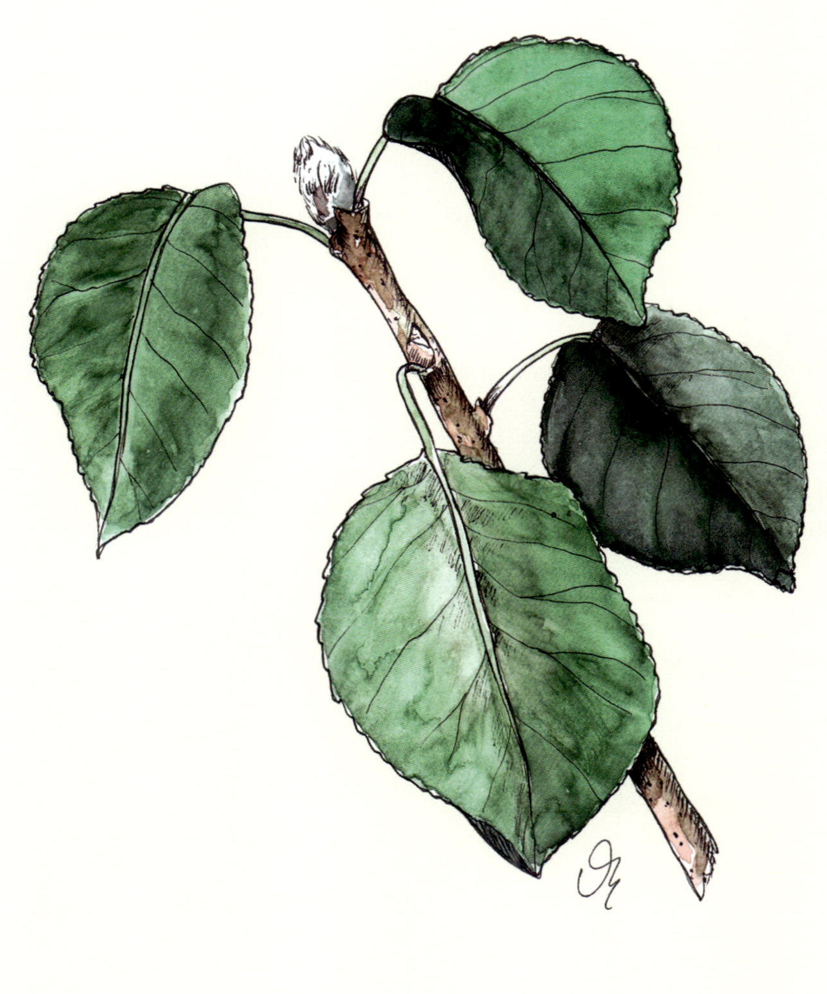

▶ **Abb. 12.9** Birnenblätter. (Quelle: Maren Sigmund)

12.10 Bockshornkleesamen (Trigonellae foeni semen)

Anwendungsmöglichkeiten in der Frauenheilkunde Prämenstruelles Syndrom, östrogendominante Zustände bei persistierenden ovariellen Funktionszysten oder Gelbkörperschwäche, klimakterische Beschwerden bei gleichzeitigem Einsatz von Isoflavonen.

Wichtige Wirkstoffe Foenugraecin (wird zu Diosgenin umgewandelt), 30 % Schleimstoffe.

Hauptwirkungen Appetitanregend, antiphlogistisch, leichte progesteronerge Wirkung.

Wichtige monografische Indikationen

HMPC Keine.

ESCOP Unterstützend bei Diabetes mellitus, außerdem leichte und mittlere Hypercholesterinämie, Anorexia nervosa.

WHO Appetitlosigkeit, adjuvant bei Höhenkrankheit.

Kommission E Entsprechend, außerdem äußere Anwendung bei Entzündungen.

Dosierung/Zubereitung Ca. 6 g pro Tag, zerquetschte Samen, pulverisierte Zubereitungen.

Kontraindikationen Keine bekannt.

Nebenwirkungen Keine bekannt.

Interaktionen Keine bekannt.

Wussten Sie das?

Der Bockshornklee (► **Abb. 12.10**) ist eine sehr alte Kulturpflanze: Die nach Ziegenbock duftenden Samen wurden als Grabbeilagen im alten Ägypten verwendet. Die Bezeichnung „Bockshorn“ kann eine Anspielung auf die nachgesagte aphrodisierende Wirkung sein. Phytochemisch gibt es hierfür aber keine rationale Begründung. Allerdings verzehrten Haremsdamen gern Bockshornkleesamen mit Milch, da den Samen eine appetitanregende Wirkung zugesprochen wurde – und Wohlbeleibtheit galt als Liebesreizmittel [78].

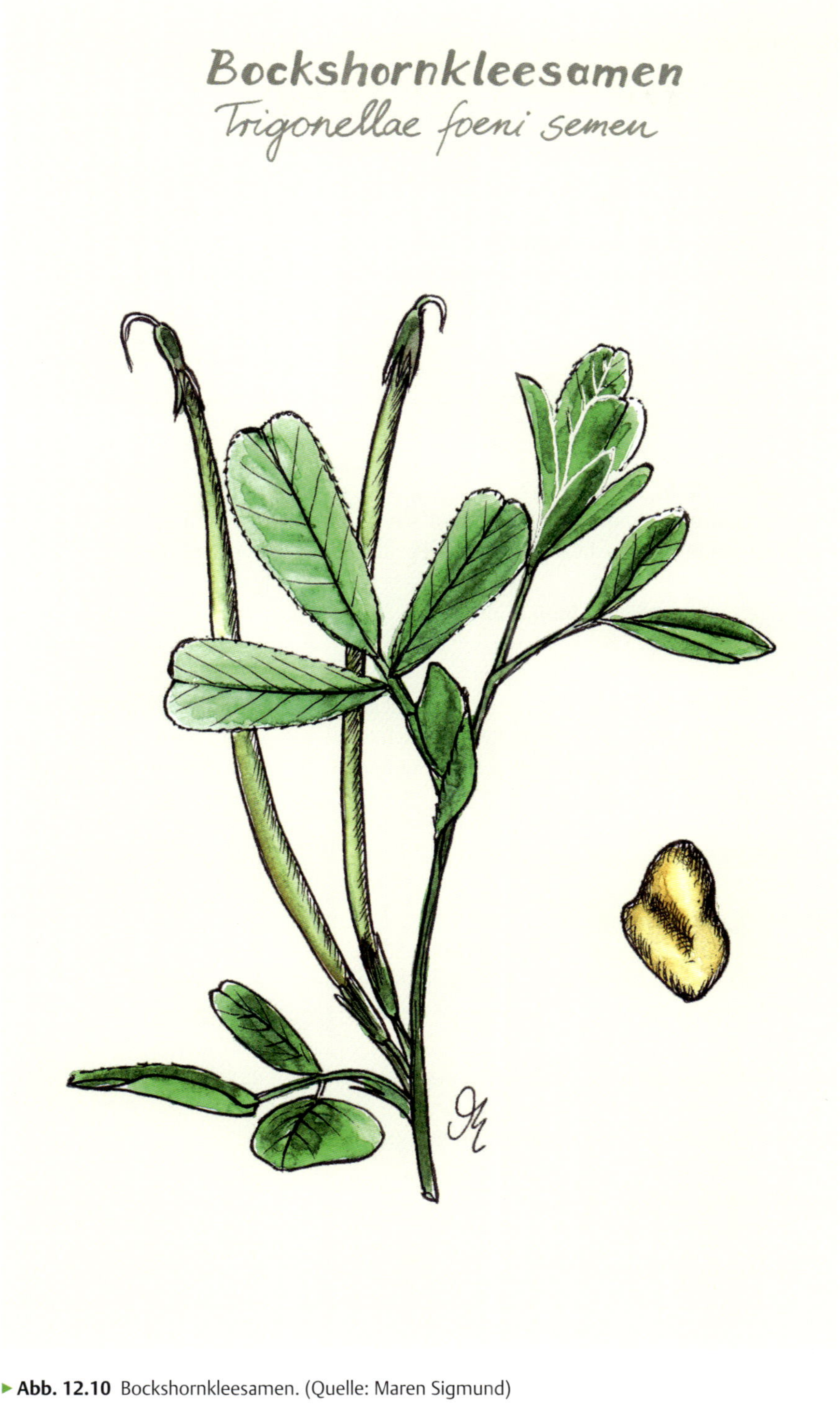

Bockshornkleesamen
Trigonellae foeni semen

▸ **Abb. 12.10** Bockshornkleesamen. (Quelle: Maren Sigmund)

12.11 Brennnesselblätter und -wurzel (Urticae dioicae folium/rhizoma)

Anwendungsmöglichkeiten in der Frauenheilkunde

- Blätter: Reizblase aufgrund hormoneller Imbalance (Pubertät, Perimenopause), postpartum zur Stärkung und zur Anregung der Milchproduktion, anämische Zustände zur Unterstützung der Konstitution.
- Wurzel: klimakterische Gelenkbeschwerden, hyperandrogenämische Störungen (vermehrte Gesichtsbehaarung, Haarausfall) im Klimakterium.

Wichtige Wirkstoffe

- Blätter: Kaffeoyläpfelsäure, Chlorogensäure, Flavonoide, Mineralsalze, Kieselsäure.
- Wurzel: Sterole, β-Sitosterol, Cumarin, Agglutinine.

Hauptwirkungen

- Blätter: diuretisch (Aquarese), spasmolytisch, immunmodulierend.
- Wurzel: diuretisch, leicht antiandrogen, Beeinflussung der 5α-Reduktase.

Wichtige monografische Indikationen

HMPC

- Blätter: Erhöhung der Diurese bei entzündlichem Geschehen der ableitenden Harnwege, Arthritis/Arthrose, rheumatische Beschwerden.
- Wurzel: benigne Prostatahyperplasie (Stadium I-II), Erhöhung Miktionsvolumen, rheumatische Erkrankungen.

WHO und Kommission E Entsprechend.

Dosierung/Zubereitung

- Blätter: mittlere Tagesdosis: 8–12 g Droge.
- Wurzel: mittlere Tagesdosis: 4–6 g Droge, Zubereitungen entsprechend.
- Standardisierte Fertigarzneimittel erhältlich, auch Frischpresssaft aus Blättern.

Kontraindikationen Kardiale Ödeme, eingeschränkte Nierenfunktion.

Nebenwirkungen Gelegentlich Magenbeschwerden.

Interaktionen Keine bekannt.

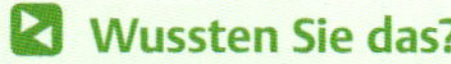

Wussten Sie das?

Bei Mastalgie sollte die Brennnessel (► **Abb. 12.11**) nicht eingesetzt werden, da die Milchproduktion gesteigert werden kann.

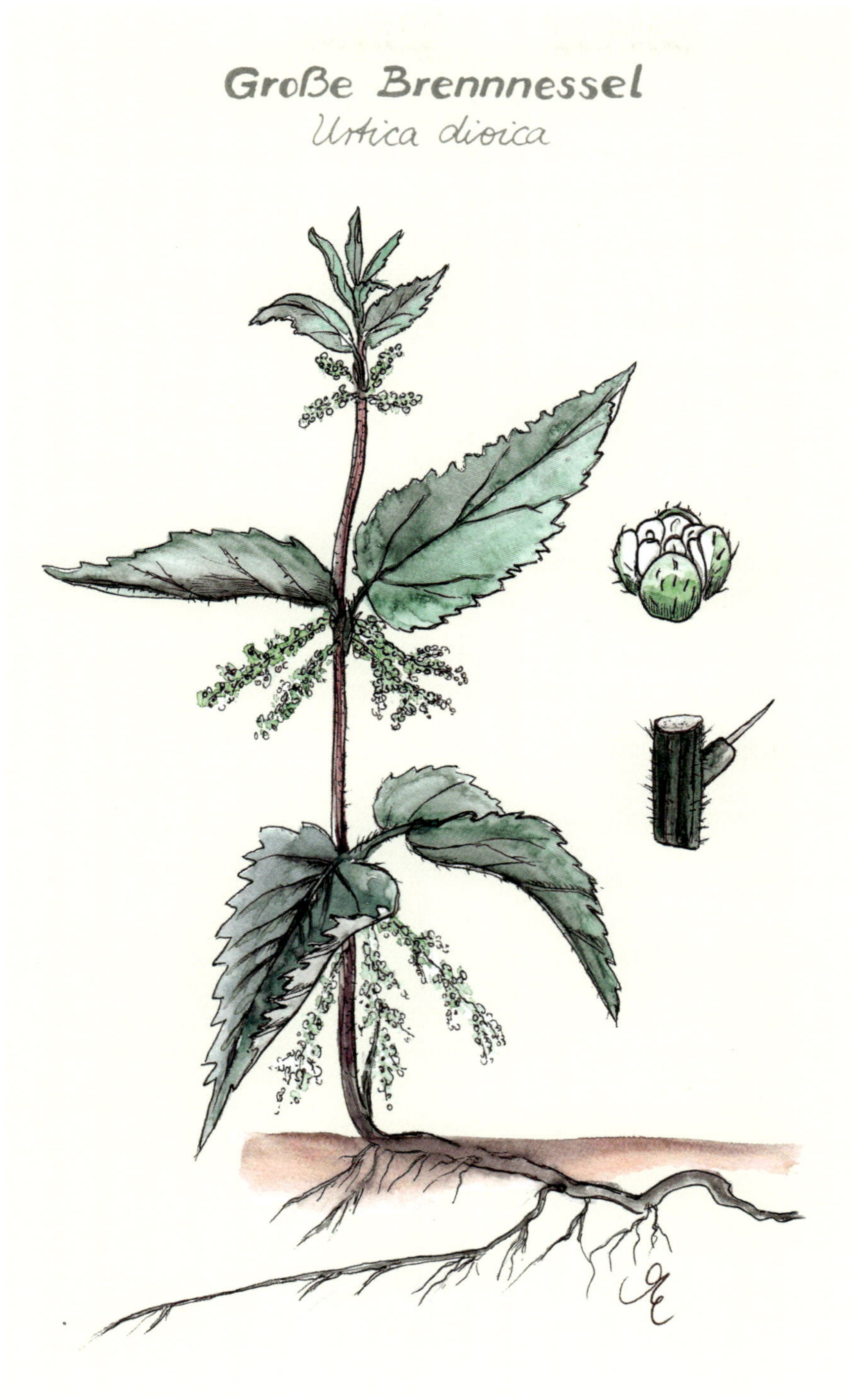

▶ **Abb. 12.11** Große Brennnessel. (Quelle: Maren Sigmund)

12.12
Brombeerblätter (Rubi fruticosi folium)

Anwendungsmöglichkeiten in der Frauenheilkunde Behandlung von Störungen des Menstruationszyklus, wie verkürzte Zyklen und Zwischenblutungen bei jungen Mädchen nach der Menarche, Weißfluss.

Wichtige Wirkstoffe Gerbstoffe, Flavonoide.

Hauptwirkungen Adstringierend.

Wichtige monografische Indikationen

HMPC Keine.

WHO Keine.

Kommission E Unspezifische Durchfallerkrankungen, leichte Entzündungen im Mund- und Rachenraum.

Dosierung/Zubereitung Mittlere Tagesdosis: 4–5 g Droge, Zubereitungen (Tee) entsprechend, vaginale Waschungen bei unspezifischem Weißfluss.

Kontraindikationen Keine bekannt.

Nebenwirkungen Keine bekannt.

Interaktionen Keine bekannt.

Wussten Sie das?
Die Behandlung des vaginalen Weißflusses stellt eine sehr alte Indikation für Brombeerblätter (▶ **Abb. 12.12**) dar, auch J. Gerard beschrieb diese 1597 in seiner Enzyklopädie *The Herball*. Die Waschung sollte laut seiner Empfehlung bei Männern und Frauen vorgenommen werden. Dies legt nahe, dass der beschriebene „Weißfluss“ wohl eher Symptom sexuell übertragener Erkrankungen als durch hormonelle Imbalance hervorgerufener Fluor albus gewesen sein könnte.

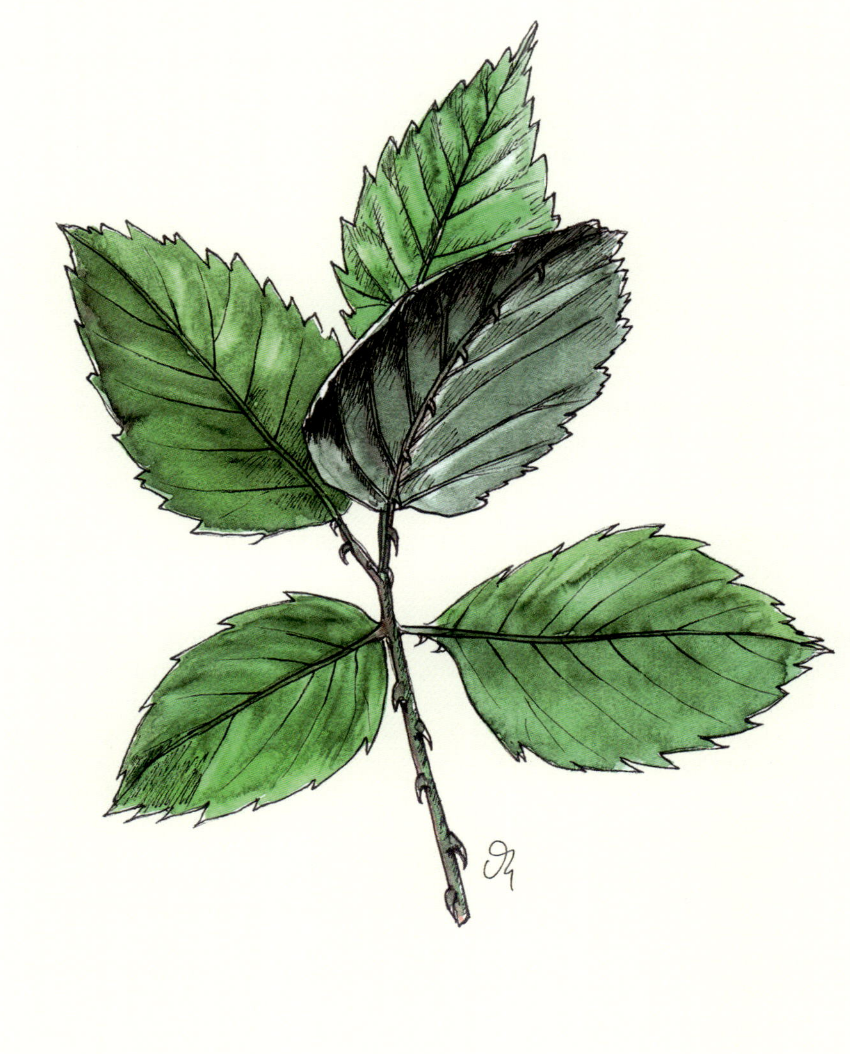

► **Abb. 12.12** Brombeerblätter. (Quelle: Maren Sigmund)

12.13
Buchweizenkraut (Fagopyri herba)

Anwendungsmöglichkeiten in der Frauenheilkunde Zwischenblutungen (auch bei Myomen), Mikrozirkulationsstörungen, Arterioskleroseprophylaxe, Schleimhautblutungen.

Wichtige Wirkstoffe 4–9 % Rutin, Hyperosid, Quercetin, Fagopyrin (nur in Blüten und Samenschalen).

Hauptwirkungen Ödemprotektiv (Hemmung der Hyaluronidase bei verstärkter Kapillarpermeabilität).

Wichtige monografische Indikationen

HMPC Keine.

WHO Keine.

Kommission E Keine.

Dosierung/Zubereitung Kalkuliert auf die Menge von Rutin ca. 150 mg pro Tag (2 g Droge auf 200 ml Wasser, mindestens 3 Min. köcheln), 3-mal täglich, Zubereitungen entsprechend.

Kontraindikationen Keine bekannt, nur ungenügende Daten zur Verwendung bei Schwangeren, Stillenden und Kindern.

Nebenwirkungen Fotosensibilisierung in Abhängigkeit vom Fagopyringehalt (wobei Fagopyrin nur in Blüten und Samenschalen, nicht aber im Kraut vorkommt), gelegentlich Kopfschmerzen.

Interaktionen Keine bekannt.

 **Wussten Sie das?**

In klinischen Studien konnten eine Normalisierung der Kapillarpermeabilität sowie eine Abnahme von Ödemen bei chronisch-venöser Insuffizienz nachgewiesen werden [62] – was aufgrund des hohen Rutingehalts klinisch-pharmakologisch plausibel ist. Die Früchte des Buchweizenkrauts (▶ **Abb. 12.13**) werden wieder vermehrt als Nahrungsmittel eingesetzt (als glutenfreie Mehloption, Grützen). Nebenwirkungen aufgrund des Fagopyringehalts scheinen kaum aufzutreten.

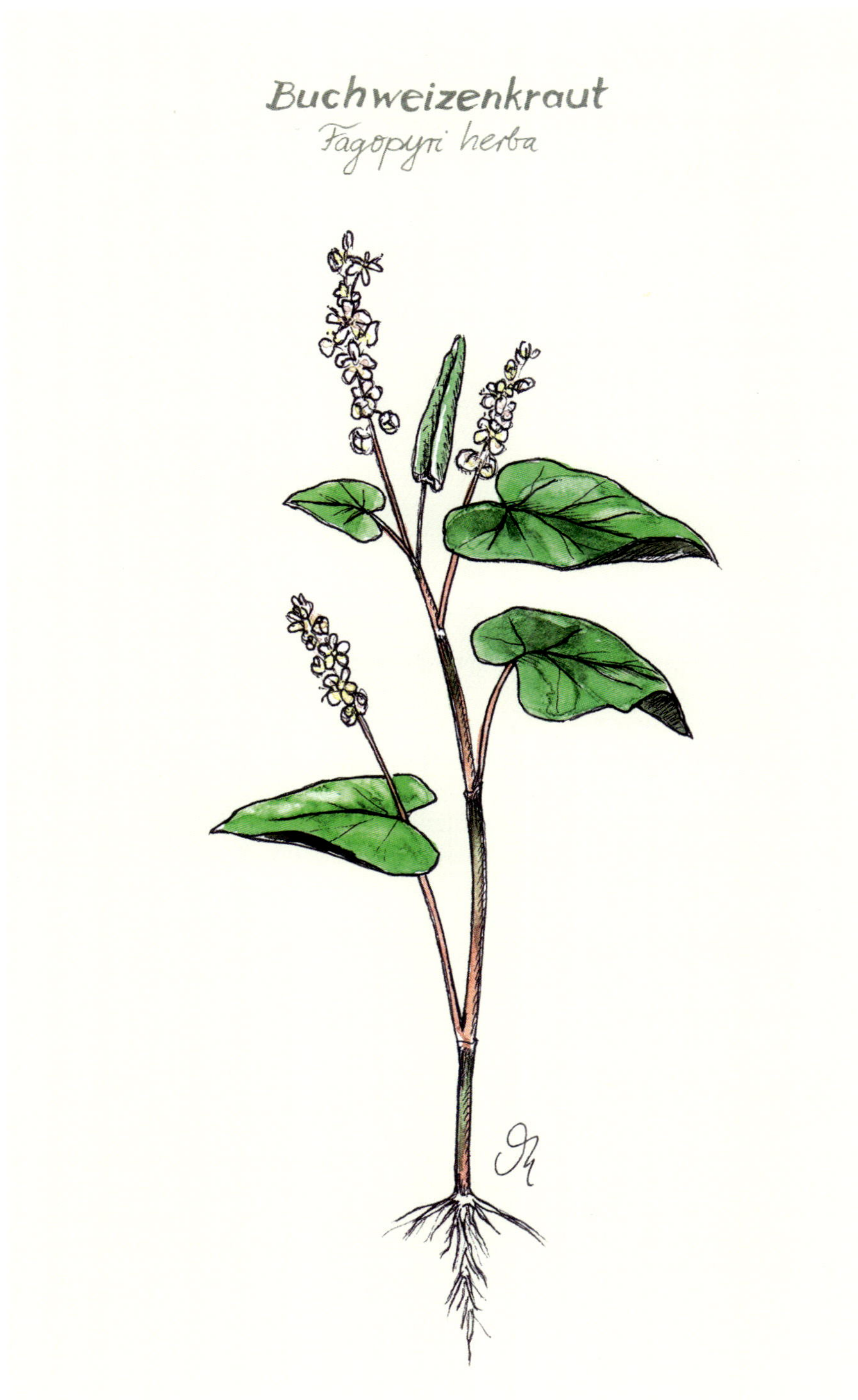

▶ **Abb. 12.13** Buchweizenkraut. (Quelle: Maren Sigmund)

12.14 Eisenkraut (Verbenae herba)

Anwendungsmöglichkeiten in der Frauenheilkunde Amenorrhö und menstruale Tempostörungen, Anwendungen bei klimakterischen Beschwerden (Unruhe, Erschöpfung, depressive Verstimmung).

Zur Förderung der Milchsekretion sollte Eisenkraut nicht mehr eingesetzt werden, da die entstehenden Metaboliten nicht ausreichend klassifiziert sind.

Wichtige Wirkstoffe Iridoide, Verbenalin, Flavonoide, Hydroxyzimtsäure, Adenosin (geringe Menge), Schleimstoffe.

Hauptwirkungen Sekretolytisch, antiinflammatorisch.

Wichtige monografische Indikationen

HMPC Keine.

WHO Keine.

Kommission E Negativmonografie, kein Wirksamkeitsnachweis.

Dosierung/Zubereitung 2–4 g Pflanzenkraut oder Äquivalent. Die Einnahme als Tee sollte auf maximal 3 Tassen pro Tag begrenzt werden.

Kontraindikationen Schwangerschaft (Uteruskontraktion), Stillperiode, Kinder unter 12 Jahre, manifeste Anämie (da Eisenresorption verringert werden kann), Vorsicht bei Hypothyreose.

Nebenwirkungen Bei höherer Dosierung Übelkeit, Erbrechen.

Interaktionen Keine bekannt.

 **Wussten Sie das?**

Obwohl das Eisenkraut (► **Abb. 12.14**) vielfältig verwendet wird, fiel die Bewertung der Kommission E negativ aus, da keine Wirkungsnachweise erbracht wurden, die aber allein aufgrund der Inhaltsstoffe als kausal gelten könnten. Auch bei WHO, EMA befinden sich zurzeit keine gültigen Monografien. Vor allem in Spanien wird Verbena-Öl topisch zur Wundbehandlung eingesetzt. Der Legende nach wurden auch Jesu Wunden damit behandelt, nachdem er vom Kreuz abgenommen worden war.

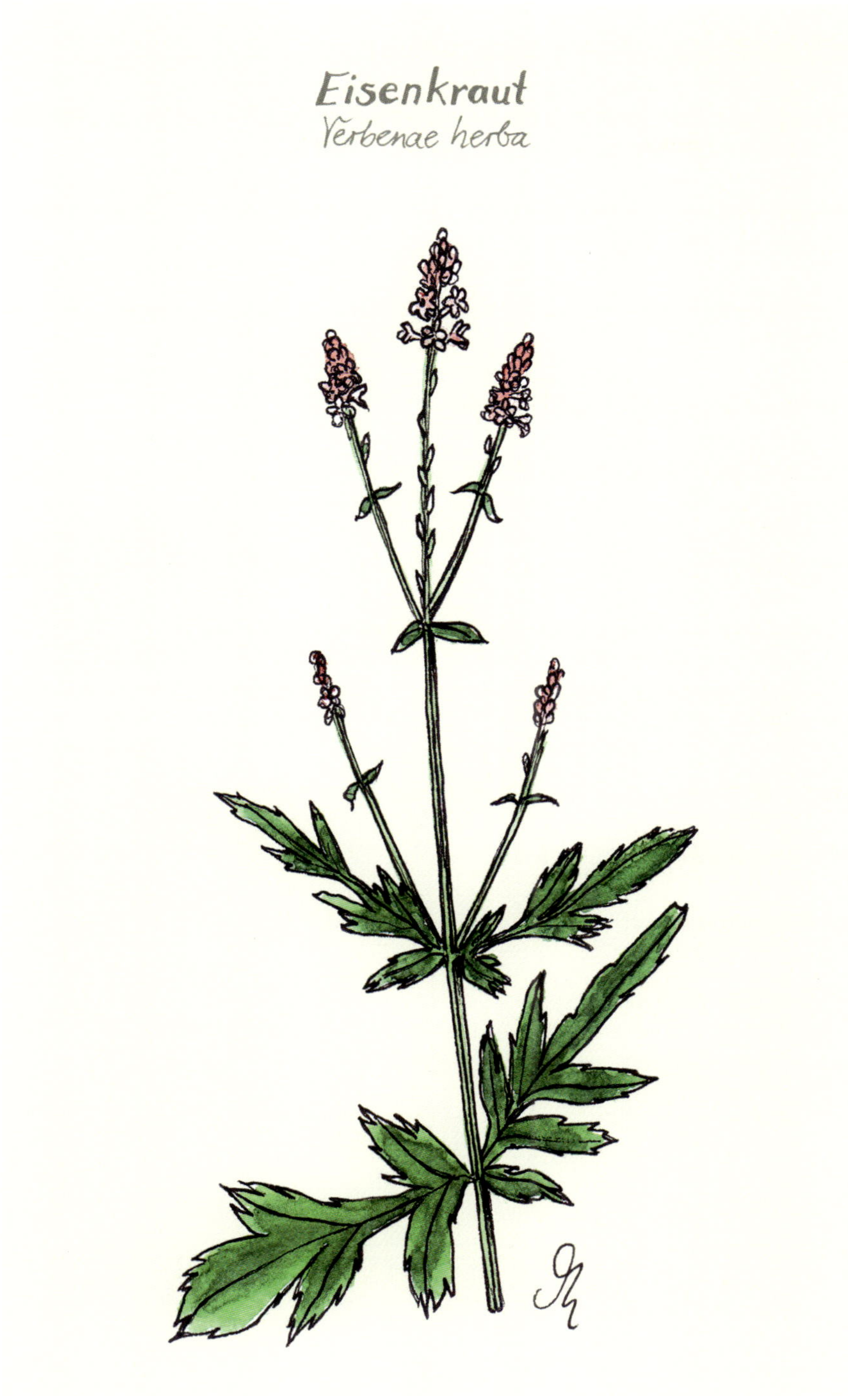

▶ **Abb. 12.14** Eisenkraut. (Quelle: Maren Sigmund)

12.15 Erdrauchkraut (Fumariae herba)

Anwendungsmöglichkeiten in der Frauenheilkunde Dysmenorrhö, prämenstruelles Syndrom, in Kombinationen bei Uterusmyomen.

Wichtige Wirkstoffe Chinolinalkaloide, Fumarsäureester (Dimethylfumarat), Kaffeesäurederivate.

Hauptwirkungen Leicht spasmolytisch (oberer Verdauungstrakt), cholagog, antiphlogistisch.

Wichtige monografische Indikationen

HMPC Erhöhung des Gallenflusses, Verdauungsstörungen (Flatulenz, langsame Verdauung, Völlegefühl).

WHO Keine.

Kommission E Gallenkoliken, Spasmen des oberen Verdauungstrakts.

Dosierung/Zubereitung Mittlere Tagesdosis: 6 g Droge, Zubereitungen entsprechend (Tee, Tinktur).

Kontraindikationen Verschluss der Gallenwege, Vorsicht bei Cholelithiasis.

Nebenwirkungen Keine beschrieben.

Interaktionen Keine beschrieben.

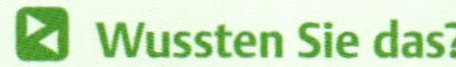

Wussten Sie das?

Aufgrund der starken cholagogen Wirkung wird das Erdrauchkraut (► **Abb. 12.15**) oft zur Ausleitungstherapie von Giftstoffen eingesetzt.

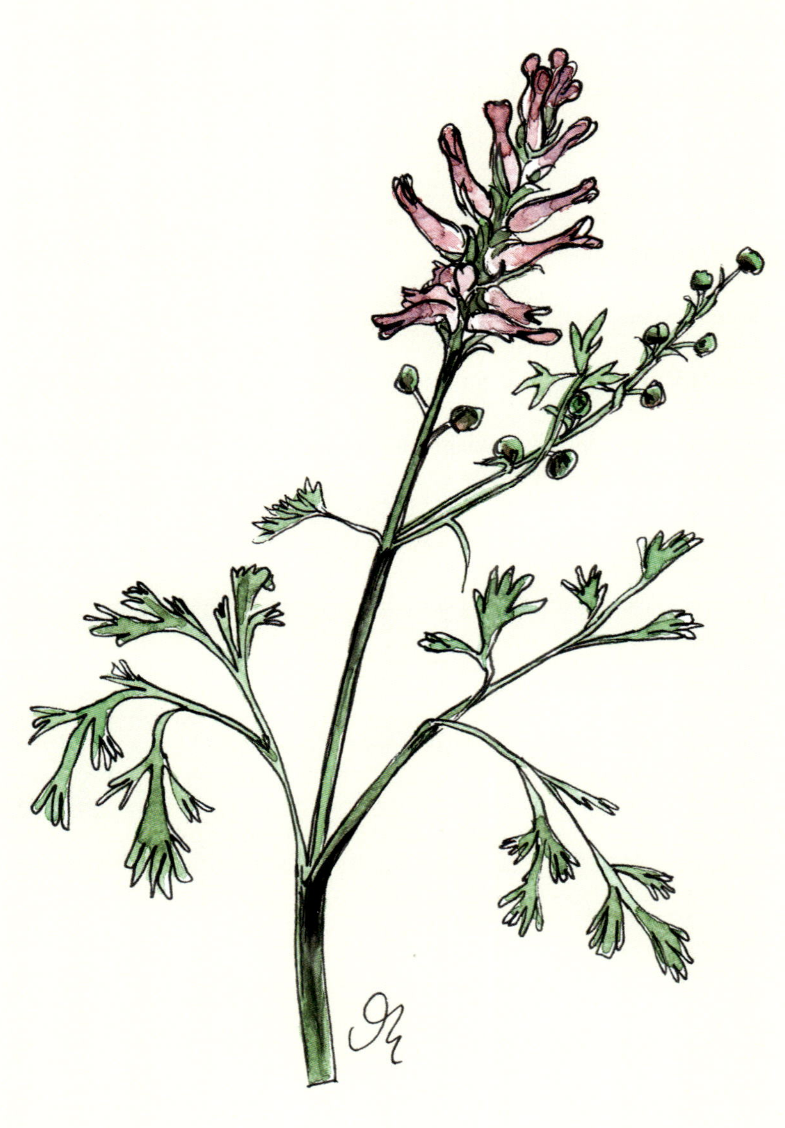

▶ **Abb. 12.15** Erdrauchkraut. (Quelle: Maren Sigmund)

12.16 Färberdistelblüte (Carthami tinctorii flos)

Anwendungsmöglichkeiten in der Frauenheilkunde Emmenagogum, Dysmenorrhö.

Wichtige Wirkstoffe Chalconglycosid, Carthamin, Flavonoide, fettes Öl.

Hauptwirkungen Steigerung der Uteruskontraktion, antipyretisch, analgetisch.

Wichtige monografische Indikationen

HMPC Keine.

WHO Amenorrhö, Dysmenorrhö, externe Verwendung zur Schmerzstillung bei Verletzungen, Antikoagulation.

Kommission E Keine.

Dosierung/Zubereitung 3–9 g täglich, Zubereitungen entsprechend (Tinktur).

Kontraindikationen Schwangerschaft, Allergien gegen Korbblütler, Gerinnungsstörungen, Behandlung mit Antikoagulanzien.

Nebenwirkungen Verstärkung menstrualer Blutung, Schwindel, allergische Reaktionen.

Interaktionen Wirkungsverstärkung von antikoagulatorischen Therapien.

Wussten Sie das?

Obwohl die Färberdistel (► **Abb. 12.16**) in Europa heimisch ist, ist sie aus europäischen Arzneipflanzenbüchern so gut wie verschwunden. Allerdings findet Distelöl immer häufiger den Weg in die deutsche Küche, auch als Nahrungsergänzungsmittel. Färberdistelblüten (auch Saflorblüten) sind immer häufiger in Salaten zu finden. Schwangere sollten beim Verzehr vorsichtig sein. Auch wenn die übliche Verzehrmenge keinen Abort bewirken kann, können aber Uteruskontraktionen gesteigert werden. Dass die Pflanze historisch als Abortivum eingesetzt wurde, ist aus Rumänien dokumentiert [16].

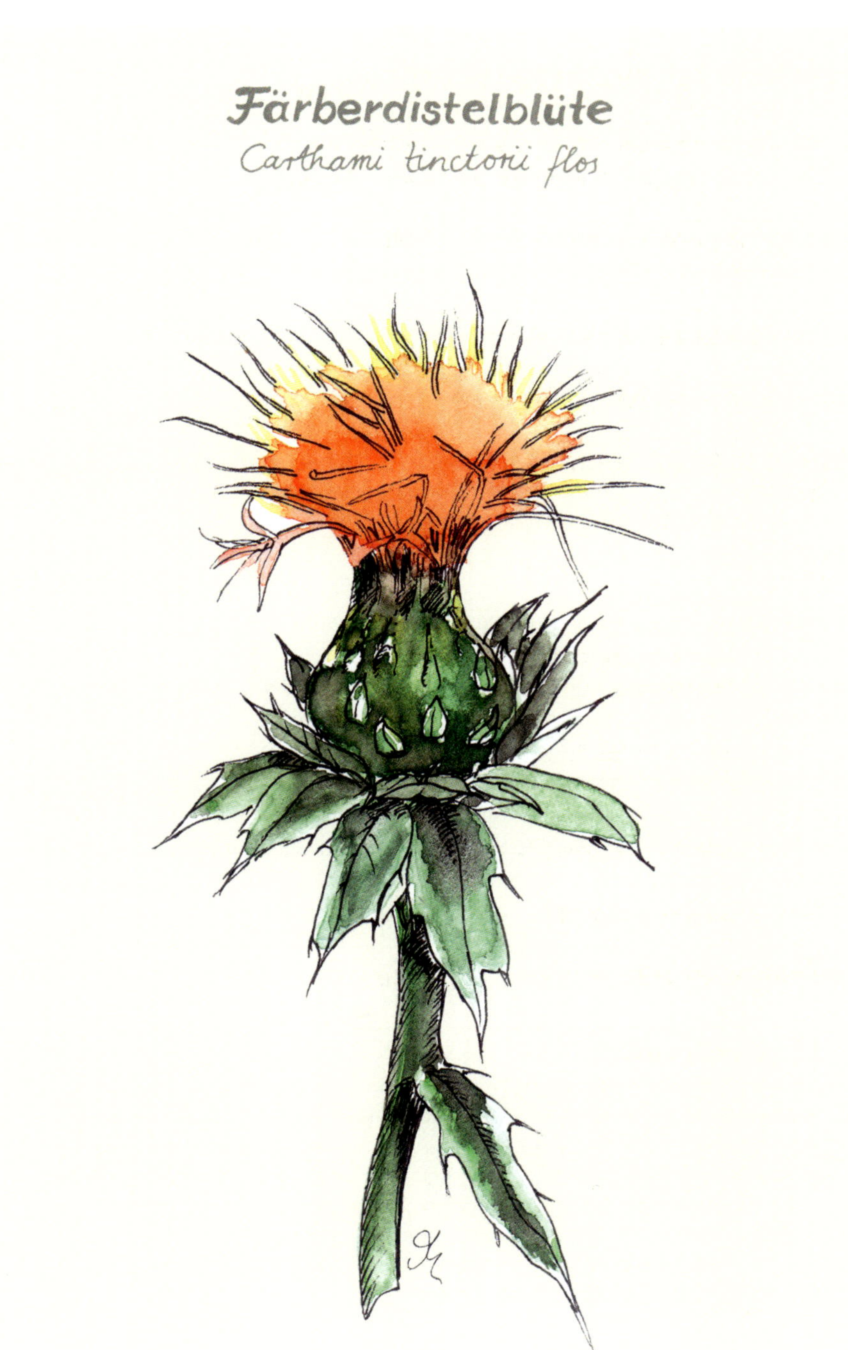

▶ **Abb. 12.16** Färberdistelblüte. (Quelle: Maren Sigmund)

12.17
Fenchelfrüchte (Foeniculi fructus)

Anwendungsmöglichkeiten in der Frauenheilkunde Dysmenorrhö, Mastalgie, vasomotorische Beschwerden im Klimakterium.

Wichtige Wirkstoffe Mindestens 4 % ätherisches Öl (trans-Athenol), maximal 5 % Estragol, maximal 2 % Anisaldehyd, ca. 20 % fettes Öl.

Hauptwirkungen Förderung der Magen-Darm-Motilität, spasmolytisch.

Wichtige monografische Indikationen

HMPC Dyspeptische Beschwerden, Blähungen, Flatulenz, Dysmenorrhö, Schmerzen bei Hodenbruch, Expektorans bei Erkältungserkrankungen.

WHO Entsprechend.

Kommission E Dyspeptische Beschwerden, Blähungen, Völlegefühl.

Dosierung/Zubereitung 5–7 g Droge (zerkleinert für Tee), Zubereitungen entsprechend.

Kontraindikationen Schwangerschaft, Säuglinge.

Nebenwirkungen Selten allergische Reaktionen (Achtung: Kreuzallergie mit Sellerie). Die Anwendungsdauer sollte beschränkt werden (2 Wochen), da der Inhaltsstoff Estragol eventuell kanzerogen wirkt.

Interaktionen Keine beschrieben.

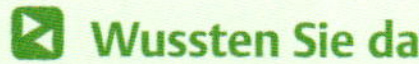

Wussten Sie das?

Für intensive Diskussion sorgte der Inhaltsstoff Estragol in den Fenchelsamen (▸ **Abb. 12.17**) bei der gängigen Verwendung von Fencheltee bei Blähungen von Säuglingen. Auch Pyrazoline und Pestizide wurden in Säuglingstees festgestellt. Generell ist gegen 200 ml eines Teegemisches mit Fenchel, Kümmel und Anis nichts einzuwenden, so diese aus kontrolliertem Anbau stammen. Zu beachten ist außerdem, dass das ätherische Öl von Fenchel flüchtig ist: Frische Zubereitung und abgedecktes Ziehenlassen sind also die Voraussetzungen, um eine entsprechende Konzentration von trans-Athenol im Tee zu erhalten.

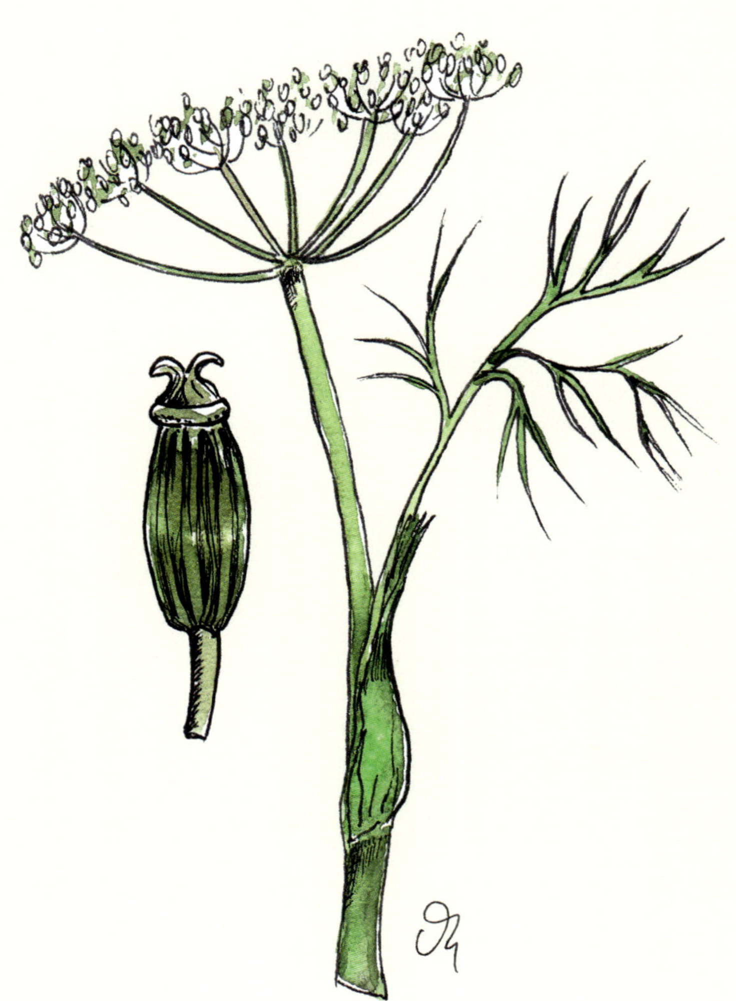

▶ **Abb. 12.17** Fenchelfrüchte. (Quelle: Maren Sigmund)

12.18
Frauenmantelkraut (Alchemillae herba)

Anwendungsmöglichkeiten in der Frauenheilkunde Dysmenorrhö, Uterusmyome, Endometriose, Weißfluss, hormonelle Dysbalancen.

Wichtige Wirkstoffe Gerbstoffe (Ellagitannine, Laevigatin), Flavonoide.

Hauptwirkungen Adstringierend, spasmolytisch.

Wichtige monografische Indikationen

HMPC Adjuvant bei Diarrhö, gastrointestinale Beschwerden, Dysmenorrhö.

WHO Entsprechend.

Kommission E Leichte Durchfallerkrankungen.

Dosierung/Zubereitung 5–10 g Droge pro Tag als Aufguss oder Tinktur, Zubereitungen entsprechend, im HAB als Urtinktur verfügbar.

Kontraindikationen Keine bekannt, Vorsicht bei chronischer Obstipation.

Nebenwirkungen Keine bekannt.

Interaktionen Keine bekannt.

Wussten Sie das?
Für die beschriebenen Inhaltsstoffe ist die Verwendung bei Dysmenorrhö aufgrund der spasmolytischen Wirkung als rational zu betrachten.
Häufig wird Frauenmantel (► Abb. 12.18) zur Regulation von hormonellen Dysbalancen (Klimakterium, Blutungsstörungen) eingesetzt. Die von einigen Autoren postulierte direkte Beeinflussung der Hypophyse und hierdurch fertilitätssteigernde Wirkungen sind bisher nicht nachgewiesen– es liegen hierzu auch keine Studien vor. Insgesamt sind die Inhaltsstoffe bisher nur unzureichend differenziert.

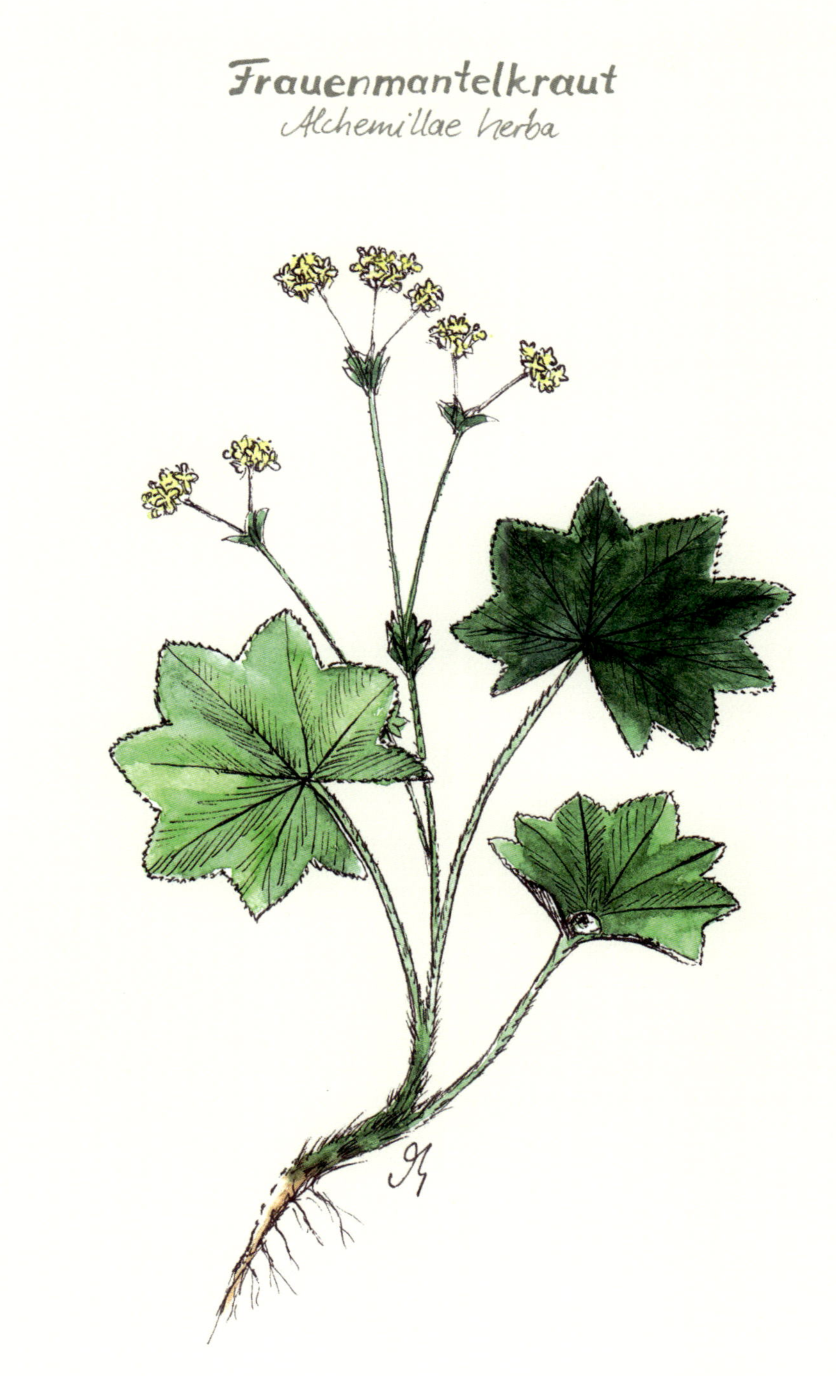

▸ **Abb. 12.18** Frauenmantelkraut. (Quelle: Maren Sigmund)

12.19 Gänsefingerkraut (Potentillae anserinae herba)

Anwendungsmöglichkeiten in der Frauenheilkunde Dysmenorrhö, Migräneprophylaxe, Sitzbäder bei Hämorrhoiden und postpartalen Dammverletzungen.

Wichtige Wirkstoffe 5–10 % Gerbstoffe (Ellagitannine), Flavonoide (3-0-β-Glucuronoide: Quercetin), Anthocyane, Phytosterole.

Hauptwirkungen Krampflösend, antiinflammatorisch.

Wichtige monografische Indikationen

HMPC Keine.

WHO Keine.

Kommission E Dysmenorrhö, Durchfallerkrankungen und Entzündungen im Mund- und Rachenraum.

Dosierung/Zubereitung 4–6 g Droge, Zubereitungen als Infus oder Tinktur.

Kontraindikationen Keine bekannt.

Nebenwirkungen Magenbeschwerden möglich.

Interaktionen Keine bekannt.

 **Wussten Sie das?**

Der Name der Pflanze spiegelt deren wechselhafte Geschichte wider: Zu Zeiten von Dioskurides sagte man der Familie der Rosengewächse (Rosaceae), zu der auch das Goldfingerkraut (*Potentilla aurea*) und die Blutwurz (*Potentilla erecta*) gehören, mächtige (lat. *potens*) Heilkräfte nach. Allerdings ist das Gänsefingerkraut (► **Abb. 12.19**) auch ein beliebtes Gänsefutter (lat. *anser*: Gans). Die volkstümliche Bezeichnung Krampfkraut wiederum weist auf die Verwendung in der traditionellen Heilkunde hin.

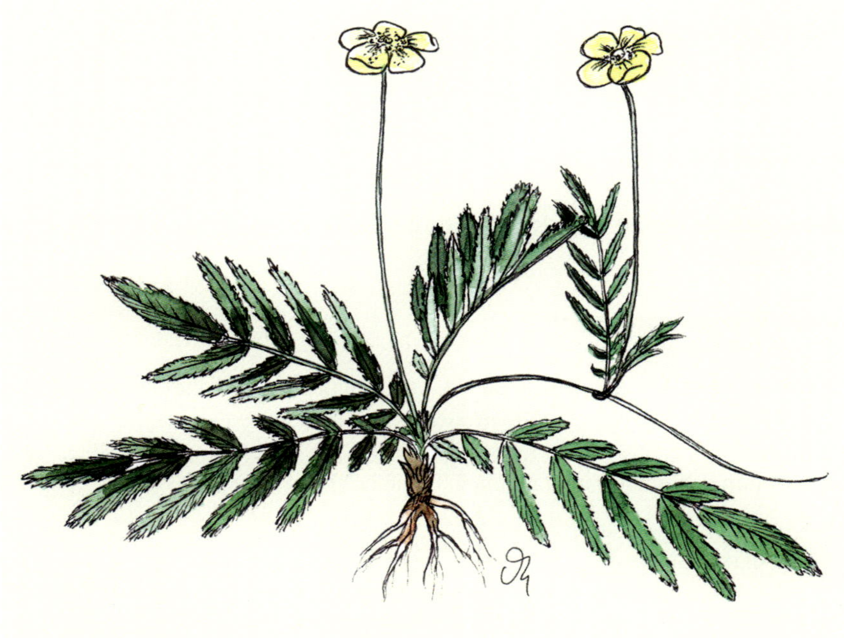

▶ **Abb. 12.19** Gänsefingerkraut. (Quelle: Maren Sigmund)

12.20
Gelbwurzwurzel, kanadische (Hydrastis canadensis rhizoma)

Anwendungsmöglichkeiten in der Frauenheilkunde Dysmenorrhö, Hypermenorrhö (auch bei Uterusmyomen), Infektionen mit Chlamydien.

Wichtige Wirkstoffe Isochinoline (Berberin, Hydrastin).

Hauptwirkungen Antibakteriell (Helicobacter pylori), spasmolytisch auf glatte Muskulatur [9].

Wichtige monografische Indikationen

HMPC Nicht bearbeitet.

WHO Verdauungsbeschwerden, Dysmenorrhö, Hypermenorrhö.

Kommission E Nicht bearbeitet.

Dosierung/Zubereitung Nur als homöopathische Aufbereitung (ab D 4) in Deutschland erhältlich.

Kontraindikationen Hypertonie.

Nebenwirkungen Allergische Reaktionen, Vergiftungen bei zu hoher Dosierung, enthält das Alkaloid Berberin, nicht in Schwangerschaft und Stillzeit verwenden.

Interaktionen Arzneimittelinteraktionen (hemmt CYP3A4).

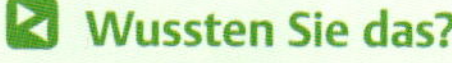

Wussten Sie das?

Schöllkraut, Berberitzenwurzel und kanadische Gelbwurz (► **Abb. 12.20**) sind ein Lehrbeispiel für empirisch gefundene Heilwirkungen von Berberin. Wurde in Europa Berberitze zur Behandlung von Wechselfieber und entzündlichen Veränderungen an Schleimhäuten eingesetzt, so kam in der kanadischen Volksmedizin hierfür die Gelbwurz zum Einsatz.

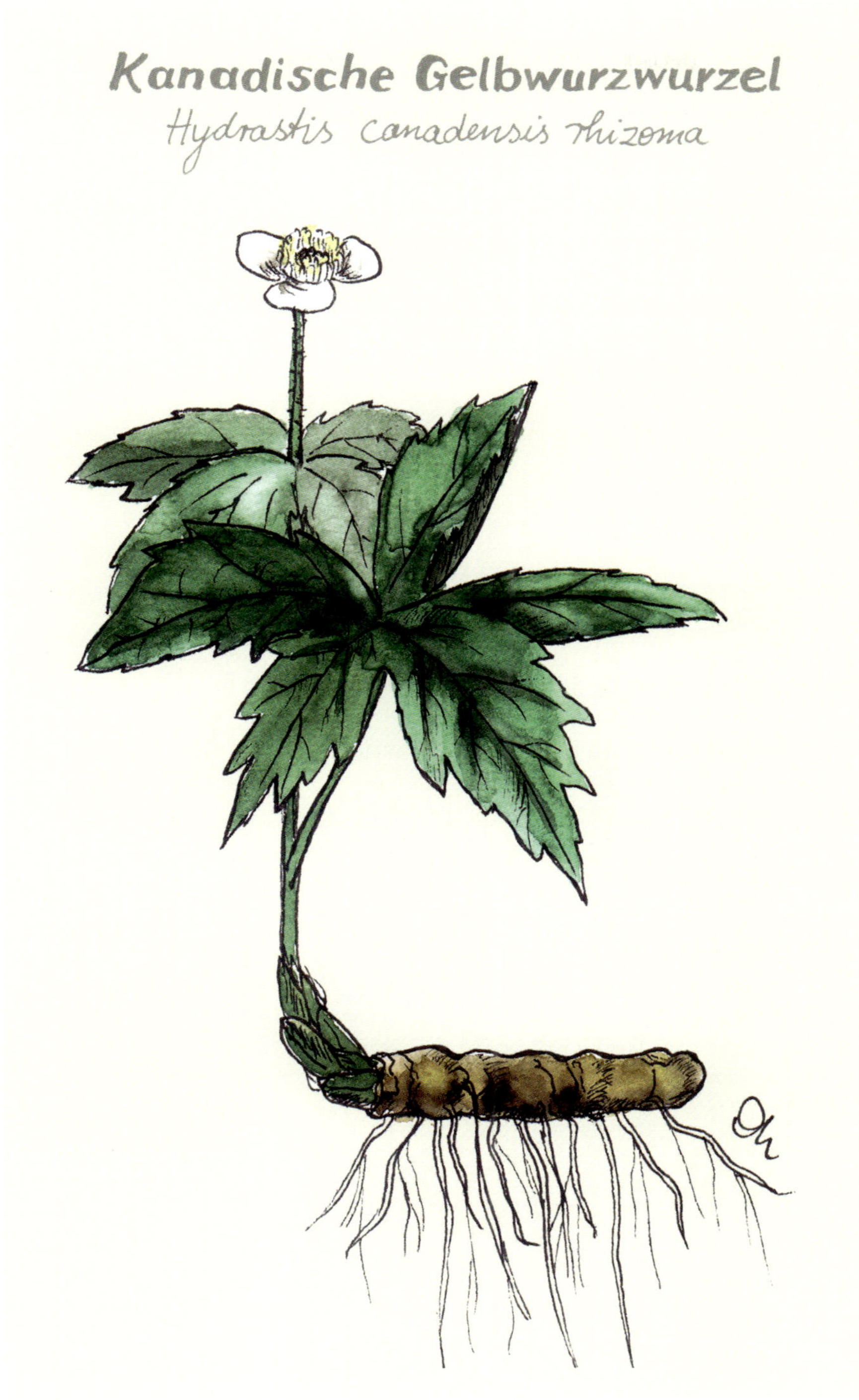

▶ **Abb. 12.20** Kanadische Gelbwurzwurzel. (Quelle: Maren Sigmund)

12.21 Gewürznelke (Caryophylli flos)

Anwendungsmöglichkeiten in der Frauenheilkunde Vaginale Entzündungen mit Juckreiz (Aromatogramm), eventuell Hypermenorrhö.

Wichtige Wirkstoffe Mindestens 14 % ätherisches Öl (Eugenol als Hauptstoff), Flavonoide, Phenolcarbonsäuren, geringe Menge Phytosterol.

Hauptwirkungen Antiseptikum, lokalanästhetisch, spasmolytisch.

Wichtige monografische Indikationen

HMPC Leichte Entzündungen im Mund- und Rachenraum, Zahnschmerzen, Analfissuren.

WHO Entsprechend.

Kommission E Entzündliche Veränderungen der Mund- und Rachenschleimhaut, lokale Schmerzstillung.

Dosierung/Zubereitung 1–5 % ätherisches Öl, 3–5 g täglich als Infus.

Kontraindikationen Potenziell allergische Dermatosen.

Nebenwirkungen In konzentrierter Form gewebereizend.

Interaktionen Keine bekannt.

 **Wussten Sie das?**

Im Mittelalter war die Nelke (► **Abb. 12.21**) das Symbol der Passion Christi, da die Form der (getrockneten) Blütenknospe an einen Nagel erinnert, der wiederum mit den Nägeln, mit denen Jesus ans Kreuz geschlagen wurde, assoziiert wurden. Auch in dem bekannten Gutenachtlied „Guten Abend, gut' Nacht, mit Rosen bedacht, mit Näglein besteckt, schlupf unter die Deck': morgen früh, wenn Gott will, wirst du wieder geweckt." nehmen die „Näglein" Bezug auf die Gewürznelke.

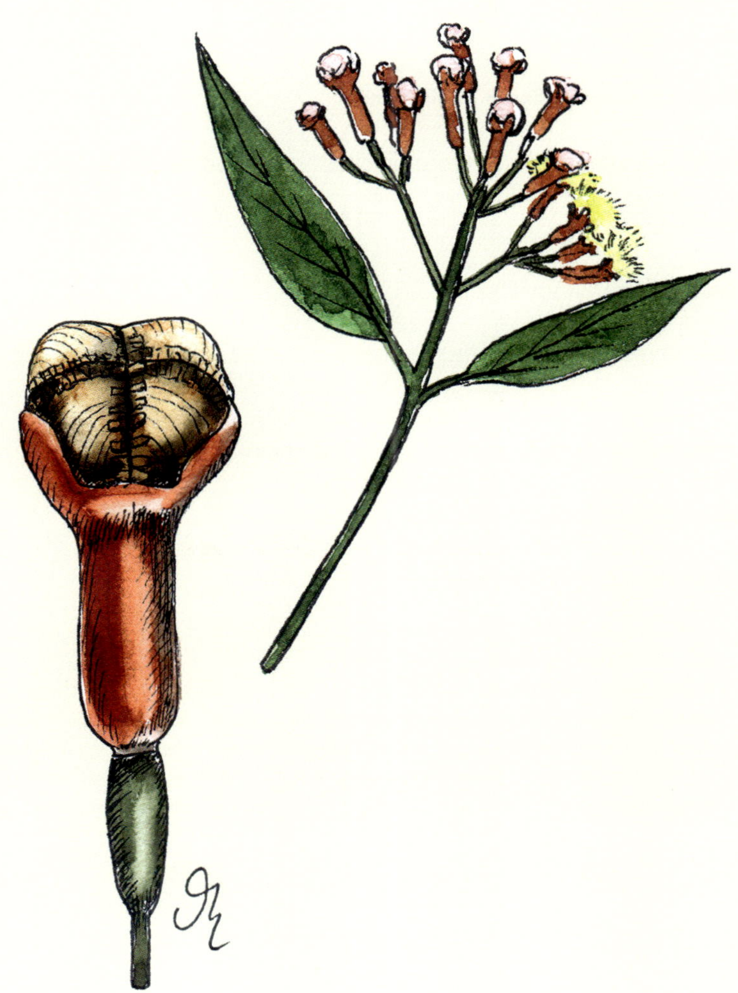

▸ **Abb. 12.21** Gewürznelke. (Quelle: Maren Sigmund)

12.22 Goldrutenkraut (Solidaginis virgaureae herba)

Anwendungsmöglichkeiten in der Frauenheilkunde Reizblase, Nierengries.

Wichtige Wirkstoffe Bis zu 1,5 % Flavonoide, Saponine, Triterpensaponine, Solidagolactone, Leicarposid, Virgaureosid.

Hauptwirkungen Diuretisch, schwach spasmolytisch und antiphlogistisch, antifungal und zytotoxisch.

Wichtige monografische Indikationen

HMPC Durchspültherapie, Nieren- und Harnsteinen vorbeugend.

WHO Entsprechend.

Kommission E Entsprechend.

Dosierung/Zubereitung Mittlere Tagesdosis: 6–12 g Droge, Zubereitung als Tee oder Tinktur.

Kontraindikationen Kardiale Ödeme, eingeschränkte Nierenfunktion.

Nebenwirkungen Keine bekannt.

Interaktionen Keine bekannt.

Wussten Sie das?

Wenn einem etwas an die „Nieren geht“, sind im Volksmund stressbedingte und psychologisch belastende Situationen gemeint. Hierbei sind wahrscheinlich die Nebennieren gemeint, aus denen die Synthese von „Stresshormonen“ erfolgt. In der Komplementärmedizin werden Urtinkturen der Goldrute (▶ Abb. 12.22) in „Nierenstärkungskuren“ verwendet.

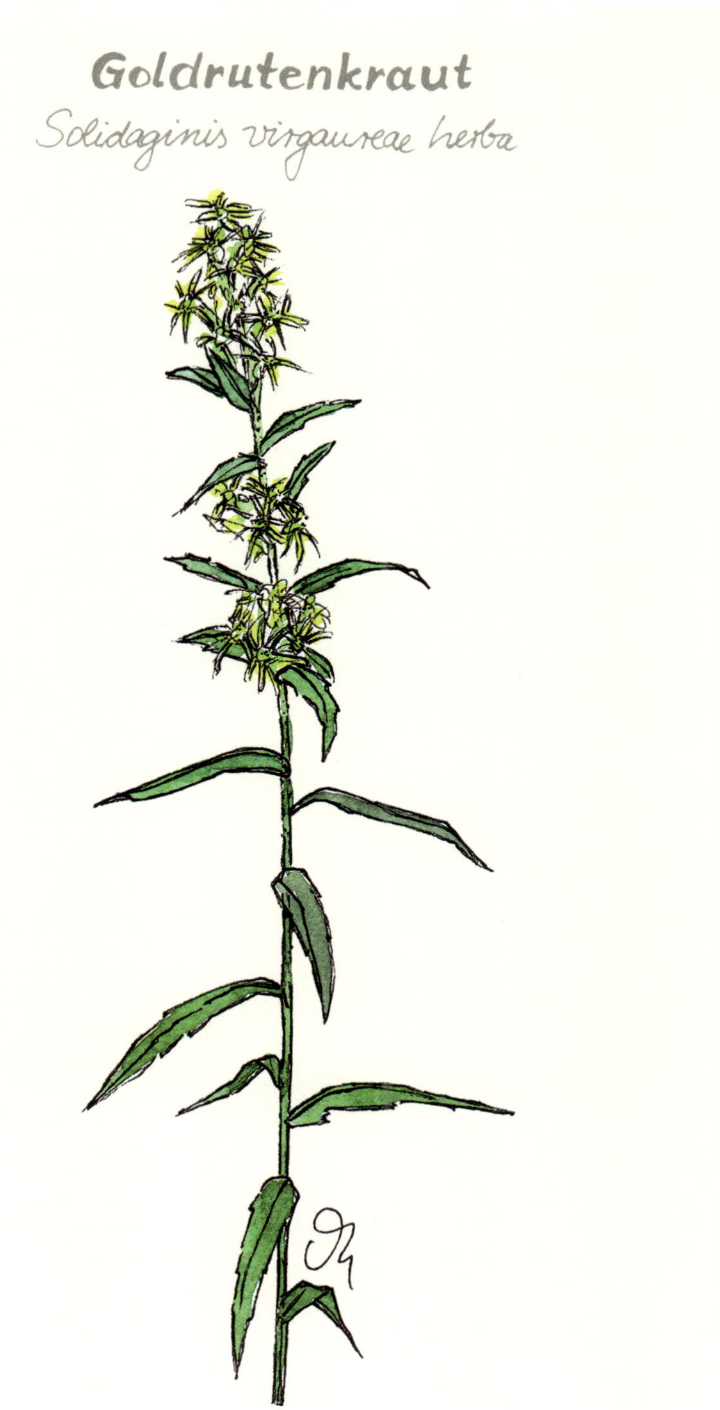

▶ **Abb. 12.22** Goldrutenkraut. (Quelle: Maren Sigmund)

12.23

Hagebuttensamen (Rosae caninae semen)

Anwendungsmöglichkeiten in der Frauenheilkunde Klimakterische Gelenkbeschwerden.

Wichtige Wirkstoffe Vitamin C, Anthocyane, Proanthocyanidine, Flavonoide.

Hauptwirkungen Aquaretisch, Vitamin-C-Lieferant, Besserung rheumatischer Beschwerden.

Wichtige monografische Indikationen

HMPC Nicht bearbeitet.

WHO Nicht bearbeitet.

Kommission E Negativmonografie, da zum Zeitpunkt der Bearbeitung ungenügende Wirksamkeitsnachweise zur Verfügung standen.

Dosierung/Zubereitung Ca. 3 g Droge täglich, Zubereitungen entsprechend, nur als Nahrungsergänzungsmittel erhältlich (auf hohe Qualität und genaue Wirkstoffangabe achten!).

Kontraindikationen Keine bekannt.

Nebenwirkungen Keine bekannt.

Interaktionen Keine bekannt.

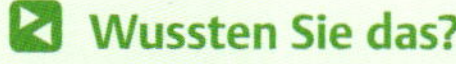

Wussten Sie das?

Hagebuttensamen (► **Abb. 12.23**) haben eine, auch unter Jugendlichen und Kindern bekannte Scherzartikeleigenschaft. Gemahlen und mit (gemahlenem) Pfeffer gemischt wird der Samen zu Juckpulver.

Hagebuttensamen

Rosae caninae semen

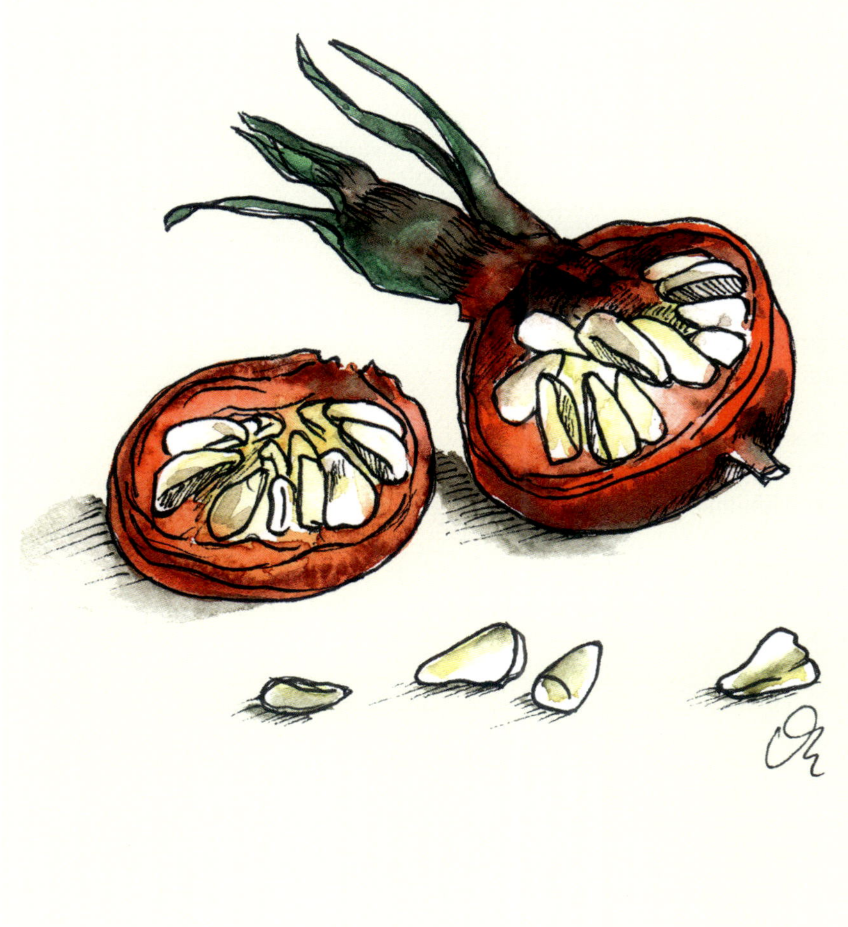

▶ **Abb. 12.23** Hagebuttensamen. (Quelle: Maren Sigmund)

12.24
Heidelbeerfrüchte (Myrtilli fructus)

Anwendungsmöglichkeiten in der Frauenheilkunde Dysmenorrhö, prämenstruelles Syndrom, Zyklustempostörungen in der Adoleszenz.

Wichtige Wirkstoffe Gerbstoffe (Catechine ca. 10 %), Anthocyane, Anthocyanide, Flavonglycoside.

Hauptwirkungen Adstringierend, antiseptisch, antioxydativ.

Wichtige monografische Indikationen

HMPC Nicht bearbeitet.

WHO Dysmenorrhö, PMS, periphere Durchblutungs- und Sehstörungen, starke Diarrhö, unspezifische Durchfallerkrankungen, Schleimhautentzündungen in Mund und Rachen.

Kommission E Unspezifische Durchfallerkrankungen, Schleimhautentzündungen in Mund und Rachen.

Dosierung/Zubereitung 20–60 g Droge täglich, getrocknete Beeren oder Aufbereitung als Infus.

Kontraindikationen Keine bekannt.

Nebenwirkungen Keine bekannt.

Interaktionen Keine bekannt.

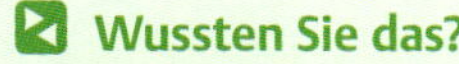

Wussten Sie das?
Besonders bei Durchfall von Kindern geeignet, hierbei getrocknete Früchte (► **Abb. 12.24**) entsprechend DAB verwenden (frische Früchte können den Darm zusätzlich reizen).

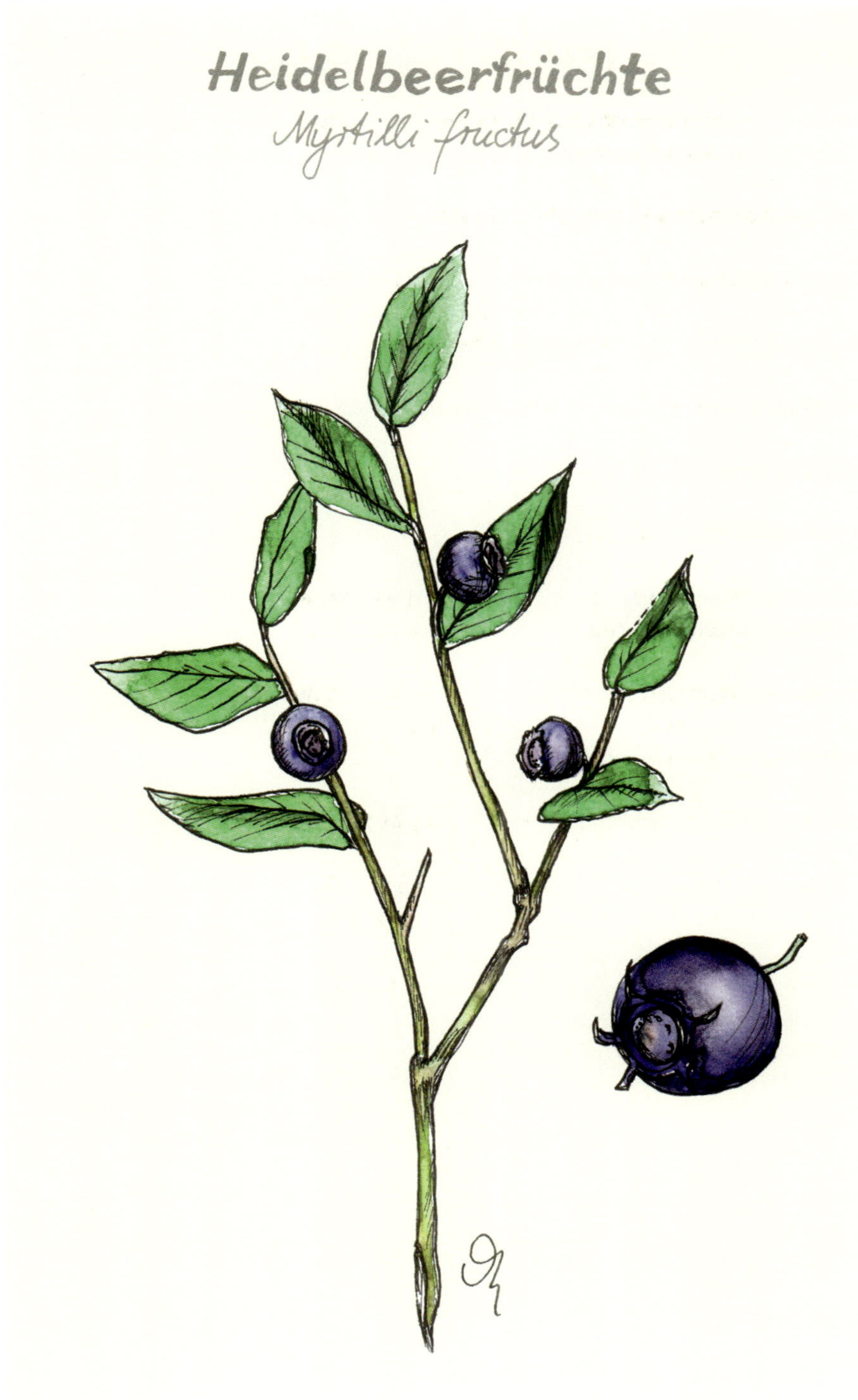

▸ **Abb. 12.24** Heidelbeerfrüchte. (Quelle: Maren Sigmund)

12.25 Himbeerblätter (Rubi idaei folium)

Anwendungsmöglichkeiten in der Frauenheilkunde Dysmenorrhö, Zyklusstabilisierung bei jungen Mädchen, in der Geburtsvorbereitung als „Dammschnittprophylaxe".

Wichtige Wirkstoffe Gerbstoffe, Vitamin C, Flavonoide.

Hauptwirkungen Adstringierend.

Wichtige monografische Indikationen

HMPC Dysmenorrhö, Mund- und Rachenentzündungen, leichte Diarrhö.

WHO Nicht bearbeitet.

Kommission E Nicht bearbeitet.

Dosierung/Zubereitung 2–4 g Droge täglich, beispielsweise als Tee, andere Zubereitungen entsprechend.

Kontraindikationen Keine bekannt.

Nebenwirkungen Keine bekannt.

Interaktionen Keine bekannt.

Wussten Sie das?

Die Himbeerblätter sind derzeit in der Hebammenmedizin sehr populär: Schwangeren wird empfohlen, ab 2–4 Wochen vor dem errechneten Geburtstermin täglich Tee aus Himbeerblättern (► **Abb. 12.25**) zu trinken, da er einen positiven Effekt auf die Eröffnungsphase unter der Geburt haben soll. Um Aborte durch Zervixerweichung zu vermeiden, wird die Anwendung aber erst zum Ende der Schwangerschaft empfohlen. Wissenschaftliche Studien hierzu liegen nicht vor. Bei Neigung zur Obstipation im letzten Schwangerschaftsdrittel ist von einer Einnahme ebenfalls abzuraten, da diese durch die adstringierende Wirkung des Tees verstärkt werden kann.

Himbeerblätter

Rubi idaei folium

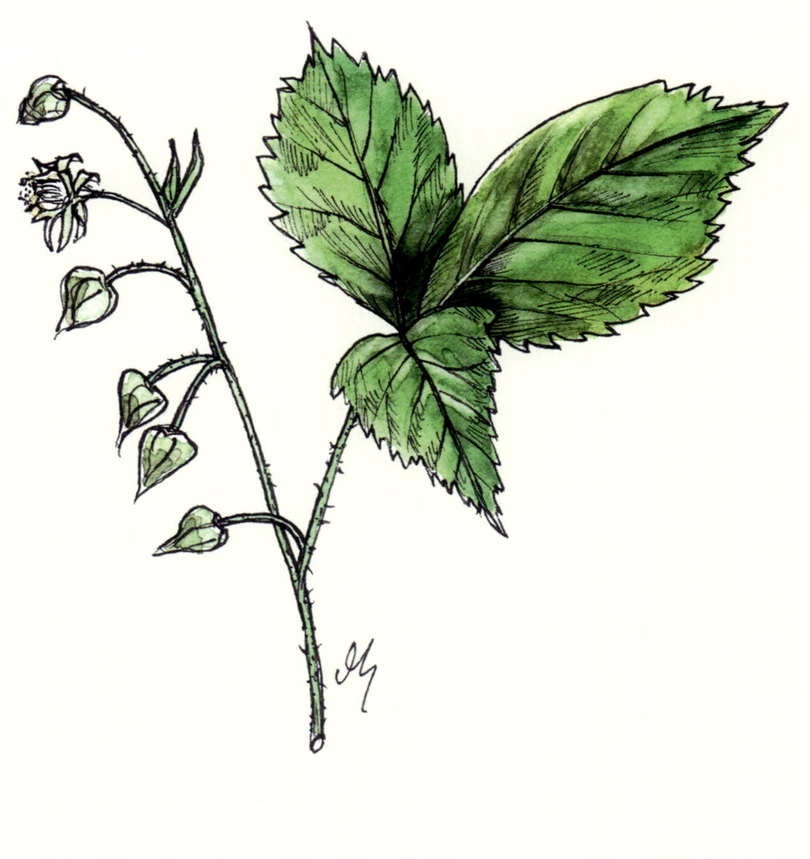

▸ **Abb. 12.25** Himbeerblätter. (Quelle: Maren Sigmund)

12.26 Hirtentäschelkraut (Bursae pastoris herba)

Anwendungsmöglichkeiten in der Frauenheilkunde Menorrhagie, Dysmenorrhö mit starker Blutung, Uterus myomatosus, postpartale Blutungen.

Wichtige Wirkstoffe Flavonoide, Phenylcarbonsäuren, biogene Amine (Acetylcholin, Tyramin).

Hauptwirkungen (Lokal hämostyptisch,) Steigerung Uteruskontraktion, positiv inotrop und chronotrop, je nach Dosierung blutdrucksenkend oder -steigernd (bei parenteraler Anwendung).

Wichtige monografische Indikationen

HMPC Verminderung der Menstruationsstärke, nachdem schwerwiegende Erkrankungen vom Arzt ausgeschlossen wurden.

WHO Nicht bearbeitet.

Kommission E Leichte Menorrhagie, oberflächlich blutende Wunden, Nasenbluten.

Dosierung/Zubereitung 5–10 g Droge, ist als Urtinktur verfügbar, bei bekannt starken Menstruationsblutungen wird die Einnahme ab Zyklusmitte empfohlen.

Kontraindikationen Nicht in Schwangerschaft, da potenziell wehenauslösend.

Nebenwirkungen Keine bekannt.

Interaktionen Keine bekannt.

Wussten Sie das?

Als eine der wenigen Pflanzen hat es das Hirtentäschel (▸ **Abb. 12.26**) geschafft, als Arzneipflanze für eine gynäkologische Indikation anerkannt zu bleiben. Der Name geht auf die traditionelle Verwendung zurück: Hirten trugen das Kraut in ihren Taschen, um kleine Wunden oder Nasenbluten zu behandeln.

Aufgrund des Aussehens der Pflanze (viele kleine Blüten) wurde das Kraut im Rahmen der Signaturenlehre auch als fruchtbarkeitssteigerndes Mittel eingesetzt – hierzu liegen allerdings keine verlässlichen Studienergebnisse vor.

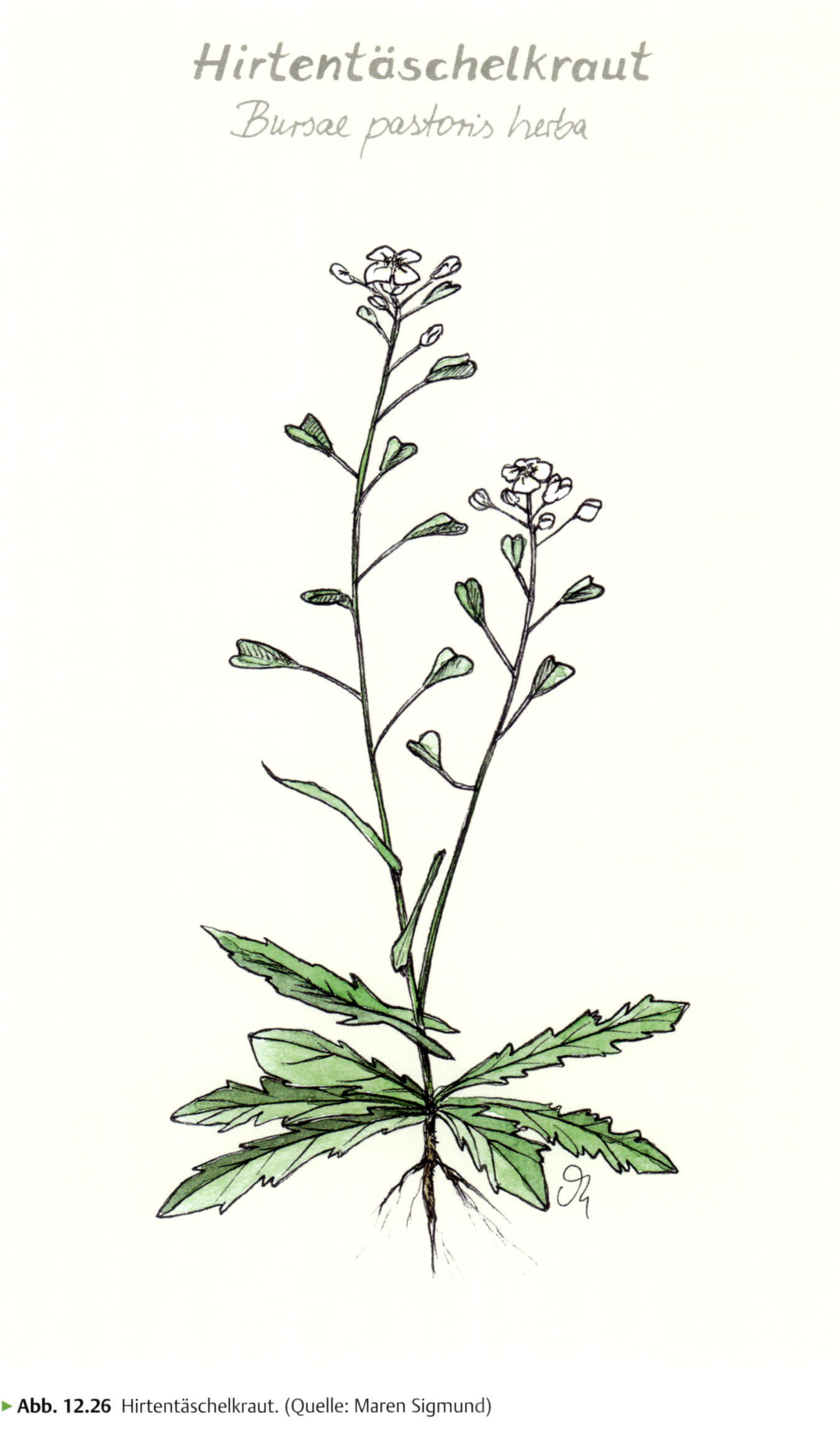

Hirtentäschelkraut

Bursae pastoris herba

▶ **Abb. 12.26** Hirtentäschelkraut. (Quelle: Maren Sigmund)

12.27
Hopfenzapfen (Lupuli strobulus)

Anwendungsmöglichkeiten in der Frauenheilkunde Prämenstruelles Syndrom, klimakterische Beschwerden, Reizblase.

Wichtige Wirkstoffe Humulon und Lupulon als Vertreter der Bitterstoffe (15–30 % Harz), Proanthocyanide, Flavonoide (Quercetin und Kaempferolglykoside), Xanthohumol und andere Chalkone, Ligane (experimentell nachgewiesene östrogenerge Wirkung).

Hauptwirkungen Sedativ, schlaffördernd über direkte Aktivierung des Melatoninrezeptors.

Wichtige monografische Indikationen

HMPC Sedativum, Anspannung, Dyspepsie, traditionelle Anwendung bei leichten Gelenkschmerzen.

WHO Entsprechend.

Kommission E Unruhe und Angstzustände, Schlafstörungen.

Dosierung/Zubereitung 0,5 g Droge täglich, Zubereitungen entsprechend, Fertigarzneimittel zahlreich verfügbar, auf zugelassene Arzneimittel mit definiertem Wirkstoffgehalt achten.

Kontraindikationen Keine bekannt.

Nebenwirkungen Kontaktdermatosen (Hopfenpflückerkrankheit).

Interaktionen Keine bekannt.

Wussten Sie das?

Hopfen (► **Abb. 12.27**) ist zwar auch ein Bestandteil von Bier, allerdings ist die Konzentration dort eher gering. Die beruhigenden Wirkungen beim Genuss dieses Getränks kommen wohl eher durch den Alkohol zustande, ebenso wie die männliche Gynäkomastie, die auf den hohen Energiegehalt des Biers schließen lässt und kein Nachweis für die potenziell östrogene Wirkung des Hopfens ist.

Das ätherische Öl wirkt ebenso beruhigend und wird oft in Schlafkissen für Kleinkinder, sog. Duftkissen, zur Schlafförderung eingesetzt.

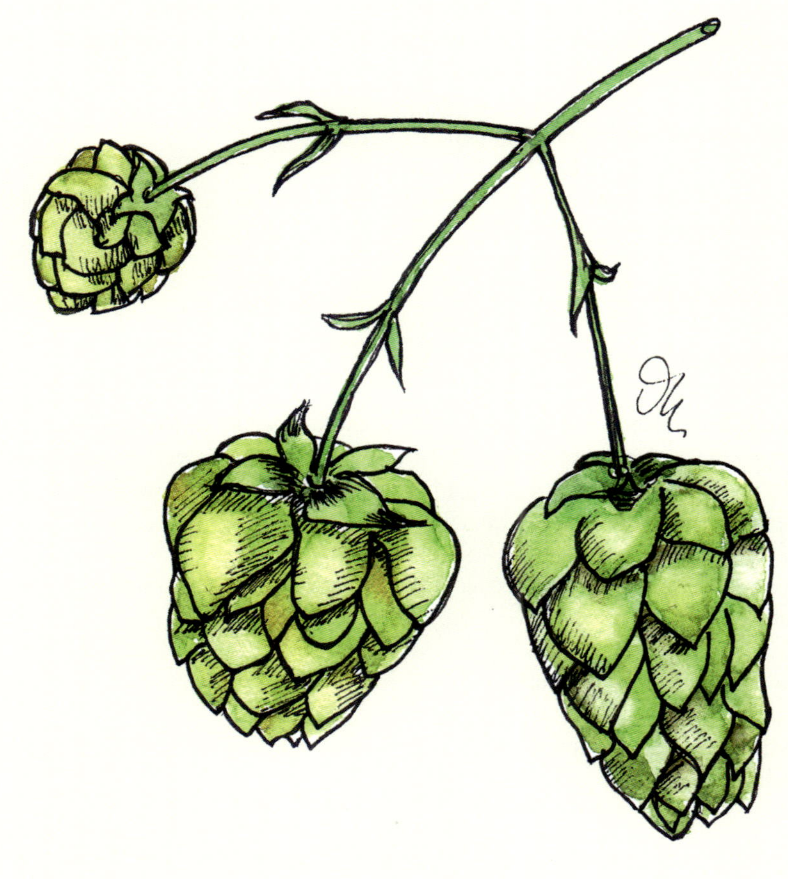

▸ **Abb. 12.27** Hopfenzapfen. (Quelle: Maren Sigmund)

12.28 Ingwerwurzel (Zingiberis rhizoma)

Anwendungsmöglichkeiten in der Frauenheilkunde Hypermenorrhö, Schwangerschaftserbrechen (nur unter Kontrolle durch medizinisches Personal wie Hebamme, Arzt).

Wichtige Wirkstoffe 5–8 % Oleoresin, nicht flüchtige Scharfstoffe (Gingerole), ätherische Öle (Zingiberol).

Hauptwirkungen Antiemetisch (zentraler Serotoninantagonismus), reflektorisch sekretionssteigernd (Speichel, Magensaft) durch Scharfstoffe, spasmolytisch, Hemmung der Prostaglandinsynthese (antiinflammatorisch), antiviral.

Wichtige monografische Indikationen

HMPC Dyspeptische Beschwerden, Kinetosen, unspezifischer Schwindel, Reisekrankheit, Übelkeit und Erbrechen.

WHO Entsprechend.

Kommission E Entsprechend.

Dosierung/Zubereitung 2–4 g Droge täglich, Zubereitungen als Infus oder pur. Da sich Ingwerwurzeln in der pharmakologisch-chemischen Zusammensetzung stark unterscheiden und viele verschiedene Arten im Umlauf sind, ist für die Anwendung als Arzneimittel ein DAB-konformes Präparat zu verwenden.

Kontraindikationen Keine, aber: Vorsicht bei Gallensteinen und während der Schwangerschaft.

Nebenwirkungen Keine bekannt.

Interaktionen Keine nachgewiesen, aber: Vorsicht bei gleichzeitiger Verwendung von Antikoagulanzien.

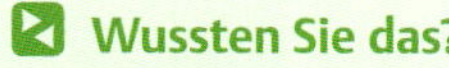

Wussten Sie das?

Zahlreiche „Frauentees“ enthalten Ingwer (▶ **Abb. 12.28**). Ziel der Hersteller ist es, eine Wärmereaktion, auch im Unterleib, hervorzurufen, die als angenehm empfunden wird. Kritisch ist die Verwendung jedoch bei klimakterischen Beschwerden mit Hitzewallungen zu betrachten, denn diese können durch Ingwer gegebenenfalls verstärkt werden.

Ingwerwurzelstock

Zingiberis rhizoma

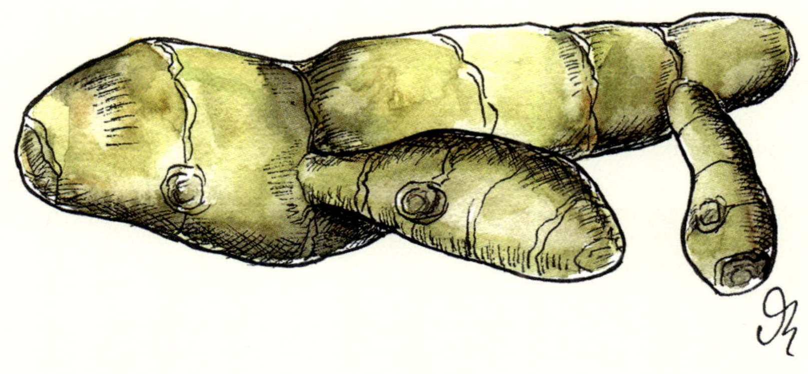

▶ **Abb. 12.28** Ingwerwurzelstock. (Quelle: Maren Sigmund)

12.29 Johannisbeerblätter, schwarz (Ribis nigri folium)

Anwendungsmöglichkeiten in der Frauenheilkunde Blutungsstörungen, prämenstruelles Syndrom, klimakterische Beschwerden.

Wichtige Wirkstoffe Flavonoide (Quercetin-, Kaempferolderivate), Anthocyane, Diterpene.

Hauptwirkungen Aquaretikum.

Wichtige monografische Indikationen

HMPC Leichte Gelenkschmerzen, Erhöhung der Harnmenge.

WHO Nicht bearbeitet.

Kommission E Nicht bearbeitet.

Dosierung/Zubereitung 2–4 g Droge täglich, Zubereitungen beispielsweise als Infus.

Kontraindikationen Keine bekannt.

Nebenwirkungen Keine bekannt.

Interaktionen Keine bekannt.

Wussten Sie das?
Johannisbeerblätter (► **Abb. 12.29**) werden wegen ihres guten Geschmacks häufig als Geschmackskorrigens in Tees eingesetzt. Leider entsteht hierdurch der Eindruck, dass es sich nicht um eine ernstzunehmende pharmakologische Pflanze handelt.
So wurde sie z. B. von der Kommission E nicht bearbeitet. Eine genauere Untersuchung wird seit Langem von Phytopharmazeuten empfohlen, auch in Hinsicht auf ihre antihypertensive Wirkung. Leider sind dazu bisher keine Studien veröffentlicht oder geplant.

Johannisbeerblätter, schwarz

Ribis nigri folium

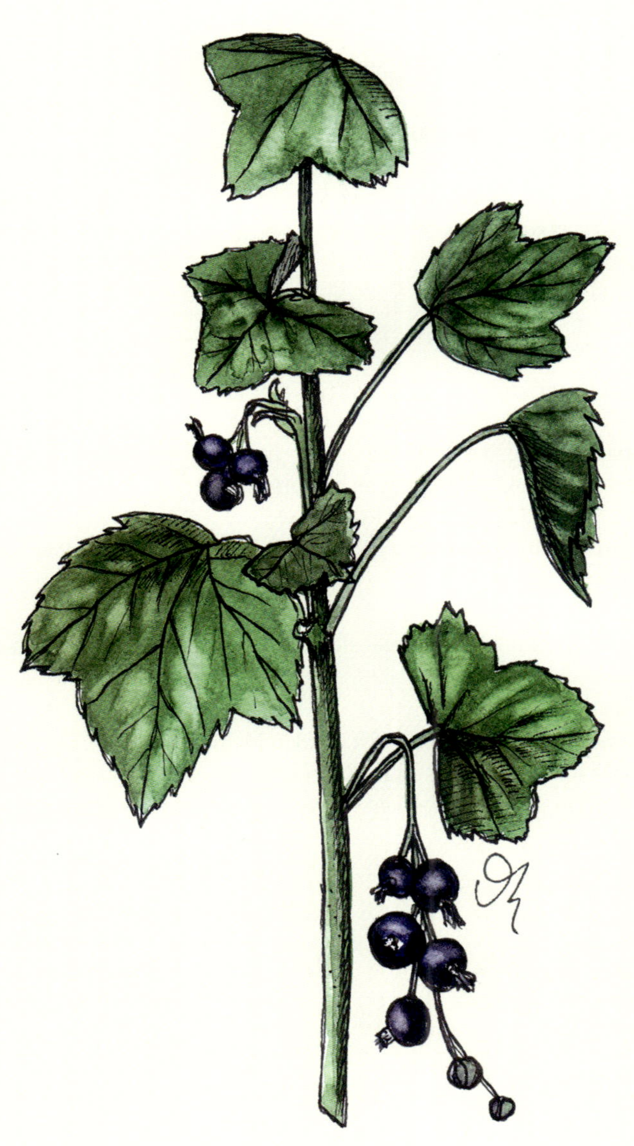

► **Abb. 12.29** Johannisbeerblätter, schwarz. (Quelle: Maren Sigmund)

12.30 Johanniskraut, echtes (Hypericum perforatum)

Anwendungsmöglichkeiten in der Frauenheilkunde Depressive Verstimmungen (Klimakterium), Osteoporoseprävention, Hitzewallungen.

Wichtige Wirkstoffe Bis 4 % Flavonoide, Hypericin, Hyperforin, Gerbstoffe.

Hauptwirkungen Mild antidepressiv, antiphlogistisch.

Wichtige monografische Indikationen

HMPC Leichte bis mittelschwere depressive Verstimmungszustände, psychovegetative Störungen, Angstzustände, dyspeptische Beschwerden, äußere Anwendung: Schürfwunden, Verbrennungen 1. Grades.

WHO Entsprechend.

Kommission E Entsprechend.

Dosierung/Zubereitung 2–4 g Droge, eingestellt auf 0,2–1 mg Gesamthypericin in anderen Darreichungsformen, Zubereitungen entsprechend.

Kontraindikationen Schwangerschaft und Stillzeit, schwere Depressionen mit Suizidgefahr (Behandlungsfehler!).

Nebenwirkungen Erhöhung der Fotosensibilität (Vorsicht bei hellhäutigen Personen und hoher Sonnenexposition).

Interaktionen Induziert CYP3A4. Dadurch werden Medikamente, die über diesen Proteinkomplex abgebaut werden (z. B. orale Kontrazeptiva, Antikoagulanzien vom Cumarintyp, diverse Antibiotika), schneller verstoffwechselt und ihr Wirkstoffspiegel sinkt.

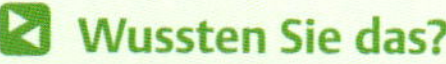

Wussten Sie das?

Allein in Deutschland existieren über 15 Johanniskrautarten (z. B. das Echte Johanniskraut, ▸ Abb. 12.30), die in ihrem Gehalt an Hypericin variieren. Es sollte nicht erwartet werden, dass Selbstsammlungen Pflanzen mit den für die innere Behandlung von depressiven Verstimmungen notwendigen Wirkstoffen enthalten. Jarsin (eingestellt auf 900 mg Hypericin) ist rezeptpflichtig.

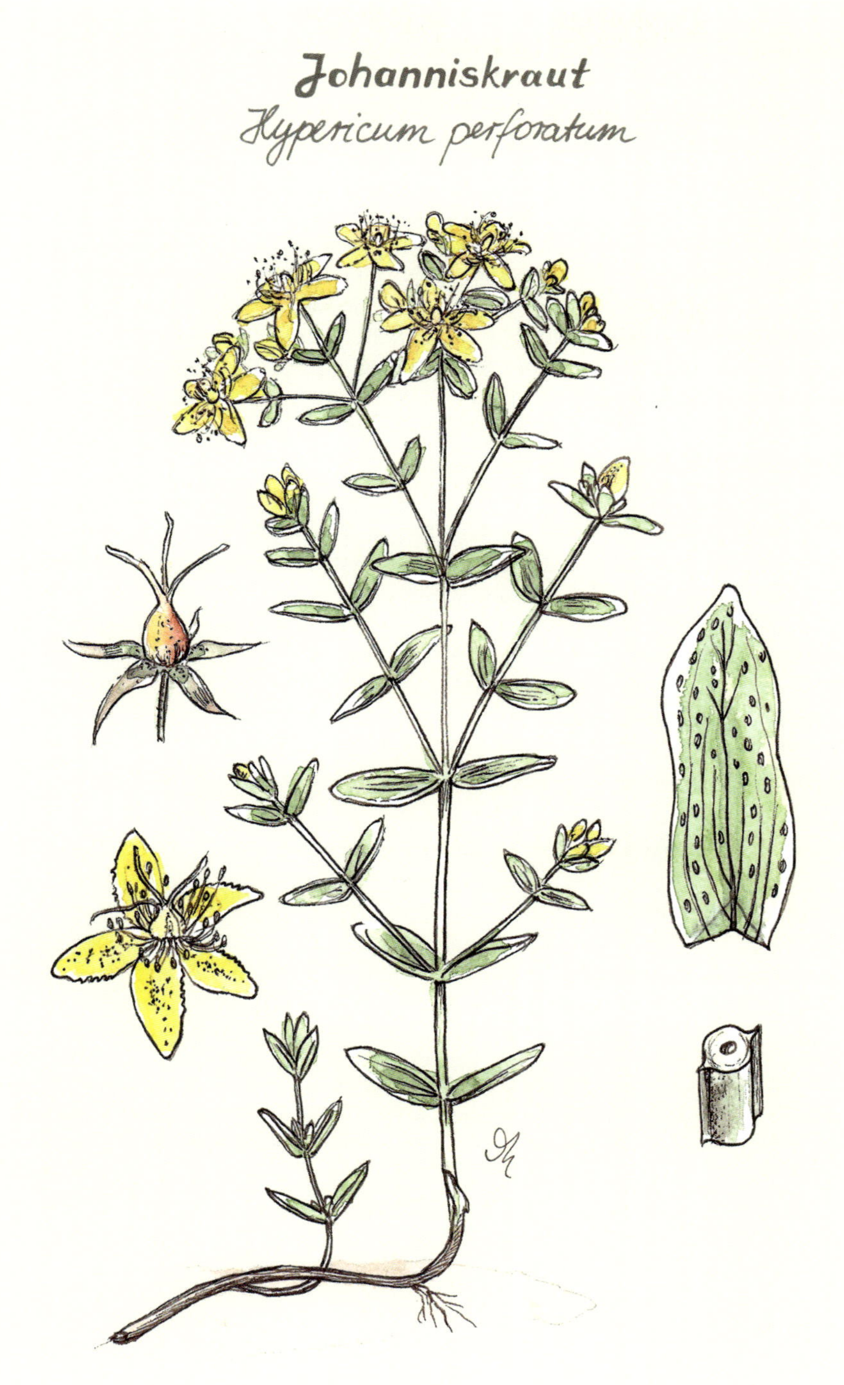

▶ **Abb. 12.30** Johanniskraut. (Quelle: Maren Sigmund)

12.31
Kamillenblüten (Matricariae flos)

Anwendungsmöglichkeiten in der Frauenheilkunde Dysmenorrhö, vaginale Infektionen, Kopfschmerzen, Angststörung/Nervosität (noch indifferente Studienlage), Wochenbettdepression [26].

Wichtige Wirkstoffe Chamaviolin, Levomenol, Bisabolene, Matricin, Apigeninglykoside, Quercetinglykoside (Rutin, Hyperosid), Schleimstoffe, Cumarine, α-Bisabolol.

Hauptwirkungen Antiphlogistisch, antibakteriell, spasmolytisch (ca. halb so stark wie Papaverin), karminativ, natürlicher COX-2-Hemmer durch Chamaviolin, gilt als Aromatikum (Ätherische-Öl-Droge).

Wichtige monografische Indikationen

HMPC Haut- und Schleimhautentzündungen, Erkrankungen im Anal- und Genitalbereich (äußere Anwendung), gastrointestinale Spasmen, Entzündungen und Reizungen der Luftwege.

WHO Entsprechend.

Kommission E Entsprechend.

Dosierung/Zubereitung 5–10 g Droge täglich, Zubereitungen beispielsweise als Infus.

Kontraindikationen Eventuell Kreuzallergie zu Korbblütlern.

Nebenwirkungen Keine bekannt.

Interaktionen Keine bekannt.

 **Wussten Sie das?**
Kamille (► **Abb. 12.31**) ist in der Selbstbehandlung sehr weit verbreitet und wird in allen möglichen Qualitäten zum Kauf angeboten, auch in Fertigpräparaten. In standardisierten Präparaten ist ein Mindestgehalt an α-Bisabolol, Kamillenöl und Gesamtflavonoiden enthalten.

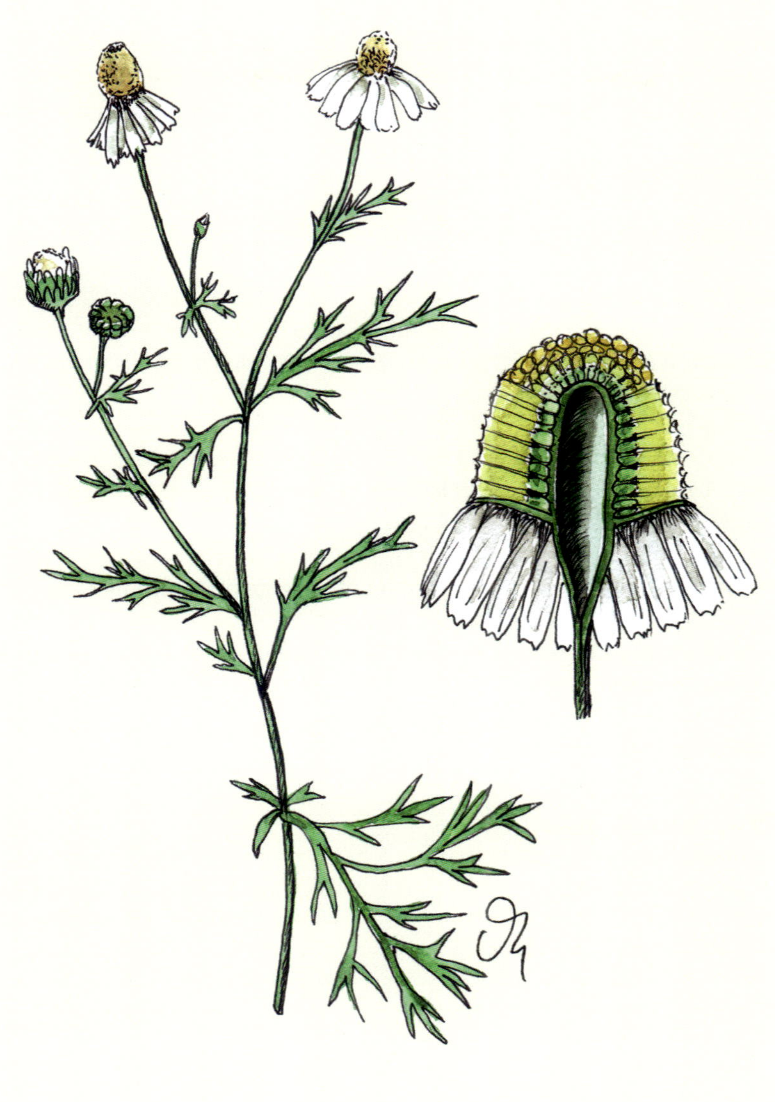

▸ **Abb. 12.31** Kamillenblüten. (Quelle: Maren Sigmund)

12.32 Kapuzinerkressenkraut (Tropaeoli maji herba)

Anwendungsmöglichkeiten in der Frauenheilkunde Vaginale Infektionen, (rezidivierende) Harnwegsinfekte.

Wichtige Wirkstoffe Senfölglykoside, Vitamin C.

Hauptwirkungen Harnwegsdesinfizierend, bakteriostatisch, virostatisch (H1N1), antimykotisch, hyperämisierend am Nierengewebe, durch gesteigerte Durchblutung bedingte Erhöhung der Harnmenge.

Wichtige monografische Indikationen

HMPC Nicht bearbeitet.

WHO Nicht bearbeitet.

Kommission E Adjuvant bei Infekten der ableitenden Harnwege, Katarrhen der Luftwege und leichten Muskelschmerzen.

Dosierung/Zubereitung 3-mal täglich ca. 15 mg bezogen auf Benzylsenföl. Fertigpräparate bevorzugen, um Magenreizungen zu verringern. Anwendungsdauer sollte 4–6 Wochen nicht übersteigen.

Kontraindikationen Magen- und Darmulzera, Nierenerkrankungen, Kinder bis 12 Jahre.

Nebenwirkungen Das freigesetzte Senföl kann Reizungen des Magen-Darm-Trakts hervorrufen, kontaktallergen.

Interaktionen Keine bekannt.

Wussten Sie das?

Von einigen Autoren wird Kapuzinerkresse (► **Abb. 12.32**) zur Notfallselbstbehandlung bei vaginalen Infektionen in Form von Spülungen oder in Verbindung mit Joghurt empfohlen. Die Senfölglykoside verursachen jedoch ein starkes Brennen und sollten nur vorsichtig verwendet werden. Die Verwendung in Verbindung mit Joghurt ist nur für eine Ansäuerung des Scheidenmilieus sinnvoll. Eine Ansiedelung von Laktobazillen ist in Verbindung mit Senfölglykosiden nicht zu erwarten, da diese abgetötet werden.

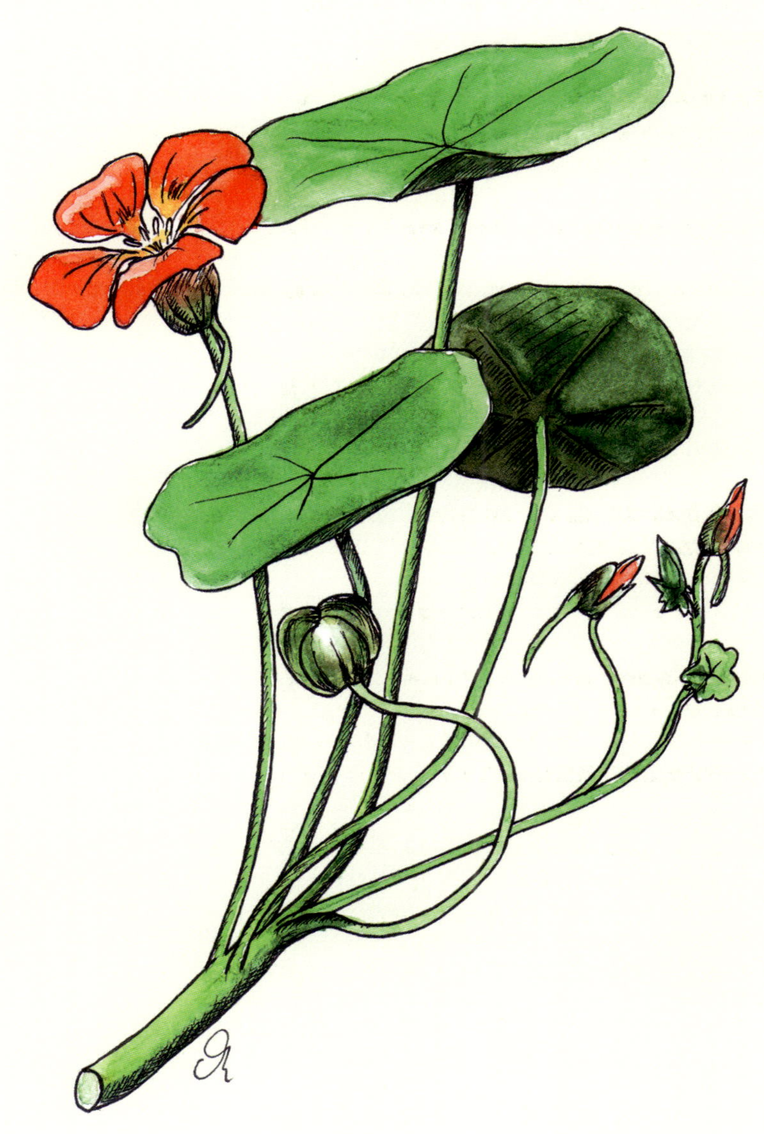

▸ **Abb. 12.32** Kapuzinerkressenkraut. (Quelle: Maren Sigmund)

12.33
Knoblauchzwiebel (Allii sativi bulbus)

Anwendungsmöglichkeiten in der Frauenheilkunde Vaginale Infektionen oral und lokal, Endometriose.

Wichtige Wirkstoffe Circa 1 % Alliin (geruchlos), Abbauprodukt Allicin, Cholin, Adenosin.

Hauptwirkungen Antibakteriell (grampositive und gramnegative Bakterien), antimykotisch (Candidaspezies), lipidsenkend, Hemmung Thrombozytenaggregation, vasodilatatorisch.

Wichtige monografische Indikationen

HMPC Adjuvant bei Erhöhung der Blutfettwerte, altersbedingte Gefäßveränderungen.

WHO Entsprechend, zusätzlich leichte Hypertonie, Fußpilz, rheumatische Beschwerden, Harnwegsinfekte.

Kommission E Entsprechend.

Dosierung/Zubereitung Mittlere Tagesdosis: 4 g, eingestellt auf Anillin.

Kontraindikationen Keine bekannt.

Nebenwirkungen Selten Magen-Darm-Beschwerden, allergische Reaktionen, Geruchsveränderungen.

Interaktionen Vorsicht bei Behandlung mit Antikoagulanzien.

Wussten Sie das?

Die dem Knoblauch (► **Abb. 12.33**) zugewiesene Eigenschaft des Schutzes vor „Geistern" und „Vampiren" geht historisch darauf zurück, dass er durch die enthaltenen Alliine sehr gut vor Fraßfeinden geschützt war, und sollte in diesem historischen Kontext betrachtet werden. Die Vernichtung von Ernten durch Schädlinge wurde oft mit Geistern in Zusammenhang gebracht – dass Knoblauch diese offensichtlich vertrieb, war eine sehr gute Beobachtung, die dann auch auf Menschen übertragen wurde.

Knoblauchzwiebel

Allii sativi bulbus

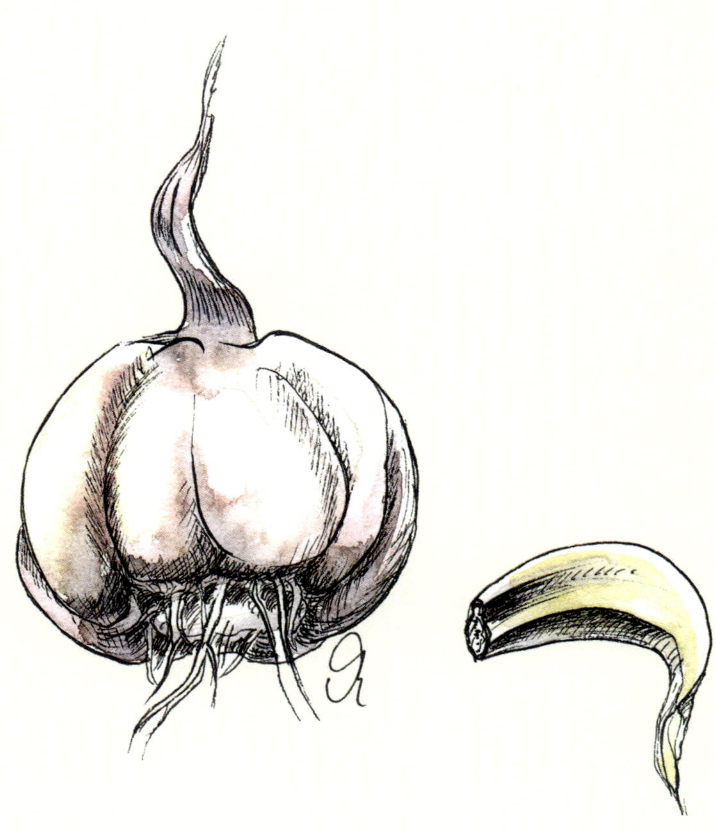

▸ **Abb. 12.33** Knoblauchzwiebel. (Quelle: Maren Sigmund)

12.34
Kornblumenblüten (Cyani flos)

Anwendungsmöglichkeiten in der Frauenheilkunde Weißfluss, zur Optimierung der Empfängnis bei potenziell eingeschränktem Spermiogramm, da die Spinnbarkeit und die Durchlässigkeit des Zervixschleims wegen der stark schleimlösenden Komponente der Pflanze verbessert werden kann.

Wichtige Wirkstoffe Anthocyane (Centaurocyanin), Polyacetylene.

Hauptwirkungen Schleimlösend.

Wichtige monografische Indikationen

HMPC Nicht bearbeitet.

WHO Nicht bearbeitet.

Kommission E Negativ wegen fehlenden Wirkungsnachweises, beansprucht für Fieber, Obstipation, Menstruationsstörungen, Weißfluss.

Dosierung/Zubereitung 1–3 g pro Tag, Zubereitungen beispielsweise als Infus.

Kontraindikationen Allergische Reaktionen, Kreuzreaktion mit Korbblütlern.

Nebenwirkungen Keine bekannt.

Interaktionen Keine bekannt.

 **Wussten Sie das?**

Historisch ist die schöne Blüte (▸ **Abb. 12.34**) vielfach für politische Zwecke „missbraucht“ worden. Das zuckerhaltige Ackerbeikraut stand Pate für das Preußischblau der Uniformen der Armee Kaiser Wilhelms I. Um 1910 verkauften junge Mädchen Papierkornblumen zugunsten von Kriegsveteranen.

Kornblumenblüten

Cyani flos

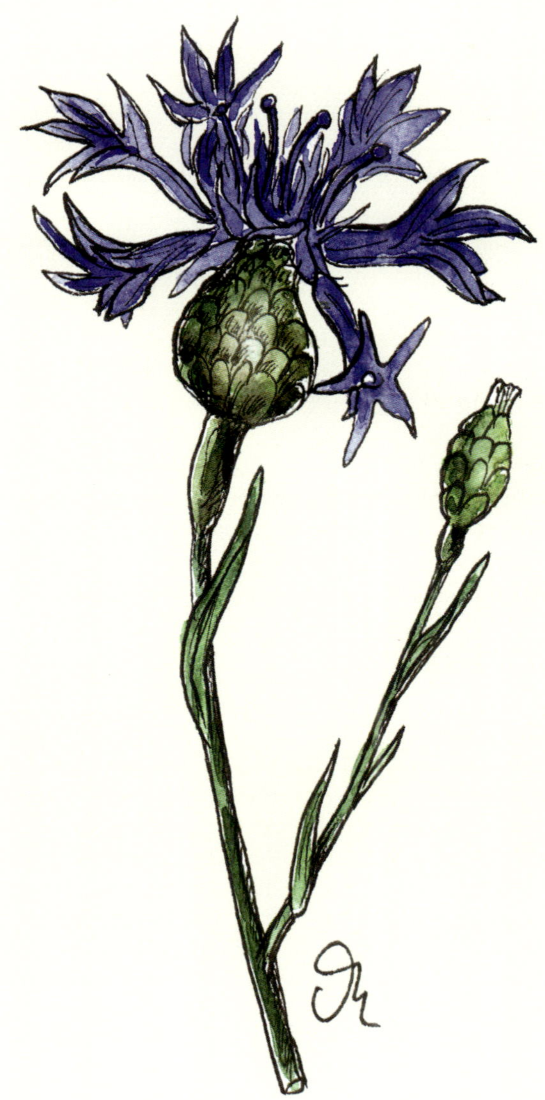

▸ **Abb. 12.34** Kornblumenblüten. (Quelle: Maren Sigmund)

12.35 Kurkumawurzelstock (Curcumae longae rhizoma)

Anwendungsmöglichkeiten in der Frauenheilkunde Amenorrhö, Dysmenorrhö, Endometriose, klimakterische Knochen- und Gelenkschmerzen.

Wichtige Wirkstoffe Curcuminoide (Polyphenole), ätherisches Öl (Sequiterpene).

Hauptwirkungen Choleretisch, antiphlogistisch, antiviral, antikanzerogen.

Wichtige monografische Indikationen

HMPC Leichte Verdauungsbeschwerden, leichte Leber-Gallen-Funktionsstörungen.

WHO Azidose aufgrund von Ernährungsfehlern, rheumatoide Arthritis, Amenorrhö und Dysmenorrhö.

Kommission E Dyspeptische Beschwerden.

Dosierung/Zubereitung Mittlere Tagesdosis: 1,5–3 g Droge, Zubereitungen beispielsweise als Infus.

Kontraindikationen Verschluss der Gallenwege, bei Gallensteinen nur nach ärztlicher Rücksprache.

Nebenwirkungen Magenbeschwerden bei längerer Anwendung.

Interaktionen Keine bekannt.

Wussten Sie das?
Die Zahl der klinischen Studien für verschiedenste Indikationen des Kurkumawurzelstocks (► **Abb. 12.35**) ist kaum überschaubar. Grund dafür sind auch die epidemiologischen Erkenntnisse, nach denen in der asiatisch-indischen Bevölkerung eine geringere Inzidenz von Kolonkarzinomen und auch von Brust- und Lungenkarzinomen zu beobachten ist. Kurkuma ist eine als Nahrungsergänzungsmittel stark vermarktete Droge. Sie wird in unterschiedlichen Qualitäten angeboten. Außerhalb von Apotheken sind die Produkte nicht geprüft, zur medizinischen Verwendung sind sie daher nur bedingt geeignet.

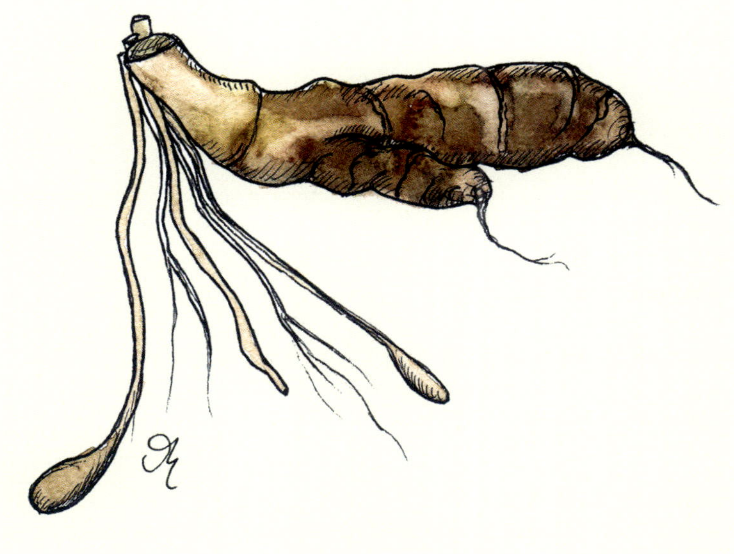

▶ **Abb. 12.35** Kurkumawurzelstock. (Quelle: Maren Sigmund)

12.36 Lavendelblüten (Lavendulae flos)

Anwendungsmöglichkeiten in der Frauenheilkunde Schlafstörung, Nervosität, prämenstruelles Syndrom, vaginale Infektionen, postpartale Dammpflege.

Wichtige Wirkstoffe Mindestens 1,5 % ätherisches Öl (Monoterpene), Sesquiterpene, Sterole, Phenylcarbonsäuren (u. a. Rosmarinsäure, Ferulasäure, Kaffeesäure, p-Hydroxybenzoesäure), Flavonoide.

Hauptwirkungen Sedativ, choleretisch, anxiolytisch, antibakteriell.

Wichtige monografische Indikationen

HMPC Symptomatische Behandlung von Ruhelosigkeit, Behandlung von mentalem Stress und Erschöpfung, Schlafhilfe.

WHO Entsprechend.

Kommission E Unruhezustände, Einschlafstörungen, funktionelle Oberbauchbeschwerden.

Dosierung/Zubereitung 1–2 Teelöffel zur Bereitung eines Tees, Fertigarzneimittel, lokal ätherisches Öl.

Kontraindikationen Keine bekannt.

Nebenwirkungen Keine bekannt, sehr selten Gynäkomastie bei Jungen.

Interaktionen Keine bekannt.

 **Wussten Sie das?**

Das ätherische Öl der Lavendelblüten (► **Abb. 12.36**) hat ebenfalls beruhigende Wirkung und wird als Duftkissen zur „Schlafverbesserung“ eingesetzt, auch gern bei Säuglingen.

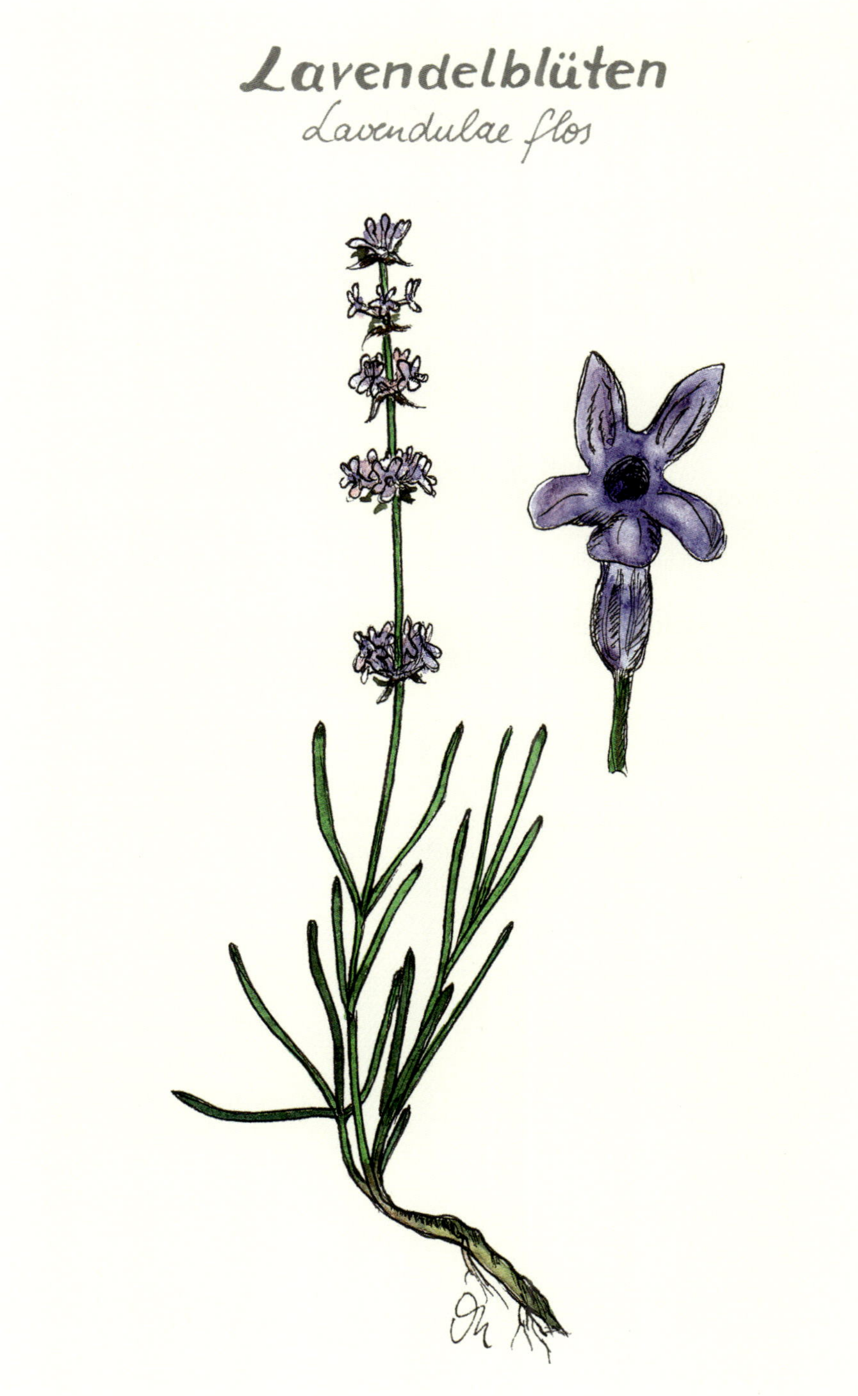

▸ **Abb. 12.36** Lavendelblüten. (Quelle: Maren Sigmund)

12.37 Lebensbaum (Thuja occidentalis)

Anwendungsmöglichkeiten in der Frauenheilkunde Zervikale Dysplasien, lokal im Genitalbereich bei HPV-induzierten Neubildungen, genitale Entzündungen.

Wichtige Wirkstoffe Aromatikum (ätherische Öle), β-Thujon, Gerbstoffe, Desoxypodophyllotoxin.

Hauptwirkungen Virostatisch, immunmodulierend, bakterizid.

Wichtige monografische Indikationen

HMPC Nicht bearbeitet.

WHO Nicht bearbeitet.

Kommission E Nicht bearbeitet.

Dosierung/Zubereitung Fertigarzneimittel, ätherisches Öl (mindestens 1:10 verdünnt) zur lokalen Behandlung mittels Tamponade.

Kontraindikationen Nephritis, Schwangerschaft, Stillzeit, Kinder unter 12 Jahre.

Nebenwirkungen Bei innerer Anwendung in höheren Dosierungen tonisch-klonische Krämpfe, Nieren- und Leberschädigungen, maximale Dosierungen beachten, zur inneren Anwendung nur standardisierte Produkte verwenden.

Interaktionen Keine bekannt.

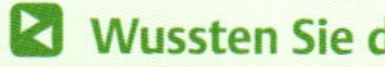

Wussten Sie das?

Thujonhaltige Pflanzen, zu denen neben dem Lebensbaum (► **Abb. 12.37**) auch der Rainfarn (*Tanacetum vulgare*) gehört, wurden und werden zur Behandlung und Vorbeugung von Kopfläusen eingesetzt

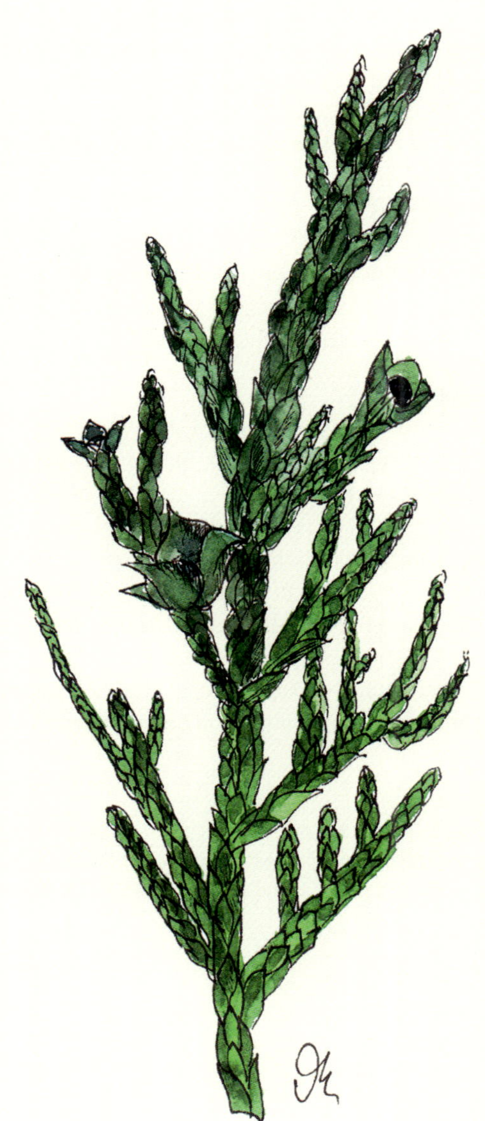

▶ **Abb. 12.37** Lebensbaum. (Quelle: Maren Sigmund)

12.38 Leinsamen (Linum usitatissimum)

Anwendungsmöglichkeiten in der Frauenheilkunde Mastodynie, vaginale Schleimhautdystrophie, Geburtsvorbereitung, Öl zur Behandlung klimakterischer Beschwerden, Obstipation in der Schwangerschaft.

Wichtige Wirkstoffe Ballaststoffe, 30–45 % fettes Öl, Ligane, Schleimdroge (Quellzahl 6), mindestens 52–76 % ungesättigte Fettsäuren.

Hauptwirkungen Peristaltik anregend, schleimhautprotektiv, lipidsenkend.

Wichtige monografische Indikationen

HMPC Habituelle Obstipation, Reizdarm (Colon irritabile), Gastritis.

WHO Entsprechend.

Kommission E Entsprechend.

Dosierung/Zubereitung 5–15 g täglich, zerquetscht, nicht geschrotet, mit ausreichender Menge an Wasser einnehmen (1:10).

Kontraindikationen Anamnestischer Verdacht auf Ileus.

Nebenwirkungen Keine (bei genügender Wasserzufuhr), sonst Obstipationen möglich.

Interaktionen Durch die beschleunigte Darmpassage eventuell Verminderung von Resorption von enteral resorbierten Arzneimitteln mit Senkung der Wirkstoffspiegel.

 **Wussten Sie das?**

Der lateinische Namenszusatz *usitatissimum*, ein Superlativ, stellt den umfänglichen Nutzen dieser Pflanze in den Mittelpunkt. Schließlich war Lein (▶ **Abb. 12.38**) nicht nur Nahrungsmittel, sondern diente auch zur Herstellung von Seilen und Bekleidung.

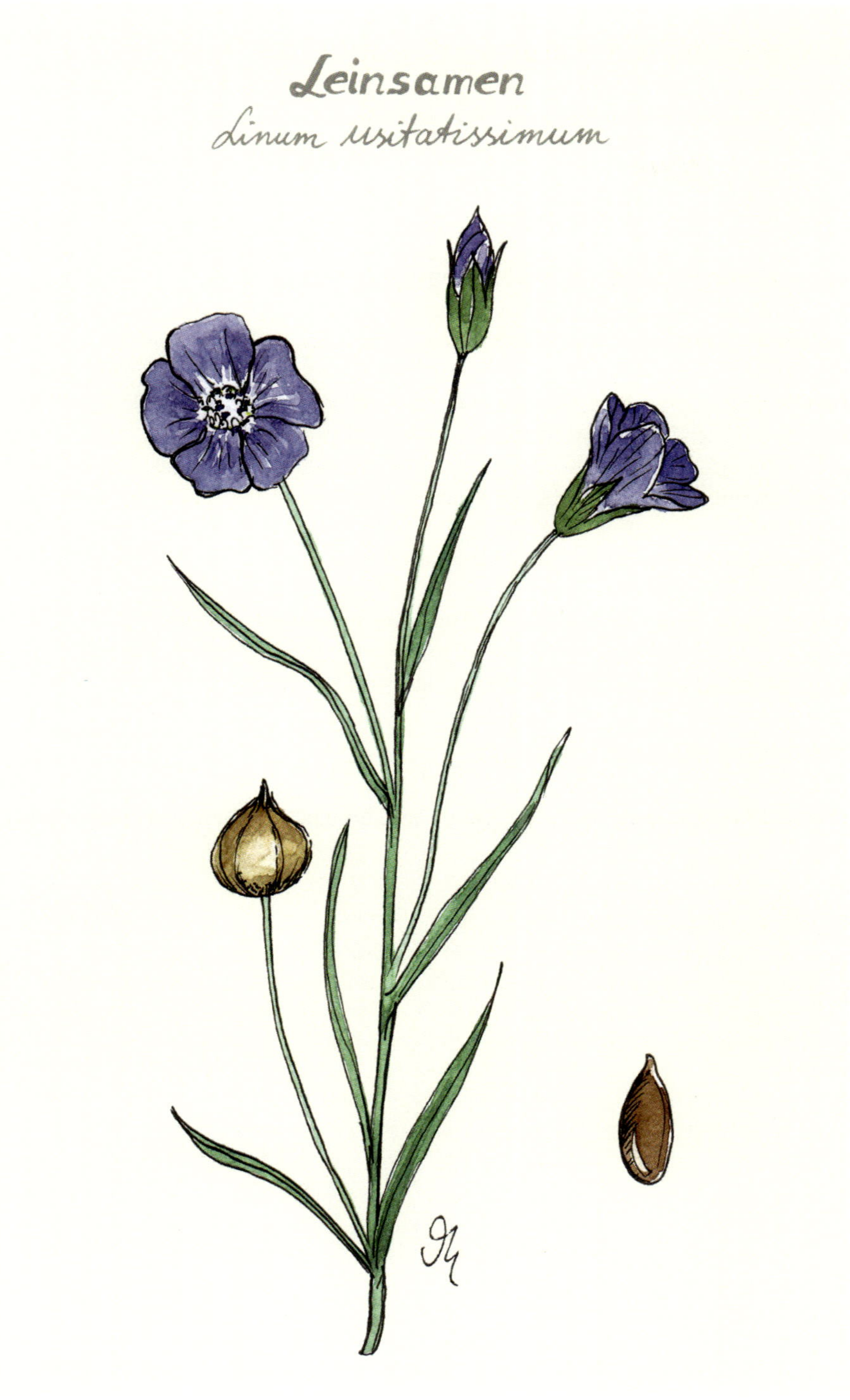

▸ **Abb. 12.38** Leinsamen. (Quelle: Maren Sigmund)

12.39 Mädesüßblüten (Filipendulae ulmariae flos)

Anwendungsmöglichkeiten in der Frauenheilkunde Dysmenorrhö.

Wichtige Wirkstoffe Salicylaldehyde, ätherisches Öl, 5 % Flavonoide (Quercetinderivate), Gerbstoffe (Ellagitannine).

Hauptwirkungen Antiphlogistisch, spasmolytisch, antipyretisch.

Wichtige monografische Indikationen

HMPC Leichte Gelenkbeschwerden, unterstützend bei Erkältungserkrankungen, Förderung der renalen Wasserausscheidung.

WHO Erkältungserkrankungen, Förderung der renalen Wasserausscheidung.

Kommission E Adjuvant bei Erkältungskrankheiten.

Dosierung/Zubereitung Tagesdosis: 2–3 g, Zubereitungen beispielsweise als Infus.

Kontraindikationen Salicylatunverträglichkeit.

Nebenwirkungen Keine bekannt.

Interaktionen Keine bekannt, Vorsicht bei gleichzeitiger Einnahme von Antikoagulanzien.

Wussten Sie das?

Der Begriff Mädesüß leitet sich vom norddeutschen *meed* für Grasland, das gemäht werden kann, ab. Die Blüten (► **Abb. 12.39**) wurden häufig in Milch eingelegt, die den nussig-süßen Geschmack aufnahm. Imker rieben neue Bienenstöcke mit der Pflanze ein, der honigartige Geruch sollte die Bienen zum Bleiben animieren.

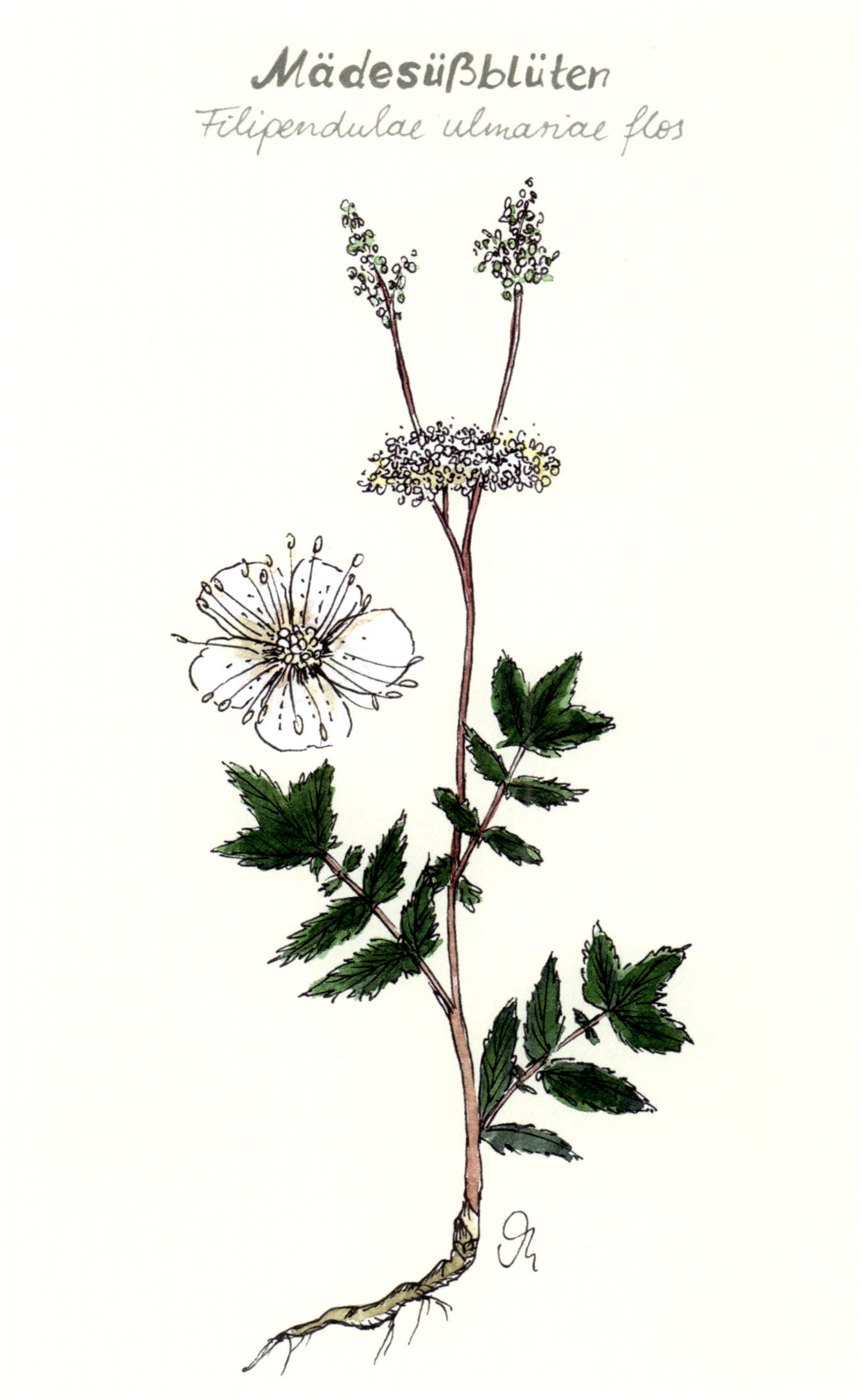

▸ **Abb. 12.39** Mädesüßblüten. (Quelle: Maren Sigmund)

12.40 Mariendistelfrüchte (Silybi mariani fructus)

Anwendungsmöglichkeiten in der Frauenheilkunde Hypermenorrhö, depressive Verstimmungen, Präeklampsie.

Wichtige Wirkstoffe Flavonolglykane, Silymarin bis zu 3 %, fettes Öl, ungesättigte Fettsäuren.

Hauptwirkungen Antagonistisch zu Leberschädigungen durch Membranstabilisierung (verhindert das Eindringen hepatotoxischer Stoffe in die Leberzelle), antiphlogistisch, antifibrotisch.

Wichtige monografische Indikationen

HMPC Toxische Leberschäden, unterstützende Behandlung bei chronischen Hepatitiden.

WHO Entsprechend, zusätzlich Hypermenorrhö.

Kommission E Entsprechend HMPC.

Dosierung/Zubereitung 10–15 g Droge pro Tag, Zubereitungen entsprechend, Silymarin Fertigarzneimittel erhältlich.

Kontraindikationen Keine bekannt.

Nebenwirkungen Leicht laxierende Wirkung, bei längerer Einnahme eventuell thyreostatisch.

Interaktionen Keine bekannt.

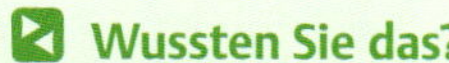

Wussten Sie das?

Einer alten Legende nach geht der Name der Pflanze zurück auf die weißlichen Streifen auf ihren Blättern (► **Abb. 12.40**), die von der Milch der Jungfrau Maria verursacht worden sein sollen. Die entgiftende Wirkung war schon früh bekannt, und wurde bereits von Dioskurides beschrieben.

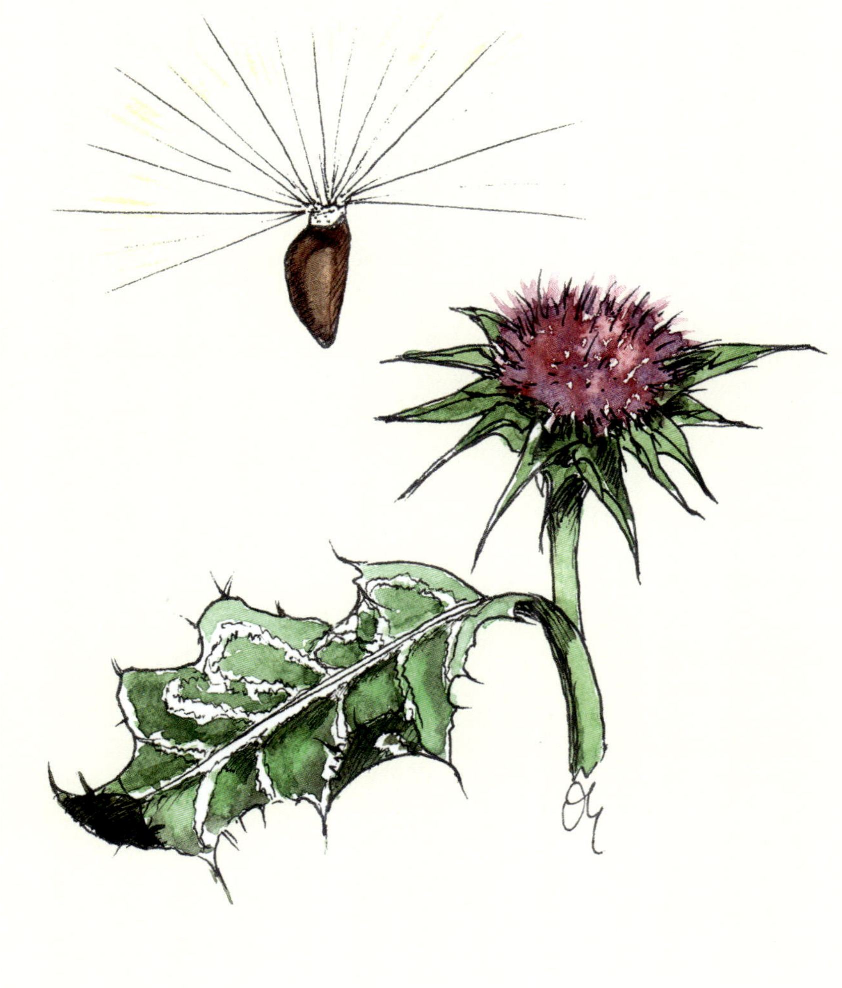

▸ **Abb. 12.40** Mariendistelfrüchte. (Quelle: Maren Sigmund)

12.41
Meerrettichwurzel (Armoraciae rusticanae radix)

Anwendungsmöglichkeiten in der Frauenheilkunde Adjuvans bei vaginalen Infektionen und rezidivierenden Harnwegsinfekten.

Wichtige Wirkstoffe Glukosinolate, Senfölderivate.

Hauptwirkungen Antimikrobiell (E. coli, Staphylococcus aureus), hyperämisierend am Nierengewebe, durch gesteigerte Durchblutung erfolgt Erhöhung der Harnmenge.

Wichtige monografische Indikationen

HMPC Nicht bearbeitet.

WHO Nicht bearbeitet.

Kommission E Katarrhe der Luftwege, Adjuvans bei Harnwegsinfekt, extern hyperämisierend.

Dosierung/Zubereitung Mittlere Tagesdosis: 20 g frische Wurzel, Fertigpräparate mit Kapuzinerkresse verfügbar.

Kontraindikationen Magen- und Darmulzera, Nephritiden, Kinder unter 4 Jahre.

Nebenwirkungen Gelegentlich Magen- und Darmbeschwerden.

Interaktionen Keine bekannt.

Wussten Sie das?
Wie die meisten Senföl enthaltenden Pflanzen (Knoblauch, Kapuzinerkresse) wurde auch der Meerrettich (► **Abb. 12.41**) als Schutzpflanze vor bösen Geistern eingesetzt. Kindern wurde häufig eine Kette mit Meerrettichscheiben in Form von Amuletten umgehängt.

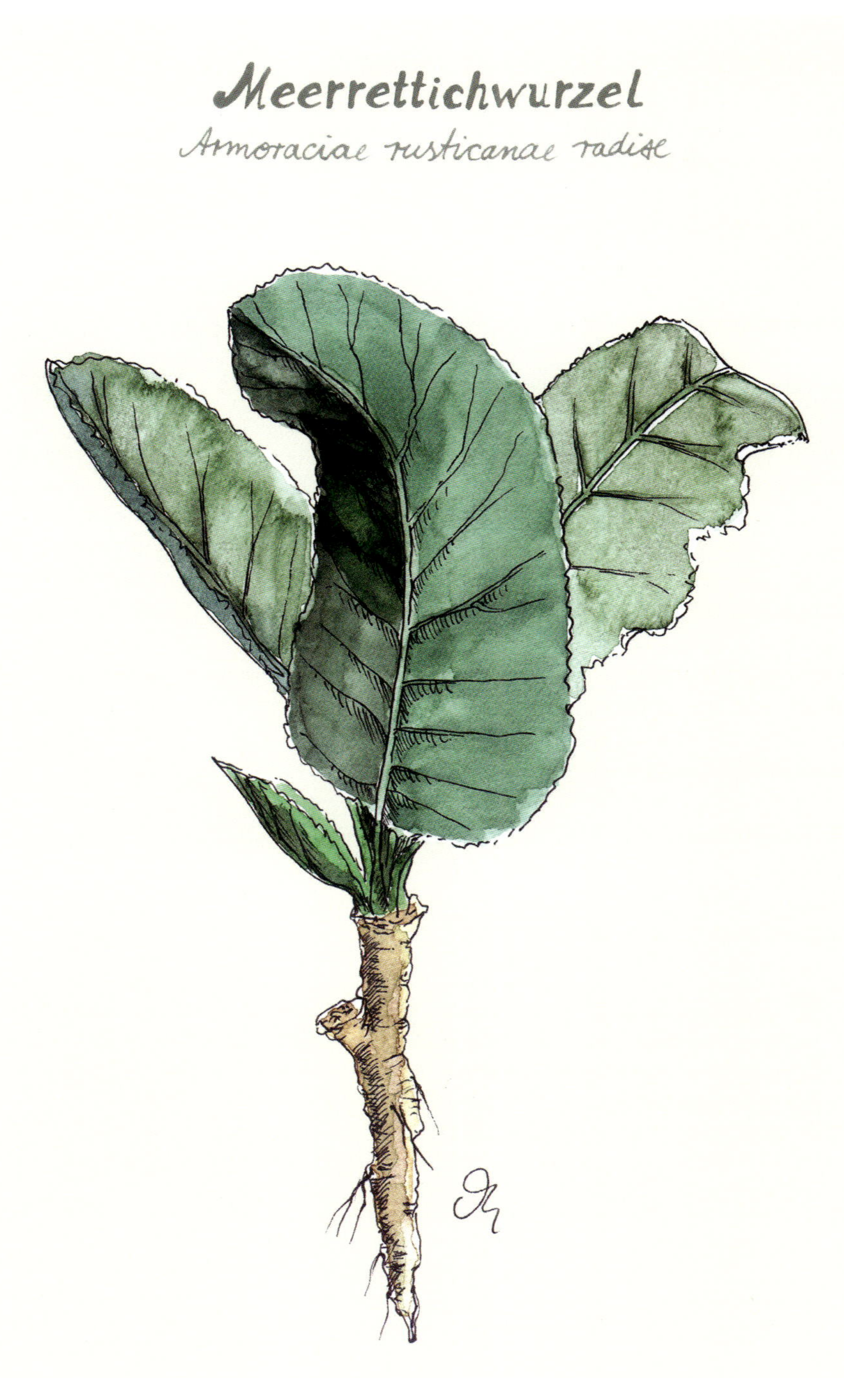

▸ **Abb. 12.41** Meerrettichwurzel. (Quelle: Maren Sigmund)

12.42 Melissenblätter (Melissae folium)

Anwendungsmöglichkeiten in der Frauenheilkunde Vaginale Infektionen, Kopfschmerzen, sekundäre Amenorrhö, Schlafstörungen, klimakterische Beschwerden.

Wichtige Wirkstoffe Laminaceengerbstoffe, ätherische Öle (Sesquiterpene), wie z. B. Citral.

Hauptwirkungen Beruhigend, spasmolytisch, virostatisch.

Wichtige monografische Indikationen

HMPC Verwendung bei mentalem Stress, funktionelle Magen-Darm-Beschwerden, nervöse Einschlafstörungen.

WHO Entsprechend HMPC, zusätzlich Herpes labialis, Emmenagogum, Kopfschmerzen.

Kommission E Funktionelle Magen-Darm-Beschwerden, nervöse Einschlafstörungen.

Dosierung/Zubereitung 1,5–4,5 g Droge täglich, Zubereitungen beispielsweise als Infus.

Kontraindikationen Keine bekannt.

Nebenwirkungen Keine bekannt, eventuell Beeinflussung der Schilddrüsenhormone möglich.

Interaktionen Keine bekannt.

Wussten Sie das?

Die Melisse (► **Abb. 12.42**) wurde 2006 zur Heilpflanze des Jahres gewählt.
Melissenblütenöl gilt als besondere Rarität, da es anders zusammengesetzt ist als das ätherische Öl der Blätter.
Bei Verwendung von Melisse in der Aromatherapie ist auf eine seriöse Quelle zu achten. Oft wird Citronellaöl als sog. indisches (und wesentlich kostengünstigeres) Melissenöl vertrieben.

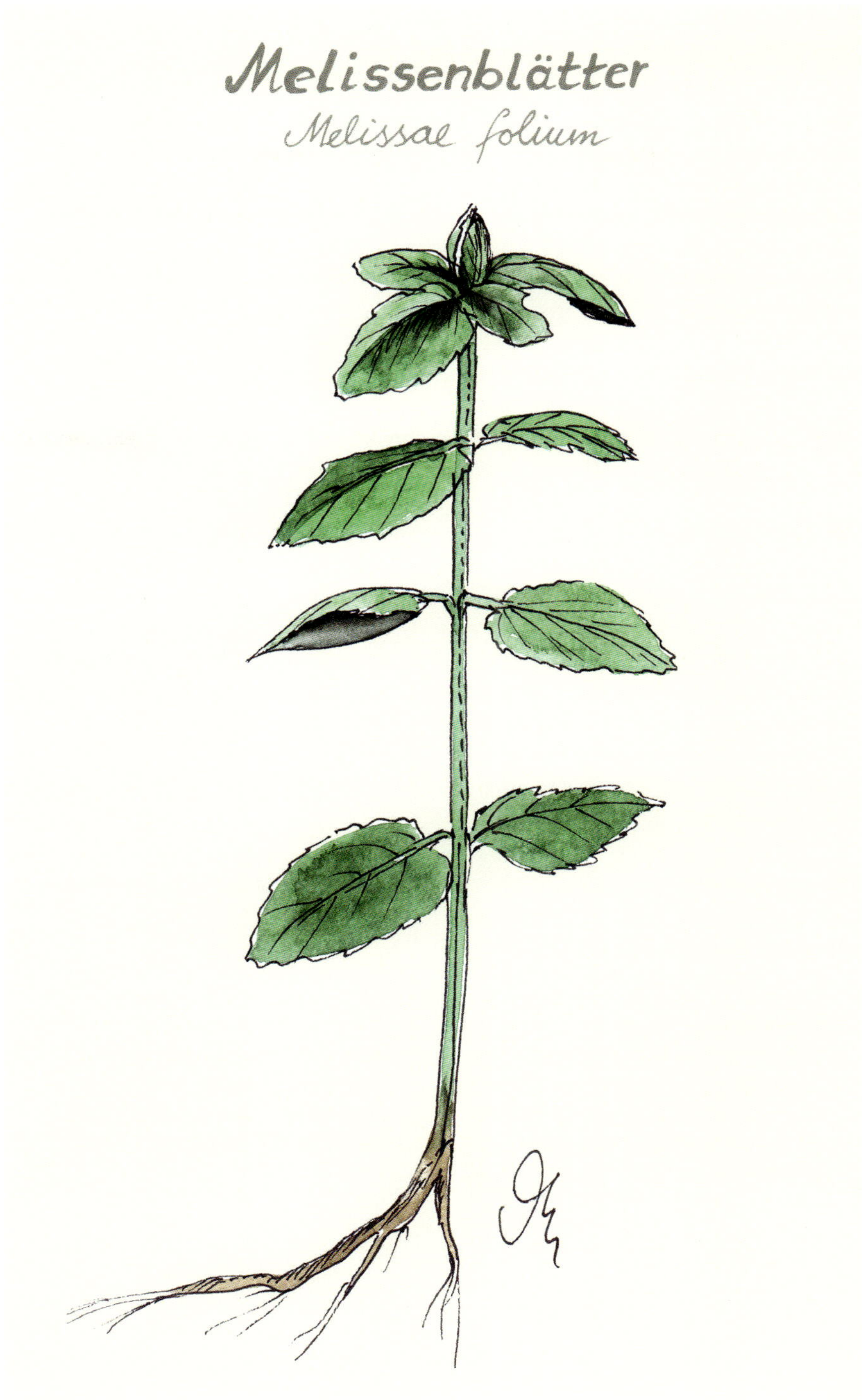

▸ **Abb. 12.42** Melissenblätter. (Quelle: Maren Sigmund)

12.43
Mistelkraut (Visci albi herba)

Anwendungsmöglichkeiten in der Frauenheilkunde Schnellwachsende Uterusmyome unter strenger Indikationsstellung, begleitend zur Krebstherapie.

Wichtige Wirkstoffe Lektine (Agglutine), basische Polypeptide, Ligane, Triterpene.

Hauptwirkungen Zytostatisch, unspezifisch immunmodulierend, Steigerung der Endorphinausschüttung.

Wichtige monografische Indikationen

HMPC Aufgrund der vorliegenden Daten konnte keine Monografie verabschiedet werden, Sicherheitsdaten wurden als unzureichend bewertet.

WHO Nicht bearbeitet.

Kommission E Degenerativ entzündliche Gelenkerkrankungen (kutiviszerale Reiztherapie durch Quaddeln), Palliativtherapie.

Dosierung/Zubereitung Nur Fertigpräparate verwenden, nach Dosierungsangaben des Herstellers.

Kontraindikationen Eiweißüberempfindlichkeit, chronisch progrediente Infektionen wie Tuberkulose.

Nebenwirkungen Schüttelfrost, Fieber, Kopfschmerzen, orthostatische Dysregulation.

Interaktionen Keine beschrieben.

Wussten Sie das?
Die Wuchsform des Mistelkrauts (▸ **Abb. 12.43**), einer halbschmarotzenden Pflanze, brachte ihr im Volksmund zahlreiche mystische Bezeichnungen ein, wie z. B. Druidenfuß und Hexenbesen. Wo der v. a. in Großbritannien und Nordamerika verbreitete Brauch, sich zu Weihnachten unter einem Mistelzweig zu küssen, seinen Ursprung hat, ist nicht bekannt.

Mistelkraut

Visci albi herba

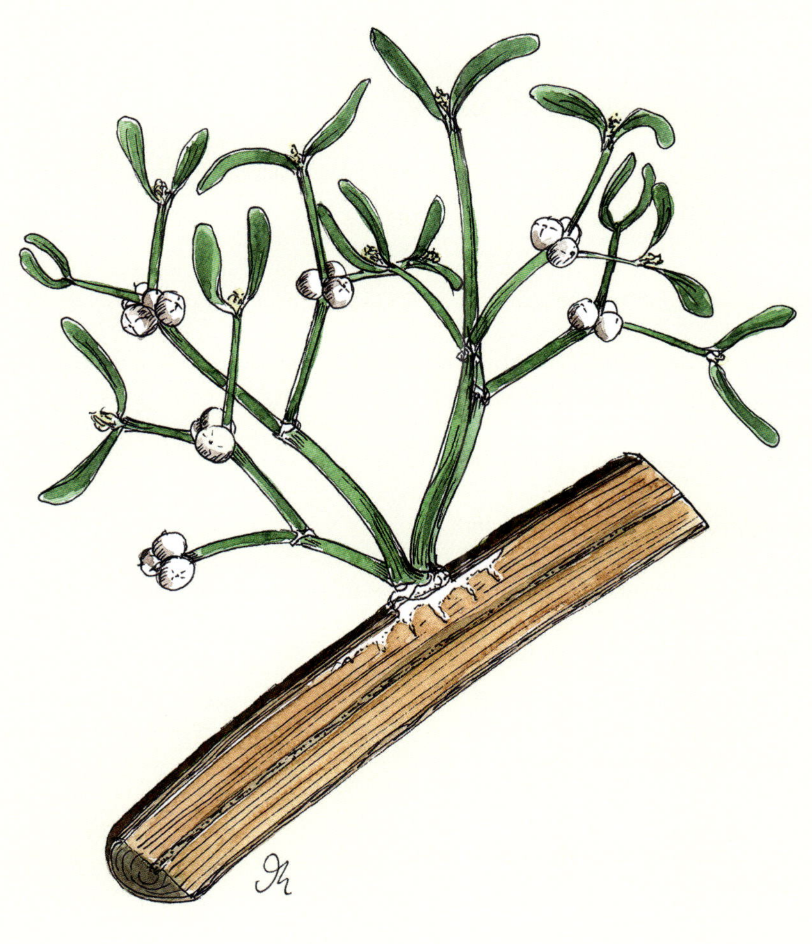

▶ **Abb. 12.43** Mistelkraut. (Quelle: Maren Sigmund)

12.44 Mönchspfefferfrüchte (Agni casti fructus)

Anwendungsmöglichkeiten in der Frauenheilkunde Mastodynie, Regeltempoanomalien, PMS, klimakterische Beschwerden, PCO, Abstillwunsch.

Wichtige Wirkstoffe Bizyklische Diterpene, Iridoidglykoside, Sesquiterpene, Flavonoide, Casticin.

Hauptwirkungen Hemmung von luteinisierendem Hormon (LH), SERM (selektiver Östrogenrezeptor-Modulator).

Wichtige monografische Indikationen

HMPC Mastodynie, Regeltempoanomalien, PMS, klimakterische Beschwerden.

WHO Entsprechend.

Kommission E Entsprechend.

Dosierung/Zubereitung 20–40 mg Droge täglich, zahlreiche Fertigpräparate in Tabletten und Kapselform verfügbar.

Kontraindikationen Schwangerschaft, Stillzeit.

Nebenwirkungen Durst, Exantheme.

Interaktionen Nicht mit Dopamin-Rezeptor-Antagonisten einnehmen.

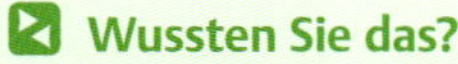

Wussten Sie das?

Zum Mönchspfeffer (► **Abb. 12.44**) gibt es sehr viele Publikationen [123] in unterschiedlicher Qualität, häufig wird er auch im Rahmen von stressbedingten Fertilitätsstörungen mit Hyperprolaktämie erfolgreich eingesetzt.

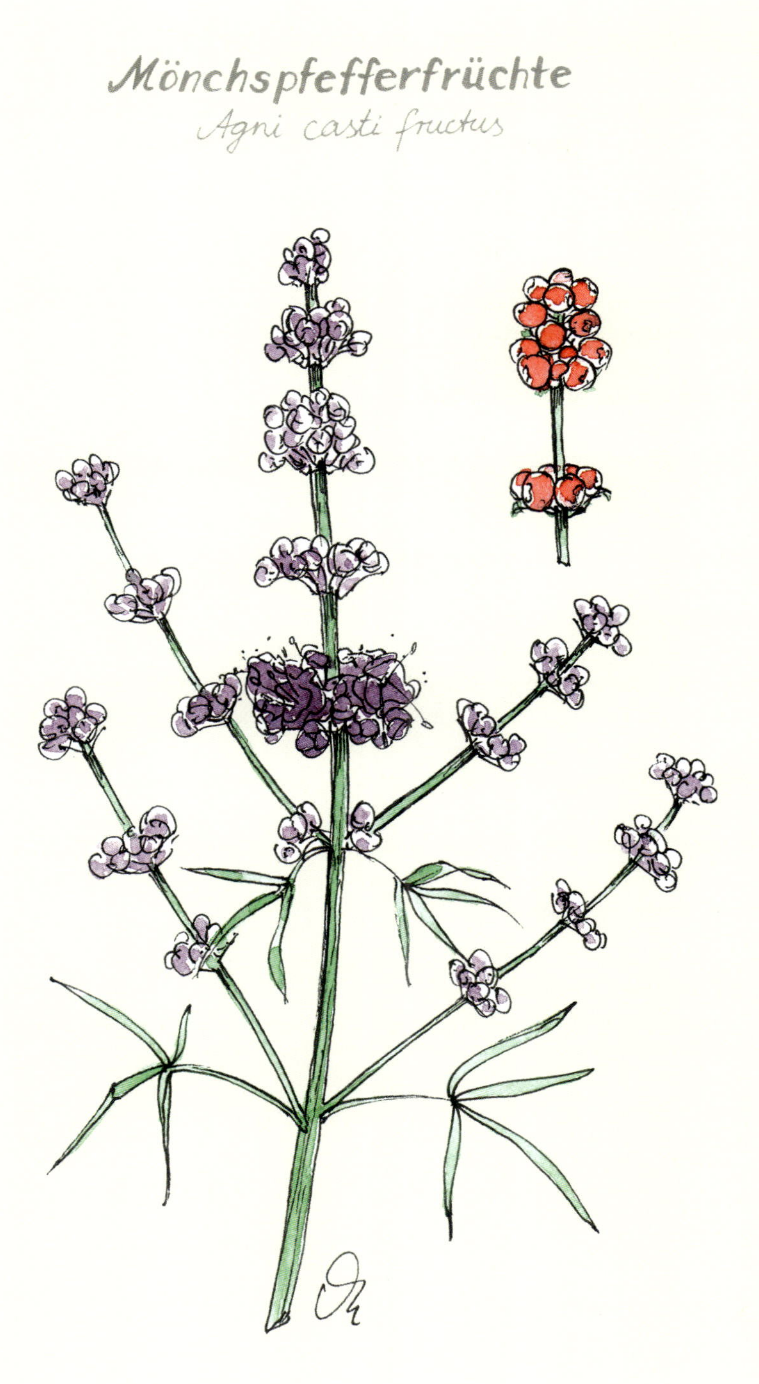

▸ **Abb. 12.44** Mönchspfefferfrüchte. (Quelle: Maren Sigmund)

12.45 Mutterkraut (Tanaceti parthenii herba)

Anwendungsmöglichkeiten in der Frauenheilkunde Migräne und zyklusabhängige Kopfschmerzen, Dysmenorrhö, nervöse Erschöpfungszustände, Anregung der Wehentätigkeit.

Wichtige Wirkstoffe Ätherisches Öl mit Kampfer, Sesquiterpenlactone (Parthenolid), Flavonoide.

Hauptwirkungen Analgetisch.

Wichtige monografische Indikationen

HMPC Migräneprophylaxe nach Ausschluss ernsthafter Erkrankungen, Kopfschmerzen.

WHO Entsprechend HMPC, zusätzlich Dysmenorrhö.

Kommission E Nicht bearbeitet.

Dosierung/Zubereitung Zwischen 50–150 mg Trockenextrakt täglich, Zubereitungen entsprechend, Fertigarzneimittel mit 100 mg verfügbar.

Kontraindikationen Nicht in Schwangerschaft und Stillzeit anwenden.

Nebenwirkungen Allergien Korbblütler, Magen-Darm-Beschwerden.

Interaktionen Keine bekannt.

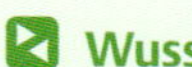

Wussten Sie das?

Das Mutterkraut (▸ **Abb. 12.45**) hat auch den Beinamen „falsche Kamille“. Wegen ihres hohen Gerbstoffgehalts ist sie jedoch wesentlich bitterer als die Kamille.

Mutterkraut

Tanaceti parthenii herba

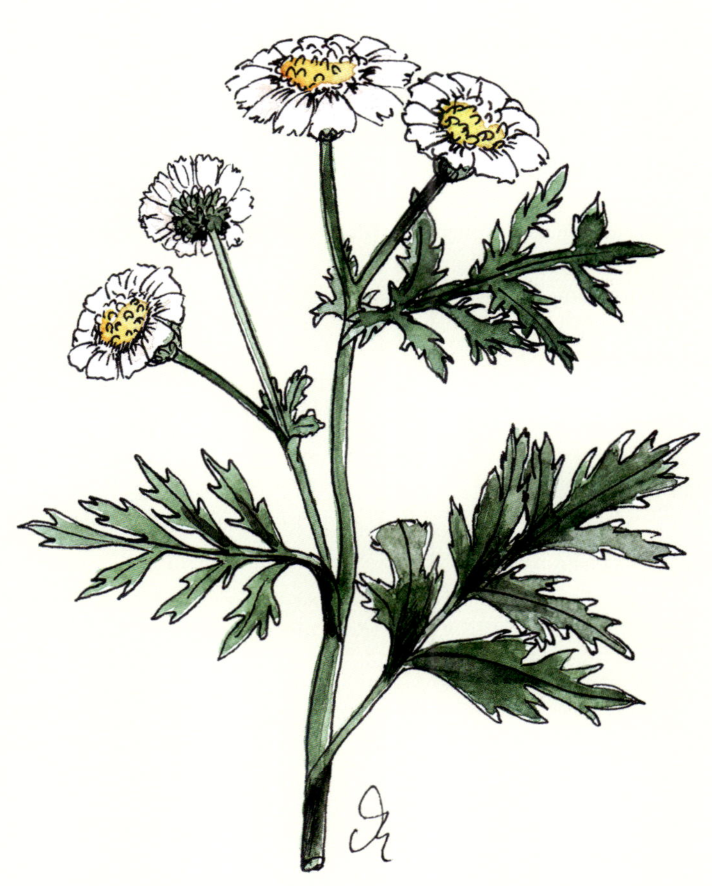

▸ **Abb. 12.45** Mutterkraut. (Quelle: Maren Sigmund)

12.46 Myrrhe (Commiphora myrrha)

Anwendungsmöglichkeiten in der Frauenheilkunde Zervizitis mit therapieresistenten Candidosen, rekurrente bakterielle Vaginose.

Wichtige Wirkstoffe Ätherisches Öl (Furanosesquiterpene, Monoterpene), Proteine.

Hauptwirkungen Adstringierend, desinfizierend, antimikrobiell (Staphylococcus aureus, Pseudomonas, E. coli, Candida).

Wichtige monografische Indikationen

HMPC Topische Behandlung von oberflächlichen Wunden.

WHO Entsprechend HMPC.

Kommission E Leichte Entzündungen der Mund- und Rachenschleimhaut.

Dosierung/Zubereitung Gepulverte Droge, ätherisches Öl: 0,1 mg täglich.

Kontraindikationen Keine bekannt.

Nebenwirkungen Keine bekannt.

Interaktionen Keine bekannt.

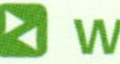 **Wussten Sie das?**

Während Myrrthe (*Myrtus communis*) die Pflanze benennt, steht Myrrhe (► **Abb. 12.46**) für ihr Harz, wobei die medizinische Verwendung nur für Myrrhe monografiert ist.

Myrrhe
Commiphora myrrha

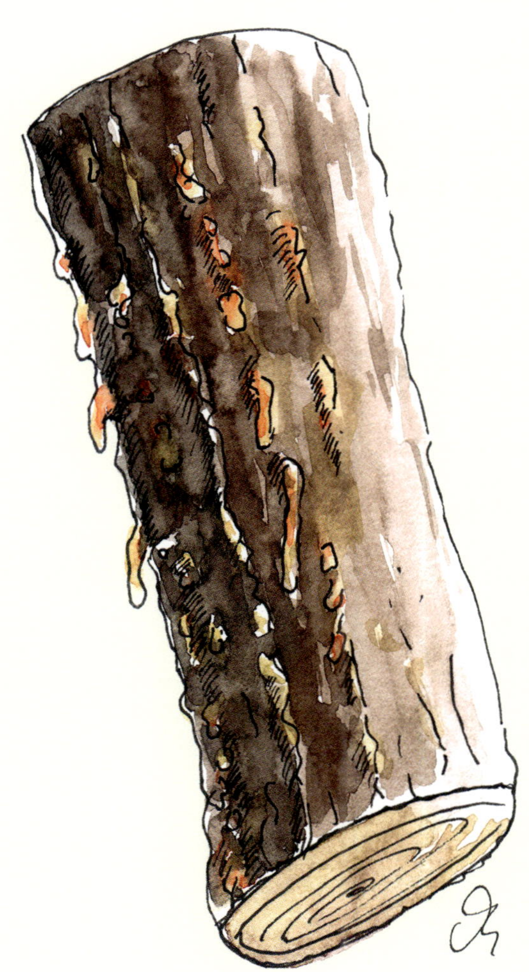

▶ **Abb. 12.46** Myrrhe. (Quelle: Maren Sigmund)

12.47
Nachtkerzensamenöl (Oleum oenotherae)

Anwendungsmöglichkeiten in der Frauenheilkunde Zyklusunregelmäßigkeiten, polyzystische Ovarien, eventuell PMS, Mastalgie.

Wichtige Wirkstoffe Fettes Öl (60–80 %), Linol- und Linolensäure.

Hauptwirkungen Antiphlogistisch, immunmodulierend.

Wichtige monografische Indikationen

HMPC Juckreiz bei trockener Haut.

WHO Atopisches Ekzem, diabetische Neuropathie, Mastalgie, evtl. PMS (nicht zweifelsfrei belegt).

Kommission E Nicht bearbeitet.

Dosierung/Zubereitung Weichgelatinekapseln mit mindestens 250 mg γ-Linolensäure pro Tag.

Kontraindikationen Innere Anwendung bei Säuglingen und Kleinkindern.

Nebenwirkungen Gelegentlich Übelkeit und Verdauungsbeschwerden, Kopfschmerzen.

Interaktionen Nicht bei Epileptikern unter Therapie mit Phenothiazinen.

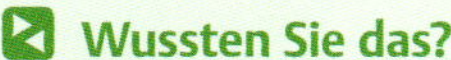

Wussten Sie das?
Die Vorliebe der Nachtkerze (► **Abb. 12.47**), auf trockenen und kargen Böden zu gedeihen, brachten ihr auch den Beinamen Eisenbahnpflanze ein. Sie wächst und gedeiht gerne auf den schotterhaltigen Bahndämmen.

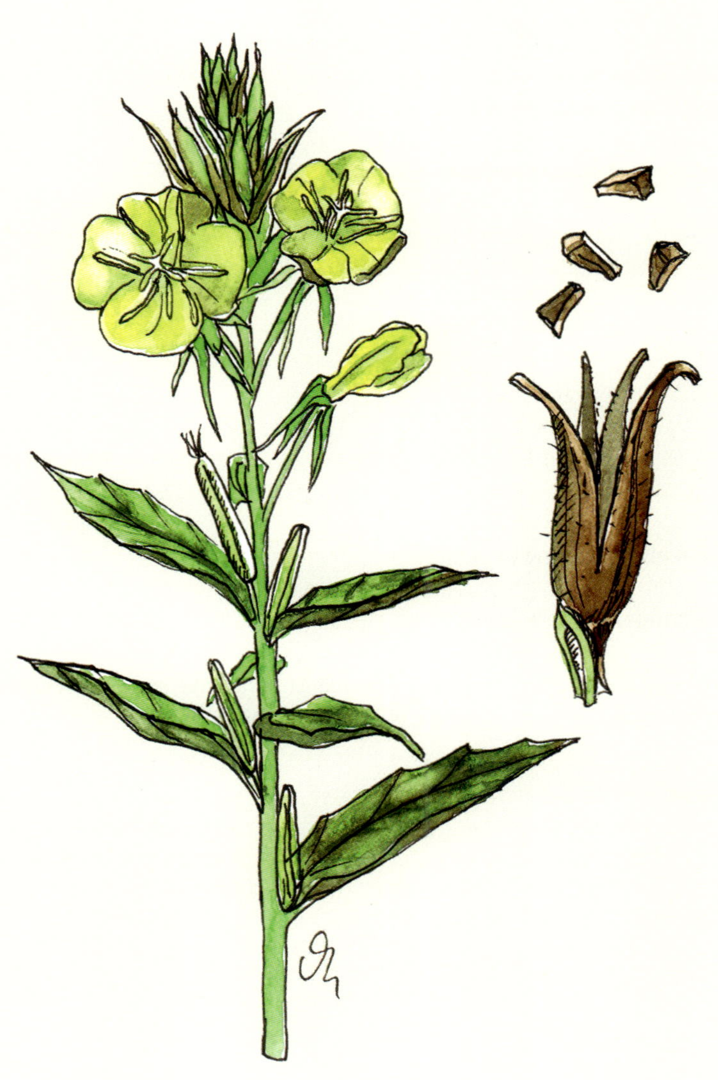

▶ **Abb. 12.47** Nachtkerzensamen. (Quelle: Maren Sigmund)

12.48 Odermennigkraut (Agrimonae herba)

Anwendungsmöglichkeiten in der Frauenheilkunde Reizblase, Weißfluss, Reizdarmbeschwerden.

Wichtige Wirkstoffe Gerbstoffe (Catechine), Phenolcarbonsäuren, Triterpene (Ursolsäure).

Hauptwirkungen Adstringierend, antiphlogistisch, Steigerung der Glucoronidierungskapazität (Phase-2-Reaktion).

Wichtige monografische Indikationen

HMPC Leichte Entzündungen der Mund- und Rachenschleimhaut, unspezifische Durchfälle, topische Behandlung von oberflächlichen Wunden.

WHO Entsprechend.

Kommission E Entsprechend.

Dosierung/Zubereitung Tagesdosis: 3–6 g Droge, Zubereitungen beispielsweise als Infus.

Kontraindikationen Keine bekannt.

Nebenwirkungen Keine bekannt.

Interaktionen Durch Steigerung der Metabolisierungsrate sind Interaktionen mit Medikamenten und die Verminderung der Wirkstoffspiegel möglich.

Wussten Sie das?

Odermennig (► **Abb. 12.48**) wird auch „Leberklette" genannt, ein Name, der einen Hinweis auf seine Verwendung gibt. Die Pflanze wurde schon früh als leberentlastend wertgeschätzt. Die erst später untersuchten Zusammenhänge bezüglich der Erhöhung der Syntheseleistung der Leber liefern hierzu die wissenschaftliche Grundlage.

Seine Verwendung als Gurgelmittel bei Heiserkeit brachte ihm auch den Beinamen „Sängerkraut" ein.

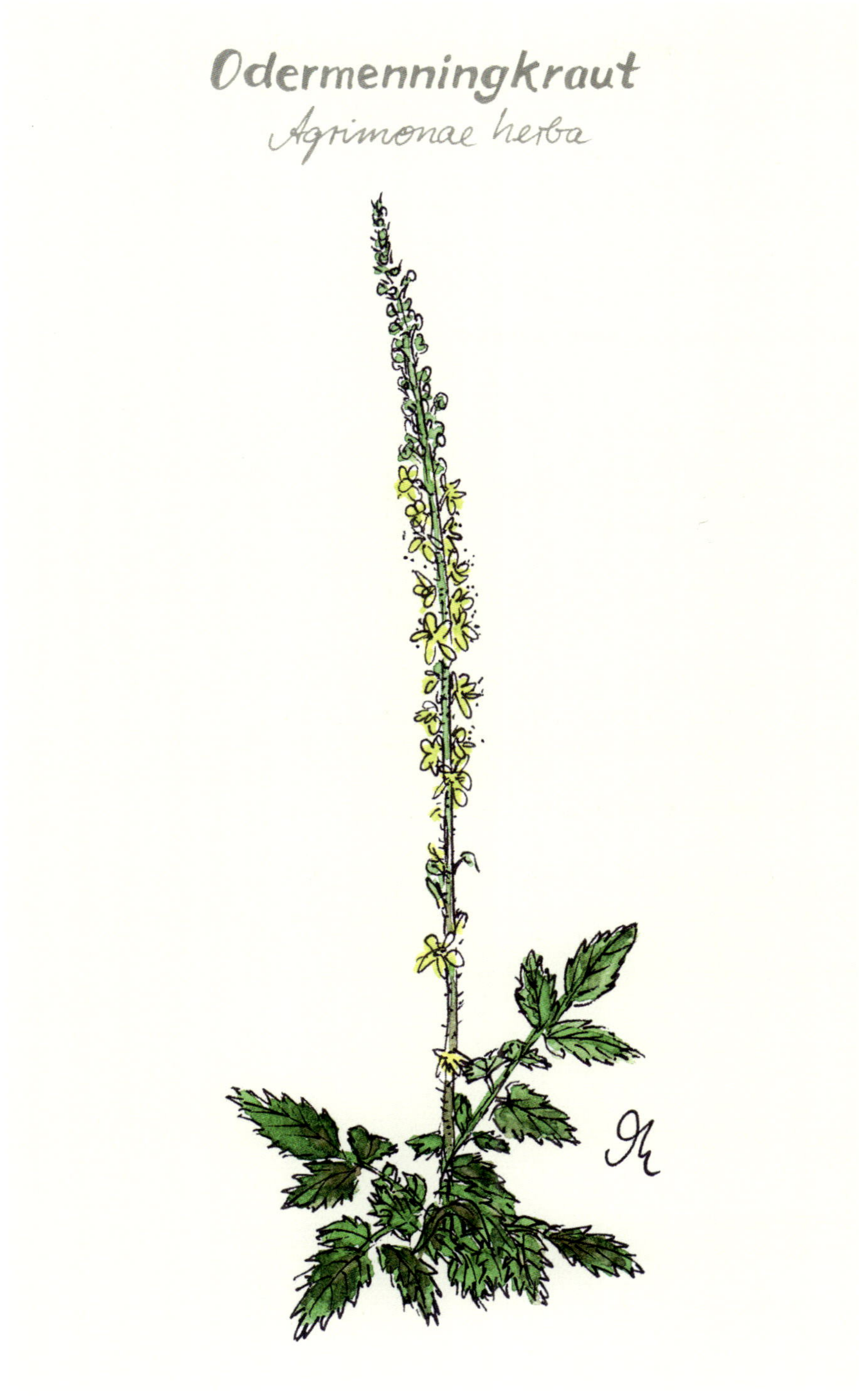

▶ **Abb. 12.48** Odermennigkraut. (Quelle: Maren Sigmund)

12.49 Orthosiphonblätter (Orthosiphonis folium)

Anwendungsmöglichkeiten in der Frauenheilkunde Mastalgie, Reizblase.

Wichtige Wirkstoffe Flavonoide (Sinensetin), ätherisches Öl (Sesquiterpene), Kaffeesäurederivate, Rosmarinsäure, Diterpene (Pimarantyp).

Hauptwirkungen Diuretisch, schwach spasmolytisch.

Wichtige monografische Indikationen

HMPC Aquaretische Durchspülungstherapie, auch vorbeugend bei Nierengries.

WHO Entsprechend.

Kommission E Entsprechend.

Dosierung/Zubereitung Tagesdosis: 6–12 g, Zubereitungen entsprechend. Tee ist zu bevorzugen, da hierüber auch eine Erhöhung der Trinkmenge erfolgt.

Kontraindikationen Ödeme aufgrund von Herz- und Niereninsuffizienz.

Nebenwirkungen Keine bekannt.

Interaktionen Keine bekannt.

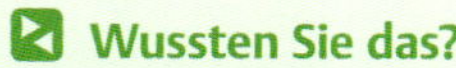

Wegen der eigentümlichen Gestalt der Staubblätter wird Orthosiphon (▶ **Abb. 12.49**) im Volksmund auch „Katzenbart" genannt. Die Pflanze ist ursprünglich in Asien beheimatet.

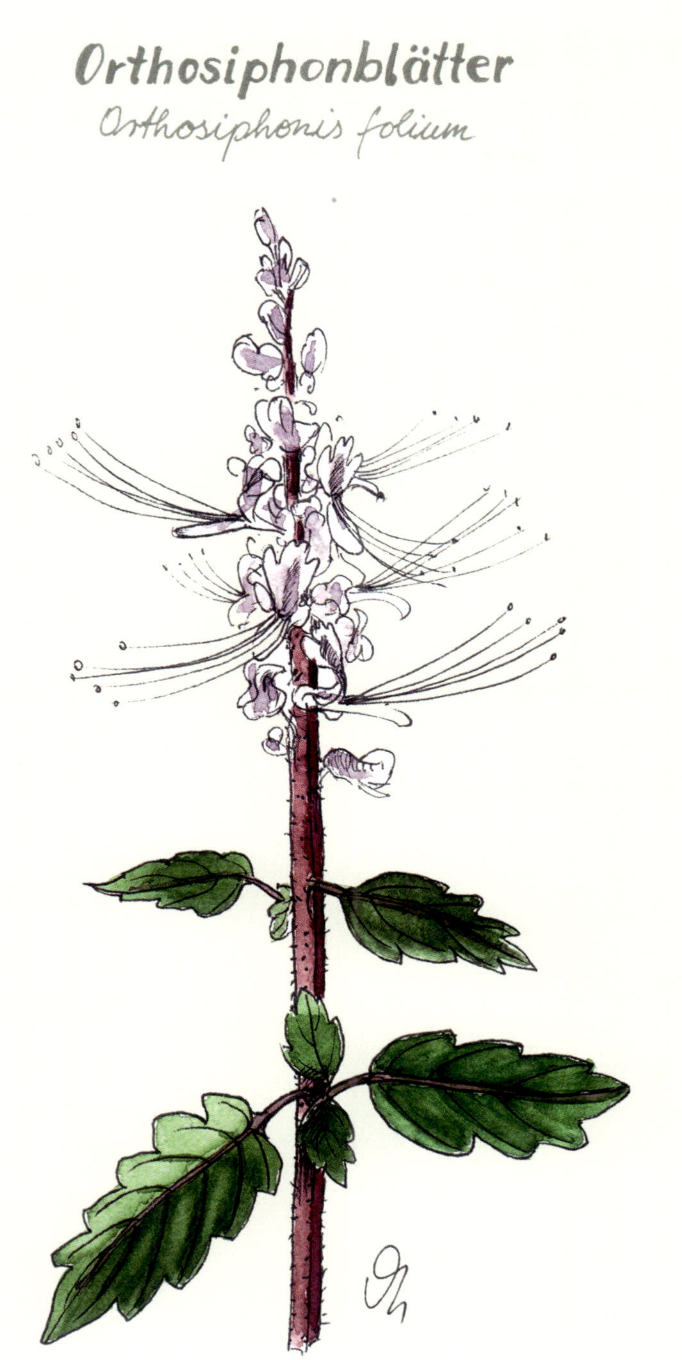

▶ **Abb. 12.49** Orthosiphonblätter. (Quelle: Maren Sigmund)

12.50
Passionsblumenkraut (Passiflorae herba)

Anwendungsmöglichkeiten in der Frauenheilkunde Klimakterische Beschwerden mit psychovegetativen Symptomen, leichte Dysmenorrhö.

Wichtige Wirkstoffe Circa 2,5 % Flavonoide (Apigenin und Luteolin), ätherisches Öl, das cyanogene Glykosid Gynocardin.

Hauptwirkungen Papaverinartige Hemmung der lokomotorischen Aktivität, Interaktionen mit Benzodiazepinrezeptoren und gabanergem System.

Wichtige monografische Indikationen

HMPC Nervöse Unruhezustände mit Schlafstörungen, stressassoziierte Symptome (Angst, nervöse Magenbeschwerden).

WHO Entsprechend.

Kommission E Entsprechend.

Dosierung/Zubereitung Tagesdosis: 4–8 g Droge, Zubereitungen beispielsweise als Infus oder Tinktur. Fertigpräparate als Tabletten oder Kapseln verfügbar.

Kontraindikationen Keine bekannt.

Nebenwirkungen Keine bekannt.

Interaktionen Keine bekannt.

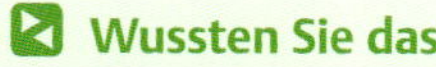

Wussten Sie das?
Die Passionsblume (► **Abb. 12.50**), eine südamerikanische Pflanze, erhielt den Namen von christlichen Einwanderern, die in ihr die Passion Christi erkannten. So sollen z. B. die 10 Blütenblätter die Apostel ohne Judas und Petrus symbolisieren. Die Ureinwohner waren mit der Benennung wesentlich pragmatischer: Maracuja, die Frucht der Passionsblume, bedeutet „Gefäß mit Nahrung“.

Passionsblumenkraut

Passiflorae herba

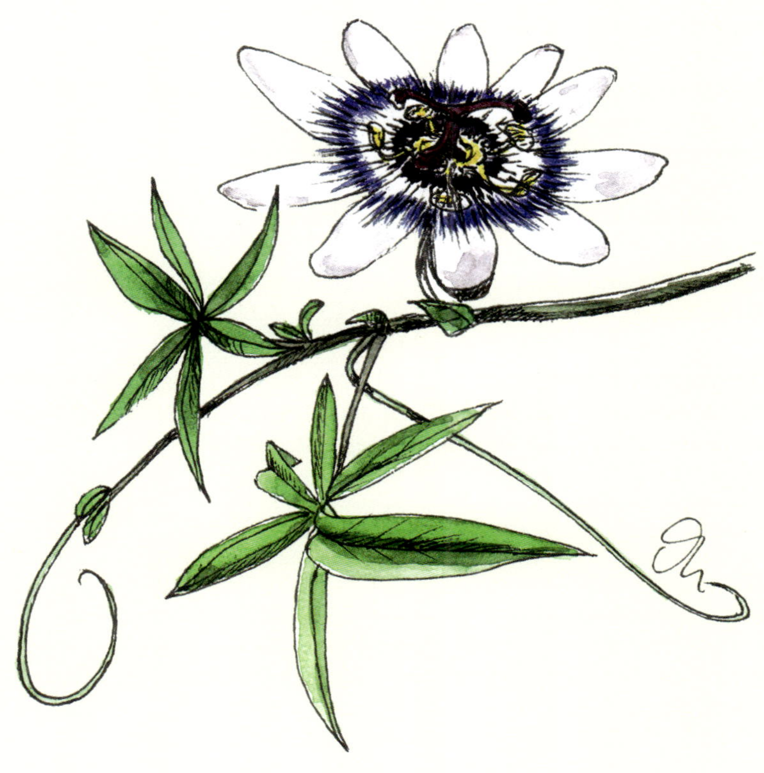

▸ **Abb. 12.50** Passionsblumenkraut. (Quelle: Maren Sigmund)

12.51
Petersilienwurzel (Petroselini radix)

Anwendungsmöglichkeiten in der Frauenheilkunde Verspätete Menstruation, evtl. Verminderung der Milchproduktion.

Wichtige Wirkstoffe Flavonoide (Apinol), ätherisches Öl, Furanocumarine.

Hauptwirkungen Diuretisch, tonussteigernd, erhöht Kontraktilität des Uterus.

Wichtige monografische Indikationen

HMPC Nicht bearbeitet.

WHO Nicht bearbeitet.

Kommission E Diuretikum, vorbeugend bei Nierengries.

Dosierung/Zubereitung Tagesdosis: 6 g, kann frisch verabreicht werden.

Kontraindikationen Schwangerschaft, entzündliche Nierenerkrankungen, kardiale und renale Ödeme.

Nebenwirkungen Apinol ist toxisch und kann Nierenschädigung hervorrufen, die Konzentration ist in den Samen der Pflanze am höchsten, nur apothekengeprüfte Ware verwenden, maximale Dosierung unbedingt einhalten, erhöhte Fotosensibilität.

Interaktionen Keine bekannt.

Wussten Sie das?

Seit einigen Jahren avanciert die Petersilienwurzel (► **Abb. 12.51**) wieder zu einem beliebten Gemüse und sorgt bei Schwangeren für Verunsicherung und das nicht ganz zu Unrecht. Uteruskontraktionen können bereits infolge einer durchschnittlichen „Gemüseportion" auftreten.

Die Redensart „Petersilie hilft dem Manne aufs Pferd, den Frauen unter die Erd!" spielt auf die Verwendung als Aphrodisiakum bei Männern und als Emmenagogum beziehungsweise Abortivum bei Frauen an. Angeblich hießen die Rotlichtgassen im Mittelalter auch Petersiliengassen.

Petersilienwurzel

Petroselini radix

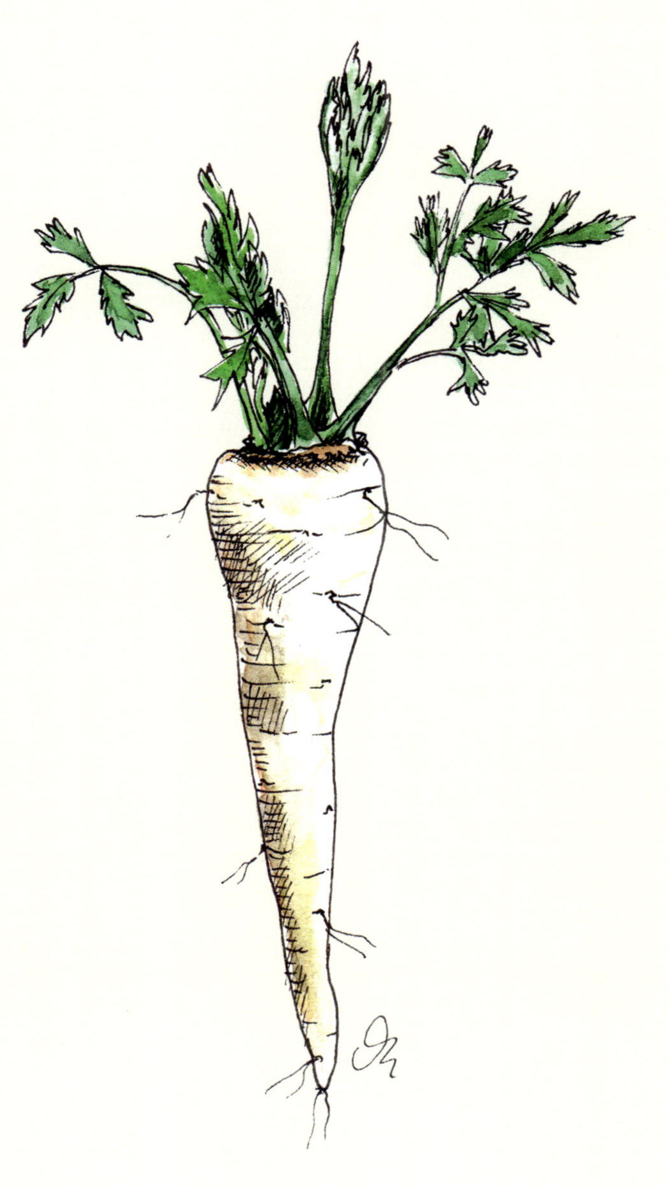

▸ **Abb. 12.51** Petersilienwurzel. (Quelle: Maren Sigmund)

12.52 Pfingstrosenwurzel (Paeoniae radix)

Anwendungsmöglichkeiten in der Frauenheilkunde Dysmenorrhö, evtl. Amenorrhö.

Wichtige Wirkstoffe Monoterpenglycoside (Paeoniflorin), Anthocyane (Paeonin), Gerbstoffe.

Hauptwirkungen Spasmolytisch, analgetisch.

Wichtige monografische Indikationen

HMPC Nicht bearbeitet.

WHO Dysmenorrhö, Amenorrhö, Demenz, Muskelkrämpfe, Analfissuren.

Kommission E Schmuckdroge.

Dosierung/Zubereitung Tagesdosis: ca. 6 g, standardisiert auf Paeoniflorin, Fertigarzneimittel als Tabletten oder Kapseln verfügbar.

Kontraindikationen Schwangerschaft, Stillzeit.

Nebenwirkungen Selten allergische Reaktionen, abortive Wirkungen, wehenauslösend.

Interaktionen Keine bekannt.

Wussten Sie das?

Die Pfingstrosenwurzel (► **Abb. 12.52**) wird in Europa und in der traditionellen chinesischen Medizin schon sehr lange genutzt. Als dornenlose Rose und aufgrund ihrer intensiven roten Farbe ist sie oft in Darstellungen von Marienbildern zu finden. Die rote Farbe der Blüten galt in der Signaturenlehre als menstruationsfördernd.

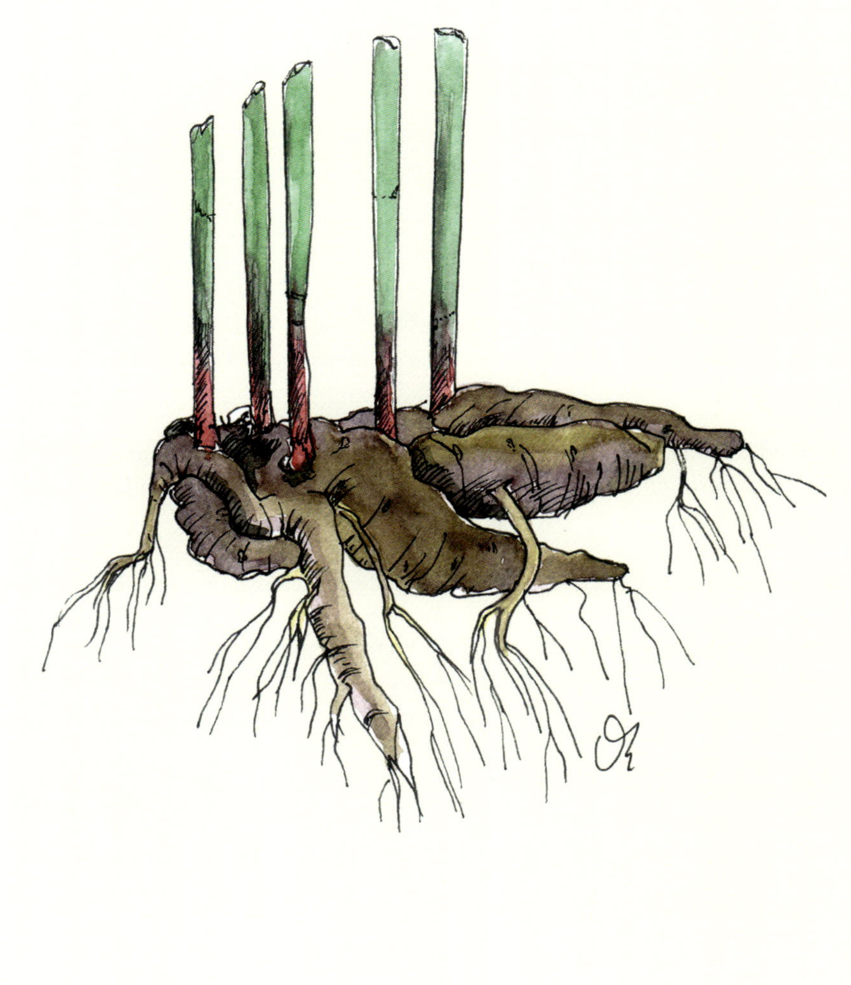

▸ **Abb. 12.52** Pfingstrosenwurzel. (Quelle: Maren Sigmund)

12.53
Preiselbeerfrüchte und -blätter (Vaccinii macrocarpi fructus et herba)

Anwendungsmöglichkeiten in der Frauenheilkunde Zystitis, Enuresis, Descensus uteri, Stressinkontinenz.

Wichtige Wirkstoffe Proanthocyanide, Anthocyane, Hydroxyzimtsäure.

Hauptwirkungen Antiadhärente Aktivität verhindert die Anheftung von E. coli und anderen uropathogenen Keimen am Urothel.

Wichtige monografische Indikationen

HMPC Vorbeugung von Infektionen der ableitenden Harnwege.

WHO Entsprechend.

Kommission E Entsprechend.

Dosierung/Zubereitung Dosierung eingestellt auf mindestens 100–150 mg Proanthocyanide pro Tag, Zubereitung entsprechend, Frischpflanzenpresssaft und Fertigarzneimittel verfügbar.

Kontraindikationen Da Verdacht auf Erhöhung der Rezidivrate besteht, nicht bei Nieren- und Harnsteinen; ungenügende Daten bei der Verwendung bei Schwangeren und in der Stillzeit.

Nebenwirkungen Allergische Reaktionen, erhöhte Blutungsneigung möglich.

Interaktionen Experimentell Hemmung des Proteins P 450, klinisch bisher nicht nachgewiesen (Vorsicht bei gleichzeitiger Behandlung mit Antikoagulanzien vom Warfarin-Typ).

Wussten Sie das?

Preiselbeerblätter (► **Abb. 12.53**) sind ebenso wie Birnenblätter eine gute geschmackliche Alternative zu Bärentraubenblättern für Tees zur Behandlung von Harnwegsinfekten bei Kindern.

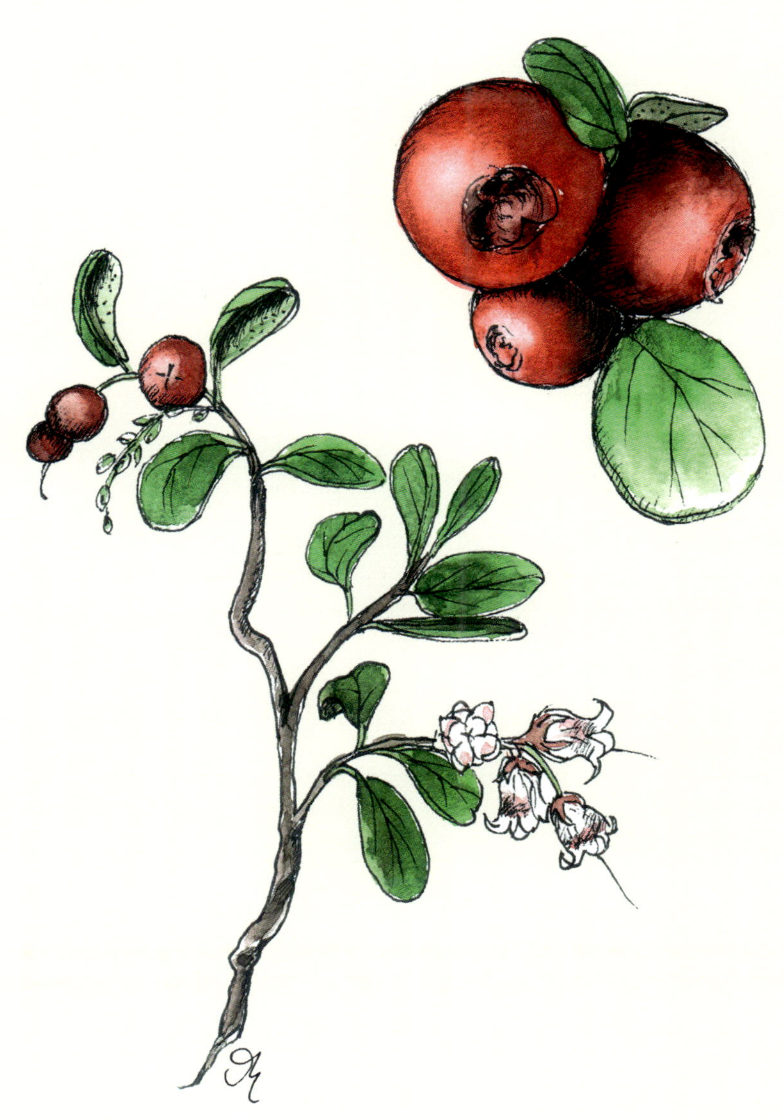

▸ **Abb. 12.53** Preiselbeerfrüchte und -blätter. (Quelle: Maren Sigmund)

12.54 Ringelblumenblüten (Calendulae officinalis flos)

Anwendungsmöglichkeiten in der Frauenheilkunde Unspezifische Entzündungen der Vaginalschleimhaut, Dammschnittpflege.

Wichtige Wirkstoffe 2–10 % Triterpensaponine, Flavonoide (Lutein), Carotinoide.

Hauptwirkungen Antiphlogistisch, antibakteriell, granulationsfördernd, wundheilungsfördernd.

Wichtige monografische Indikationen

HMPC Wunden mit schlechter Heilungstendenz, Entzündungen von Mund- und Rachenschleimhaut.

WHO Entsprechend.

Kommission E Entsprechend.

Dosierung/Zubereitung Innerlich 1–2 g Droge auf 150 ml, äußerlich 2–5 g Droge auf 100 g Salbe (Zubereitungen entsprechend).

Kontraindikationen Allergien gegen Korbblütler.

Nebenwirkungen Sehr selten allergische Reaktionen.

Interaktionen Keine bekannt.

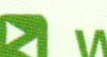

Wussten Sie das?
Sonnenhaft ist nach der Signaturenlehre das Wesen der Ringelblume (► **Abb. 12.54**). Niederschriften des Mittelalters weisen auf die Verwendung als vaginales Räuchermittel zur Behandlung von Verletzungen nach einer Geburt hin.

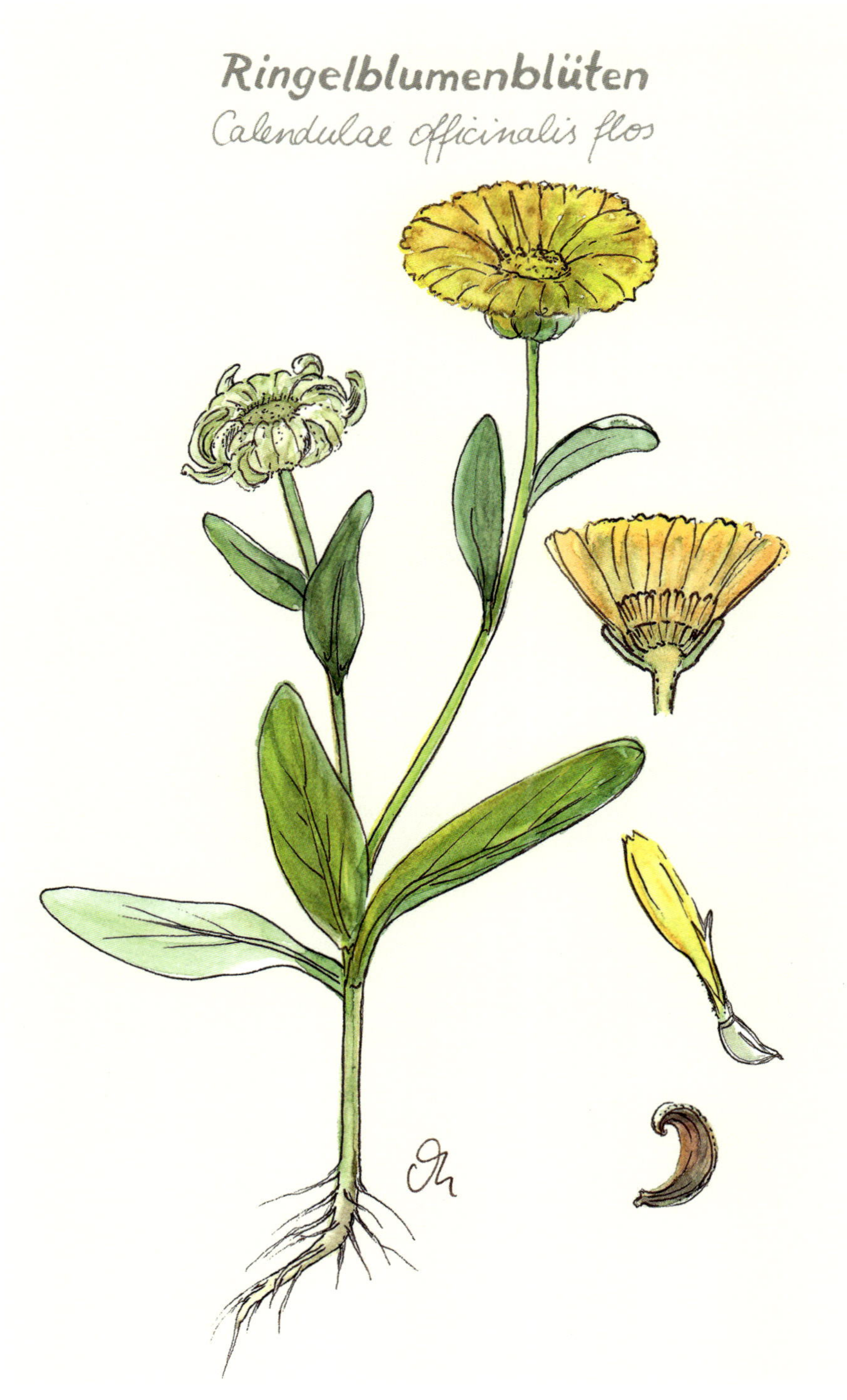

▸ **Abb. 12.54** Ringelblumenblüten. (Quelle: Maren Sigmund)

12.55 Rosenblüten (Rosae flos)

Anwendungsmöglichkeiten in der Frauenheilkunde Atrophische Vaginalschleimhaut, Reizungen der Schleimhäute, vaginale Entzündungen (Aromatogramm), Candida albicans [135].

Wichtige Wirkstoffe Ätherisches Öl (Geraniol, Nerol), Gerbstoffe.

Hauptwirkungen Adstringierend, antiphlogistisch.

Wichtige monografische Indikationen

HMPC Nicht bearbeitet.

WHO Nicht bearbeitet.

Kommission E Entzündungen im Bereich der Mund- und Rachenschleimhaut.

Dosierung/Zubereitung 1–2 g Droge als Teeaufguss, ätherisches Öl in Vaginalsuppositorien.

Kontraindikationen Keine bekannt.

Nebenwirkungen Allergische Reaktionen.

Interaktionen Keine bekannt.

 **Wussten Sie das?**

Für das Christentum war die Rose (▸ **Abb. 12.55**) zunächst der Inbegriff der Sünde. Erst nach und nach wurde die Pflanze in die bildlichen Darstellungen aufgenommen, meist in Verbindung mit Marienbildern.

Rosenblüten

Rosae flos

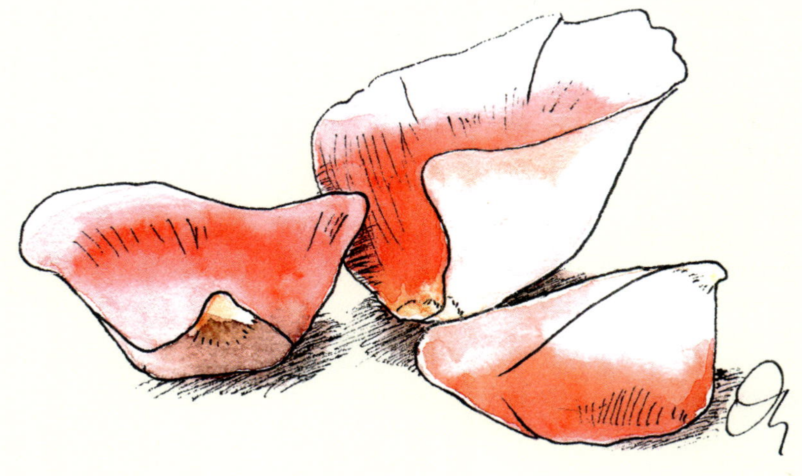

▶ **Abb. 12.55** Rosenblüten. (Quelle: Maren Sigmund)

12.56 Rosenwurzwurzel (Rhodiolae roseae radix)

Anwendungsmöglichkeiten in der Frauenheilkunde Erschöpfungszustände, die Wirkung zur Verbesserung der Befindlichkeit soll sehr schnell einsetzen [45], klimakterische Beschwerden.

Wichtige Wirkstoffe Phytamine (Rosavin, Rosin), Phenylethanoide, Flavonoide, Phenylcarbonsäuren.

Hauptwirkungen Adaptogen, Steigerung der geistigen und körperlichen Leistungsfähigkeit.

Wichtige monografische Indikationen

HMPC Zeitweise Verbesserung von Symptomen bei Stress (Müdigkeit und Erschöpfung), traditionelle Anwendung.

WHO Nicht bearbeitet.

Kommission E Nicht bearbeitet.

Dosierung/Zubereitung 200 mg täglich (morgens) von standardisiertem Extrakt, Fertigarzneimittel verfügbar.

Kontraindikationen Keine bekannt.

Nebenwirkungen Eventuell Kontaktdermatitis.

Interaktionen Keine bekannt.

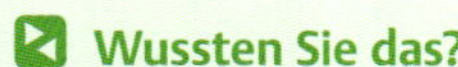

Wussten Sie das?

Produkte aus Rosenwurzwurzeln (▶ **Abb. 12.56**) werden als Adaptogene umfangreich zur Leistungssteigerung beworben. Hierbei ist zu beachten, dass nur als Arzneimittel zugelassene Präparate über einen definierten Wirkstoffgehalt verfügen und auch auf Schadstoffe geprüft sind. Es gilt der Grundsatz: Es gibt keine pflanzlichen Generika.

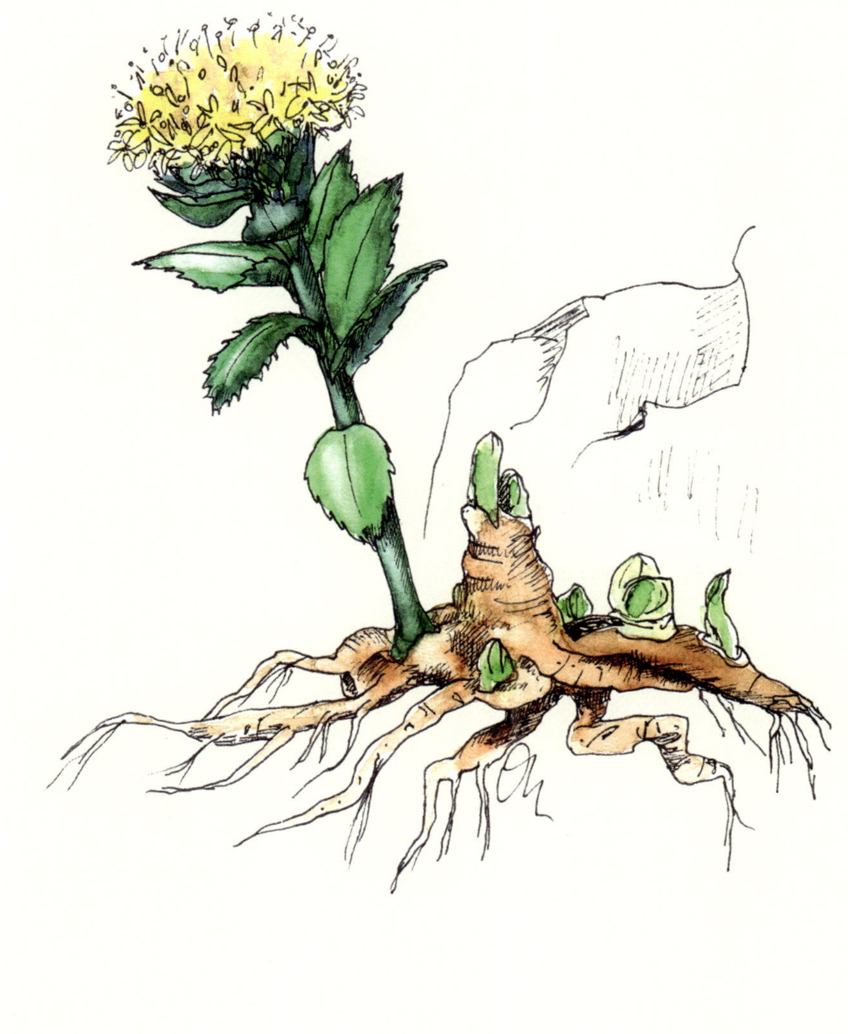

▸ **Abb. 12.56** Rosenwurzwurzel. (Quelle: Maren Sigmund)

12.57 Rosmarinblätter (Rosmarini folium)

Anwendungsmöglichkeiten in der Frauenheilkunde Dysmenorrhö, Amenorrhö, Zyklusstörungen, Unterleibskrämpfe.

Wichtige Wirkstoffe Bis zu 2,5 % ätherisches Öl (Cineol, Borneol), 3 % Lamiaceen-Gerbstoffe (Rosmarinsäure), Triterpene, Oleanolsäure.

Hauptwirkungen Antiviral (Herpes-simplex-1- und -2-Viren), spasmolytisch, durchblutungsfördernd, Aromatikum, cholekinetisch.

Wichtige monografische Indikationen

HMPC Symptomatische Behandlung bei Dyspepsie, leichte krampfartige Beschwerden im Gastrointestinaltrakt.

WHO Entsprechend.

Kommission E Dyspeptische Beschwerden, äußere Anwendung: rheumatische Erkrankungen, Kreislaufbeschwerden.

Dosierung/Zubereitung Tagesdosis: 4–6 g Droge, ätherisches Öl zur inneren und äußeren Anwendung.

Kontraindikationen Schwangerschaft.

Nebenwirkungen Keine bekannt.

Interaktionen Keine bekannt.

Wussten Sie das?

Historisch werden Rosmarin (▶ **Abb. 12.57**) zahlreiche aphrodisierende und fertilitätssteigernde Eigenschaften zugesprochen, die sich in Bräuchen um die Hochzeit erkennen lassen. So wurden Rosmarinzweige zum Zeichen der ewigen Liebe an die Hochzeitsgäste verteilt und vom Brautpaar getragen. Nach den Feierlichkeiten wurden diese ausgepflanzt, wuchsen die Büschel an, sollte dies ein Zeichen für eine fruchtbare und glückliche Ehe sein.

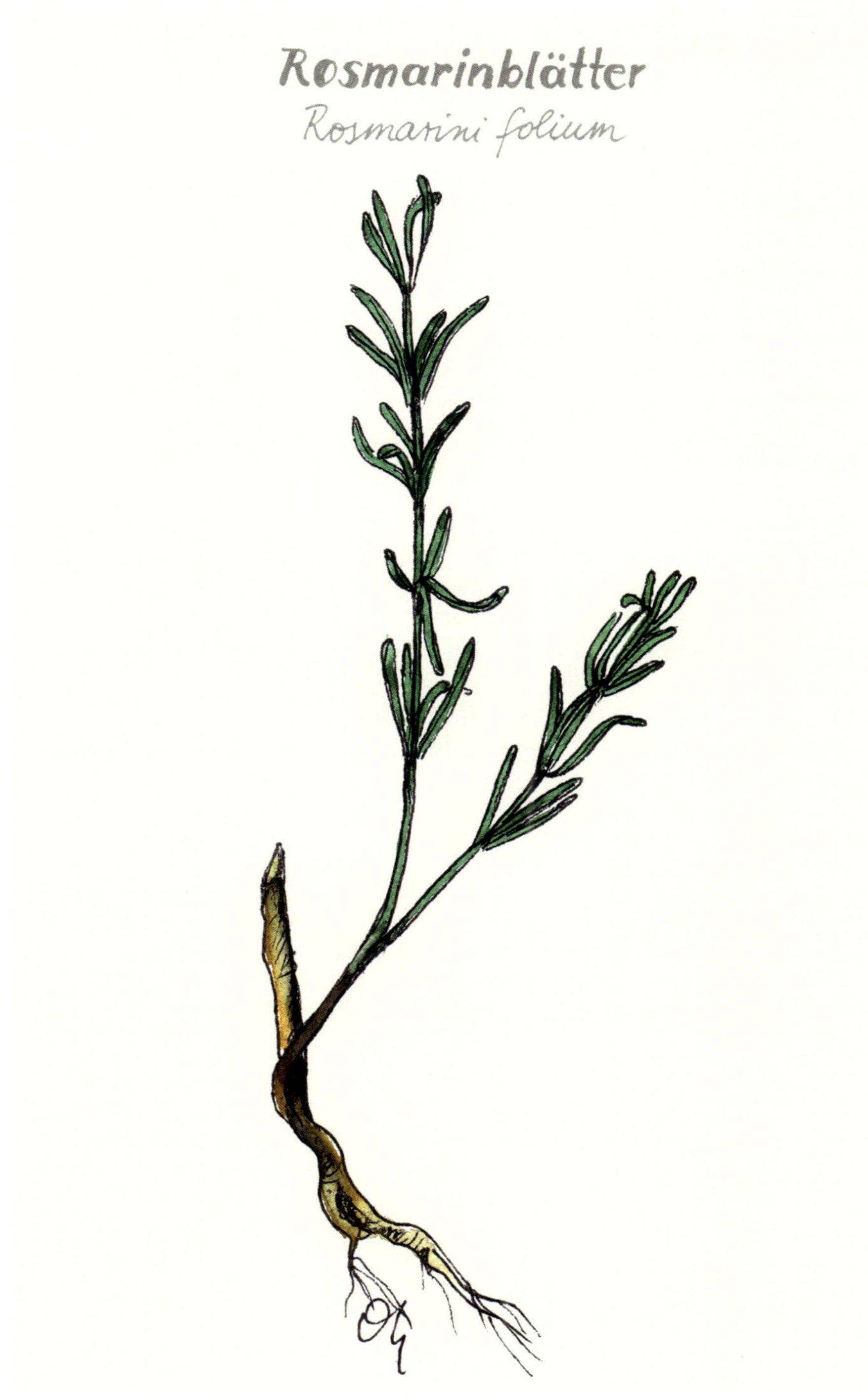

▶ **Abb. 12.57** Rosmarinblätter. (Quelle: Maren Sigmund)

12.58 Rotkleeblüten (Trifolii pratensis flores)

Anwendungsmöglichkeiten in der Frauenheilkunde Klimakterische Beschwerden, die ohne Phytoöstrogene nicht behandelt werden könnten.

Wichtige Wirkstoffe Genestein, Daidzein.

Hauptwirkungen Phyto-SERM, direkte Interaktion mit Östrogenrezeptor.

Wichtige monografische Indikationen

HMPC Menopause, Osteoporose, Hyperlipidämie, Prostatakarzinom.

WHO Entsprechend.

Kommission E Nicht bearbeitet.

Dosierung/Zubereitung 40–50 mg Isoflavone als standardisiertes Extrakt.

Kontraindikationen Brustkrebsrisiko aufgrund Anamnese, Thromboembolien (generell entsprechend chemisch-synthetischer Östrogene).

Nebenwirkungen Endometriale Hyperplasien aufgrund der Wirkungsweise möglich, Übelkeit, Ödeme.

Interaktionen Keine bekannt.

Wussten Sie das?

Mit den östrogenartigen Wirkungen des Rotklees (▸ **Abb. 12.58**) kennen sich auch traditionell arbeitende Bauern aus. Kühe, die rotkleehaltiges Futter erhalten, geben mehr Milch. Wird die Dosis zu hoch, werden die Kühe nicht mehr trächtig.

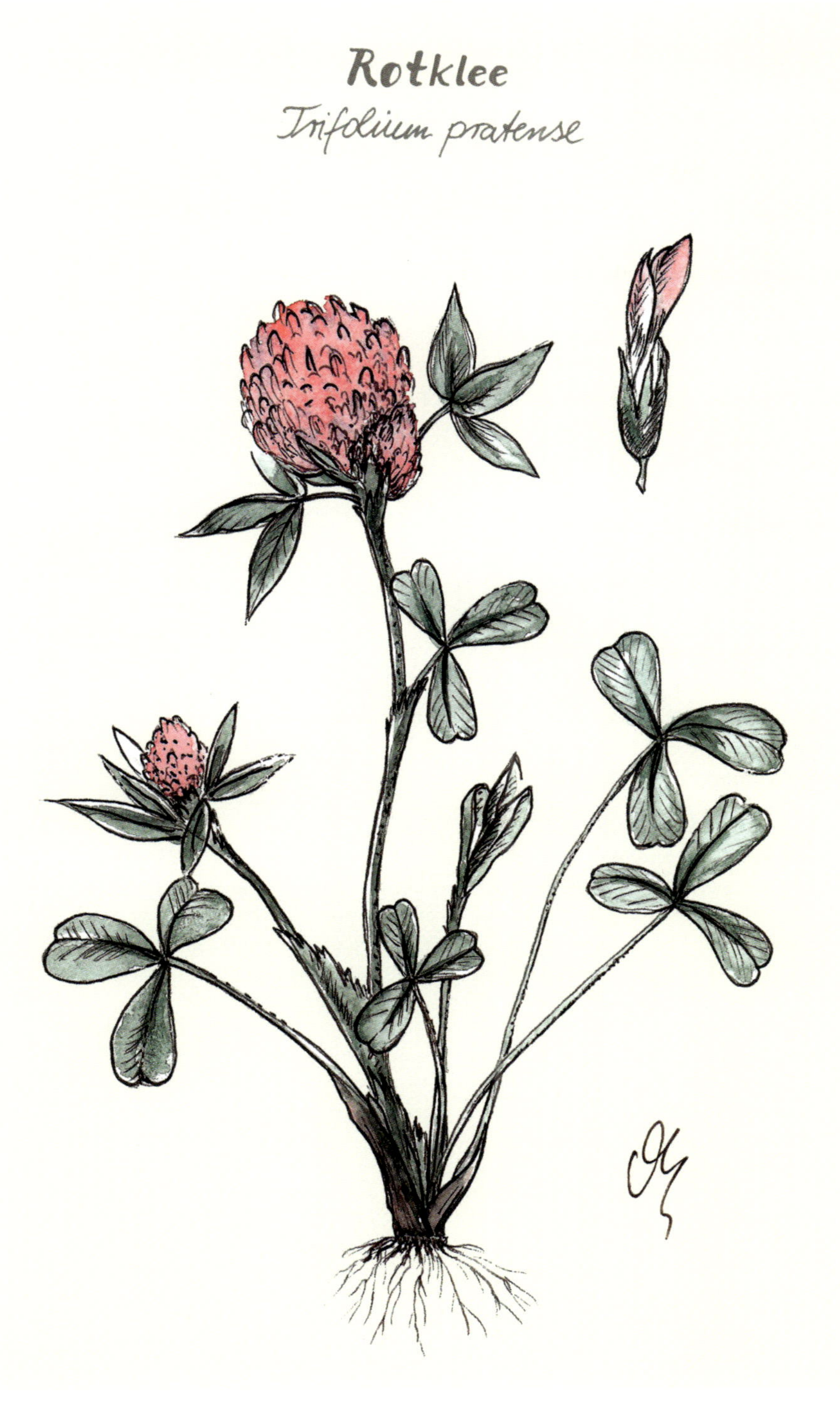

▶ **Abb. 12.58** Rotklee. (Quelle: Maren Sigmund)

12.59 Sägepalmenfrüchte (Serenoae repentis fructus)

Anwendungsmöglichkeiten in der Frauenheilkunde Zyklusstörungen aufgrund hyperandrogener Zustände, androgene Alopezie, PCO.

Wichtige Wirkstoffe Gesättigte Fettsäuren, γ-Linolensäure, β-Sitosterol.

Hauptwirkungen Antiandrogen (als Hexanextrakt!), antiexudativ.

Wichtige monografische Indikationen

HMPC Miktionsbeschwerden bei benigner Prostatahyperplasie.

WHO Entsprechend.

Kommission E Entsprechend.

Dosierung/Zubereitung Mindestens 350 mg in lipophilen Lösungsmitteln.

Kontraindikationen Keine bekannt.

Nebenwirkungen Gelegentlich Magenbeschwerden.

Interaktionen Keine bekannt.

Wussten Sie das?

Ein Synonym für die Sägepalmenfrucht (► **Abb. 12.59**) ist „Sabalfrucht". Die β-Sitosterol-reiche Pflanze wirkt hemmend auf die 5α-Reduktase und verhindert dadurch die Umwandlung von Testosteron in das stärker androgen wirksame Dihydrotestosteron. Die antiandrogene Wirkung wurde in wässriger Lösung nicht nachgewiesen.

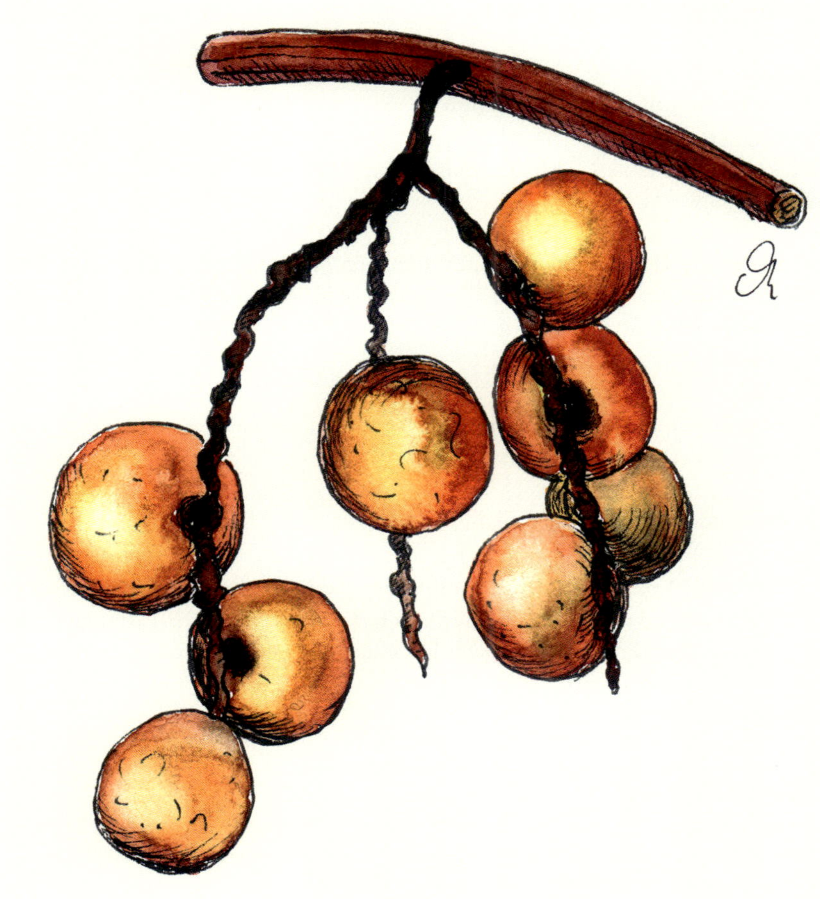

▶ **Abb. 12.59** Sägepalmenfrüchte. (Quelle: Maren Sigmund)

12.60
Salbeiblätter (Salviae folium)

Anwendungsmöglichkeiten in der Frauenheilkunde Dysmenorrhö, klimakterische Beschwerden, insbesondere Hitzewallungen mit vermehrter Schweißsekretion, Zyklusstörungen.

Wichtige Wirkstoffe Bis zu 2,5 % ätherisches Öl (β-Thujon, Kampfer, Cineol), Sesquiterpene, Rosmarinsäure, Flavonoide (Lutein) und Ursolsäure.

Hauptwirkungen Schweißhemmend, antibakteriell, fungistatisch, virostatisch (HSV1 und 2).

Wichtige monografische Indikationen

HMPC Entzündungen der Rachenschleimhaut, dyspeptische Beschwerden, vermehrte Schweißbildung.

WHO Heiserkeit, Husten, Sedativum, traditionelle Anwendung bei Blutungen, Galaktorrhö, Menstruationsbeschwerden, Akne, Haarausfall, Wundheilmittel.

Kommission E Entsprechend HMPC.

Dosierung/Zubereitung 4–6 g Droge, Zubereitungen beispielsweise als Infus. Fertigarzneimittel als Tabletten und Kapseln verfügbar.

Kontraindikationen Schwangerschaft, Stillperiode.

Nebenwirkungen Bei dauernder Einnahme von alkoholischen Auszügen wurden epileptiforme Krämpfe beschrieben, da auch Thujon enthalten ist. Bei externer Anwendung oder wässrigen Zubereitungen wurden keine Nebenwirkungen beschrieben.

Interaktionen Keine bekannt.

Wussten Sie das?

Salvia stammt vom lateinischen Wort *salvare* heilen ab. In der Signaturenlehre ist diese Pflanze (► **Abb. 12.60**) dem Winter zugeordnet, was übertragen auch die Erkrankungen des Alterns meint. Frischer Salbeitee ist nicht nur gegen Hitzewallungen im Alter, sondern auch bei vermehrter Schweißbildung in der Pubertät hilfreich. Es sollte sehr genau auf die Ziehzeit des Aufgusses geachtet werden. Erst nach 5 Minuten werden die Bitterstoffe ausgelöst, die für die Wirkung nicht notwendig sind, aber den Geschmack unvorteilhaft verändern.

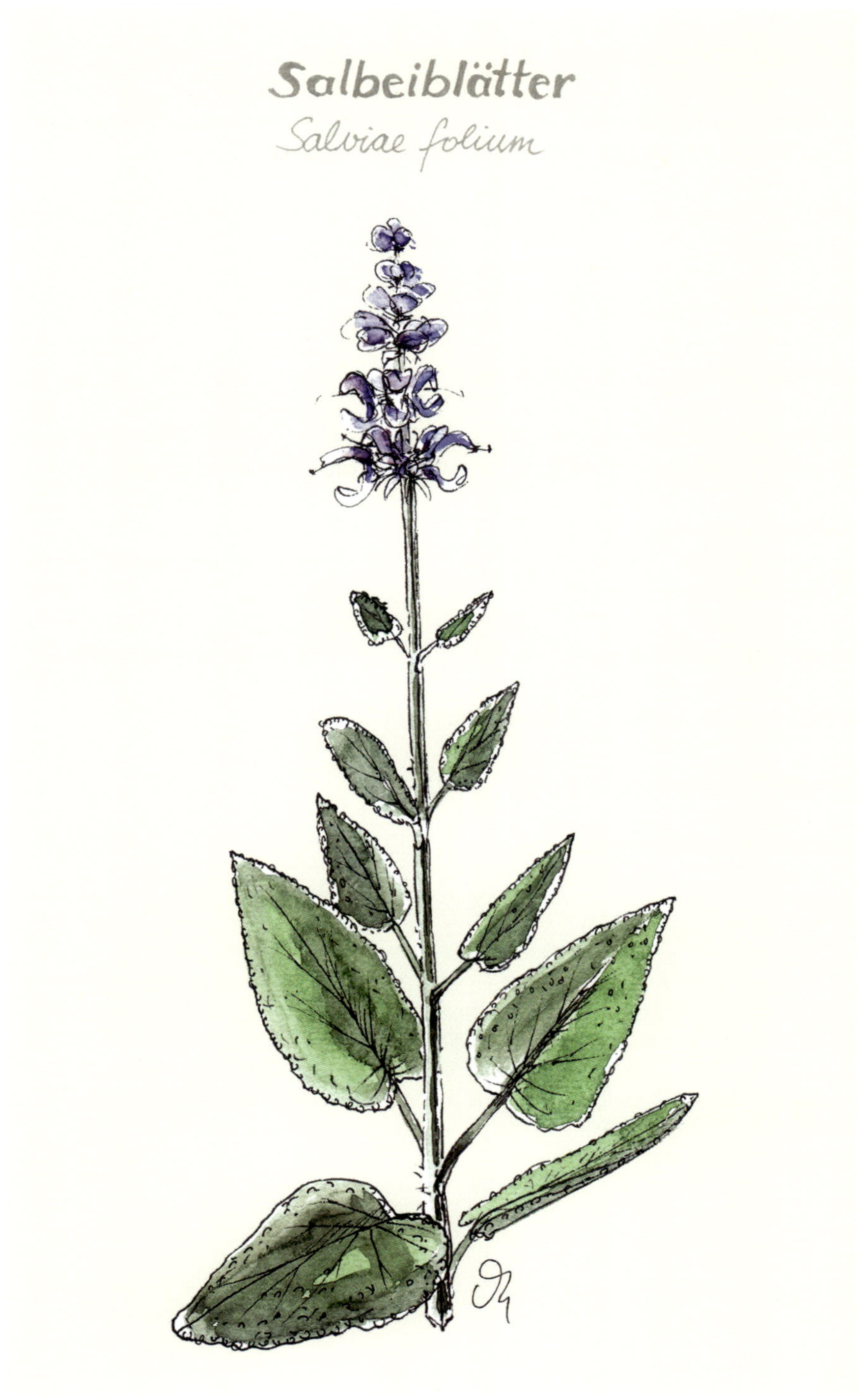

▸ **Abb. 12.60** Salbeiblätter. (Quelle: Maren Sigmund)

12.61 Schachtelhalmkraut (Equiseti herba)

Anwendungsmöglichkeiten in der Frauenheilkunde Blutungsanomalien (Rhythmusstörungen), PMS (Ödeme), Uterusmyome, „Zerstreutheit".

Wichtige Wirkstoffe 10% mineralische Stoffe (Kieselsäure), Flavonoide (Quercetin und Kaempferol).

Hauptwirkungen Aquaretisch.

Wichtige monografische Indikationen

HMPC Durchspültherapien bei Nierengries und entzündlichen Erkrankungen der ableitenden Harnwege, posttraumatische Ödeme, schlecht heilende Wunden.

WHO Nicht bearbeitet.

Kommission E Nicht bearbeitet.

Dosierung/Zubereitung Ca. 2–6 g Droge pro Tag, Frischpresssaft und Infus möglich.

Kontraindikationen Kardiale Ödeme, reduzierte Nierentätigkeit.

Nebenwirkungen Keine bekannt.

Interaktionen Keine bekannt.

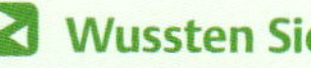

Wussten Sie das?

Die Verwendung von (Acker-)Schachtelhalm (▶ **Abb. 12.61**) in der Gynäkologie ist der Signaturenlehre entlehnt – die Pflanze steht für Struktur, wird daher bei „Stockungen" und Rhythmusverlust gern eingesetzt, und zwar mit Erfolg, ohne dass dieser bisher mit den Inhaltsstoffen oder in klinischen Studien begründet werden kann. Selbstsammlungen sind, wie bereits mehrfach geäußert, kritisch zu sehen, da der Gehalt an Wirkstoffen u. U. nicht den Standards entspricht. Hinzu kommt, dass der Ackerschachtelhalm mit dem Sumpfschachtelhalm verwechselt werden kann: Dieser aber hat einen toxischen Gehalt an Alkaloiden (Palustrin)!

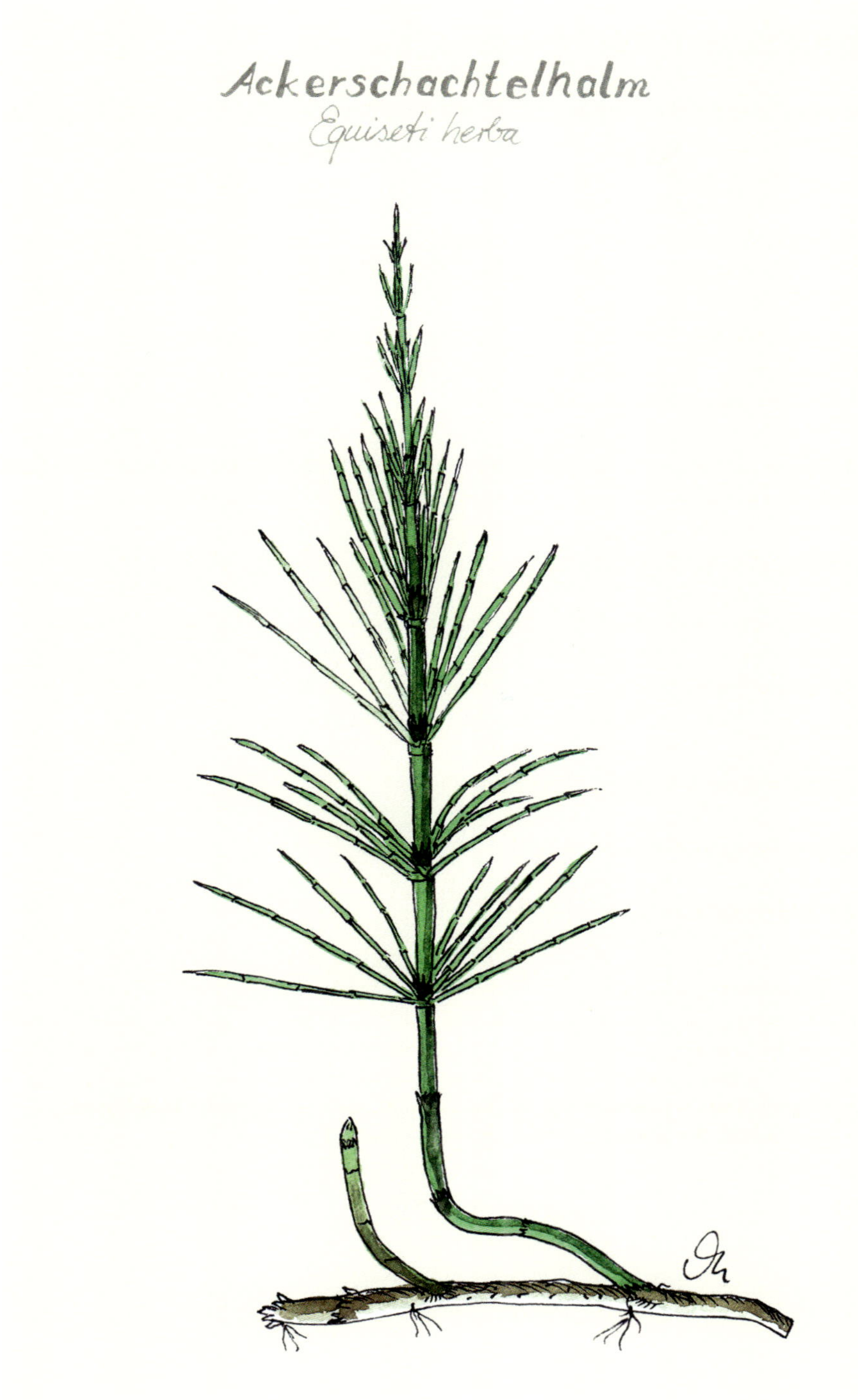

▶ **Abb. 12.61** (Acker-)Schachtelhalm. (Quelle: Maren Sigmund)

12.62 Schafgarbe (Millefolii herba/flos)

Anwendungsmöglichkeiten in der Frauenheilkunde Vulvitis/Kolpitis (lokale Anwendung), Dysmenorrhö, Hämorrhoiden, Uterusmyome, evtl. Schmierblutungen in Frühschwangerschaft.

Wichtige Wirkstoffe Ätherisches Öl, Monoterpene (β-Pinen und Campher), Sesquiterpene (Caryophyllen), Azulen, Flavonoide (Rutin), Bitterstoffe.

Hauptwirkungen Choleretisch, antibakteriell, adstringierend, spasmolytisch.

Wichtige monografische Indikationen

HMPC Appetitlosigkeit, dyspeptische Beschwerden, Blutstillung bei oberflächlichen Wunden, Dysmenorrhö.

WHO Entsprechend HMPC.

Kommission E Appetitlosigkeit, dyspeptische Beschwerden, Pelvipathia vegetativa.

Dosierung/Zubereitung Ca. 4,5 g Droge pro Tag, Zubereitungen beispielsweise als Infus – allerdings sehr bitter. Fertigarzneimittel sind verfügbar.

Kontraindikationen Allergie gegen Korbblütler.

Nebenwirkungen Keine bekannt.

Interaktionen Keine bekannt.

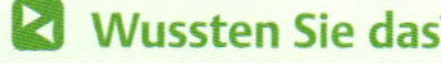

Wussten Sie das?
Im Volksmund wird die Schafgarbe (► **Abb. 12.62**) auch „Bauchwehkraut“ genannt. Von der Kommission E wurde die Indikation Pelvipathia vegetativa für diese Pflanze als positiv bewertet. Diese Bewertung fand vor mehr als 30 Jahren statt. Mittlerweile könnte als Indikation Endometriose infrage kommen, wenn eine intensivere Diagnostik der Pelvipathia vegetativa durchgeführt worden wäre. Spezielle Studien, um die Wirksamkeit von Schafgarbe auf Endometriose nachzuweisen, sind derzeit nicht in Arbeit.

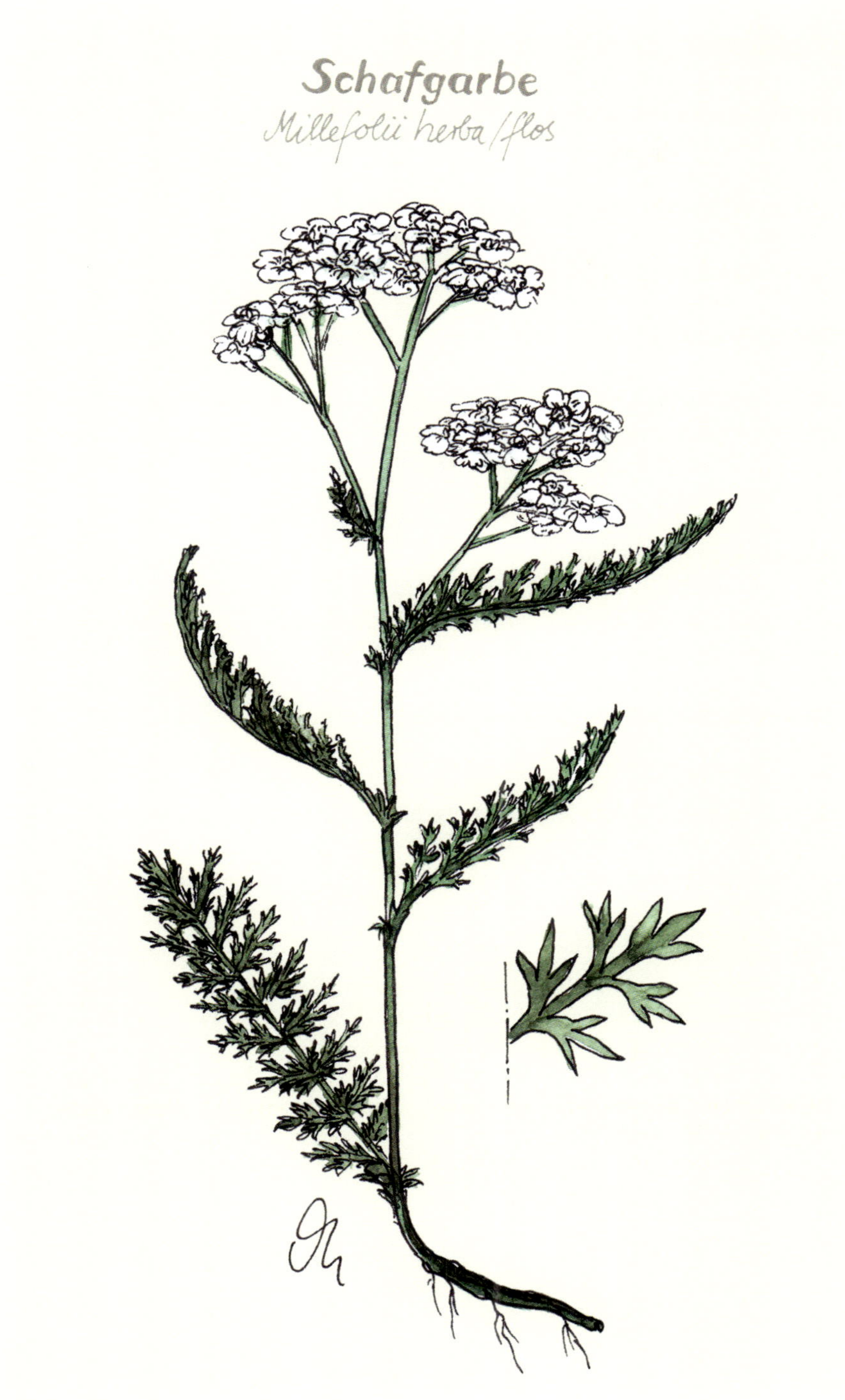

▶ **Abb. 12.62** Schafgarbe. (Quelle: Maren Sigmund)

12.63 Schöllkraut (Chelidonii herba)

Anwendungsmöglichkeiten in der Frauenheilkunde Uterusmyome, zervikale Dysplasie.

Wichtige Wirkstoffe Alkaloide (Chelidonin).

Hauptwirkungen Spasmolytisch auf glatte Muskulatur.

Wichtige monografische Indikationen

HMPC Symptomatische Behandlung leichter und mittlerer Krämpfe des oberen Gastrointestinaltrakts.

WHO Entsprechend.

Kommission E Entsprechend.

Dosierung/Zubereitung Mittlere Tagesdosis bis zu 2,5 mg Chelidonin, bei langfristiger Anwendung alle 4 Wochen Kontrolle der Transaminasen.

Kontraindikationen Bekannte Vorerkrankungen der Leber, Schwangerschaft, Gallensteinleiden.

Nebenwirkungen Selten Leberschädigungen, Bilirubinanstieg und Ikterus.

Interaktionen Keine bekannt.

 **Wussten Sie das?**
Nach einem Stufenplanverfahren 2008 sind nur noch die aus Schöllkraut (► **Abb. 12.63**) gewonnenen Arzneimittel mit einer Tagesdosis bis zu 2,5 mg Gesamtalkaloiden, berechnet als Chelidonin, verkehrsfähig.

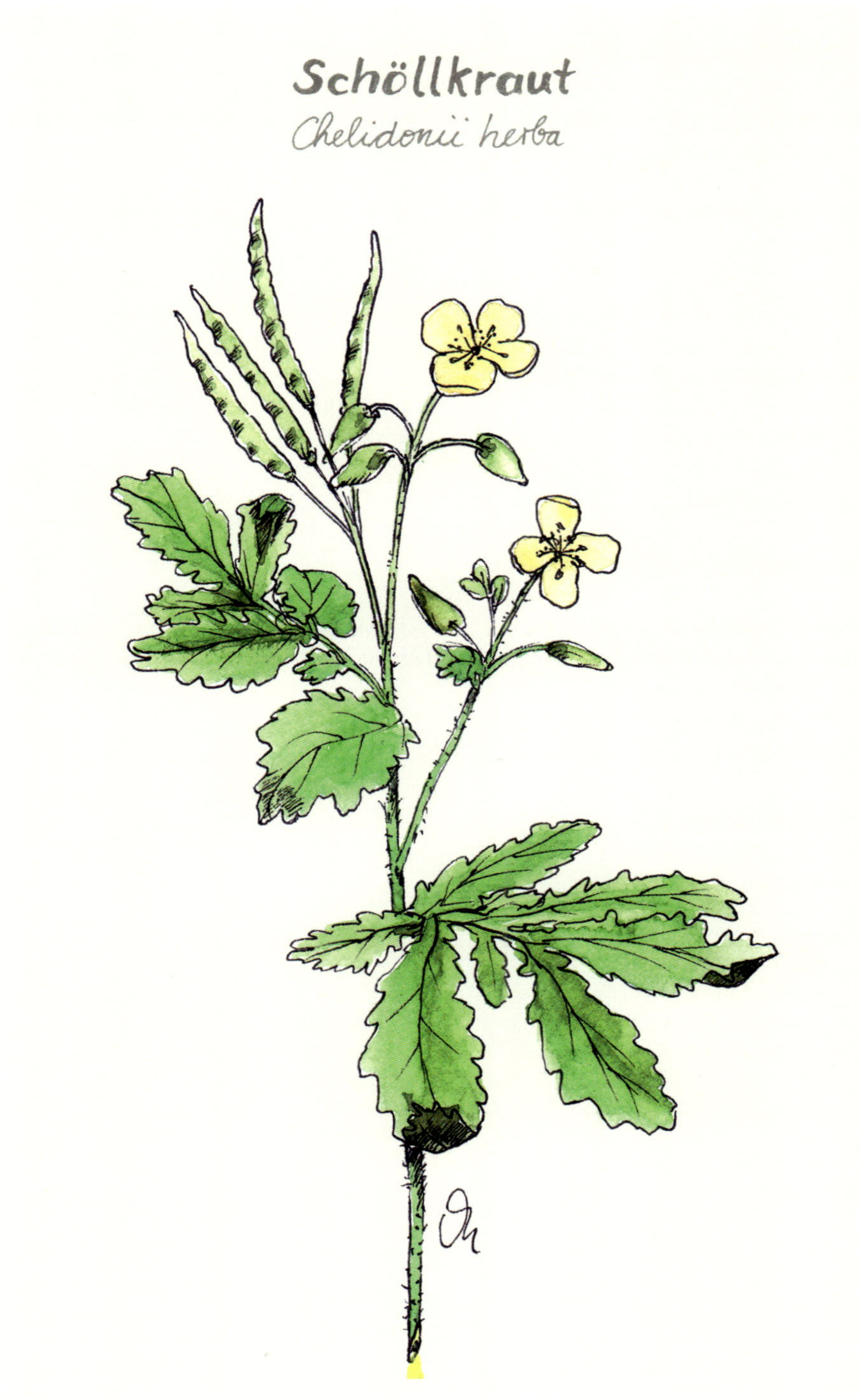

▶ **Abb. 12.63** Schöllkraut. (Quelle: Maren Sigmund)

12.64 Seekieferrinde (Pinus pinaster bark)

Anwendungsmöglichkeiten in der Frauenheilkunde Endometriose, Myome, klimakterische Beschwerden.

Wichtige Wirkstoffe Ätherisches Öl (α- und β-Pinen), Camphen, Procyanide, Taxifolin.

Hauptwirkungen Sekretolytisch, schwach antiseptisch, durchblutungsfördernd.

Wichtige monografische Indikationen

HMPC Nicht bearbeitet.

WHO Nicht bearbeitet.

Kommission E Nicht bearbeitet.

Dosierung/Zubereitung 50–200 mg pro Tag. Mit Pycnogenol steht ein standardisiertes procyanidhaltiges Präparat zur Verfügung, das leider nur als Nahrungsergänzungsmittel zugelassen ist.

Kontraindikationen Keine bekannt.

Nebenwirkungen Keine bekannt.

Interaktionen Keine bekannt.

Wussten Sie das?

In der traditionellen Heilkunde wird die Seekiefer (► **Abb. 12.64**) innerlich zur Behandlung von Bronchitis, Entzündungen der oberen Atemwege und zur Steigerung der Immunabwehr, äußerlich bei rheumatischen und neuralgischen Schmerzen eingesetzt. In einer Zusammenfassung zu den molekularen Mechanismen wird die potenzielle Wirksamkeit der Seekieferrinde im Vergleich zu Leukoprolin bestätigt [70], weitere Studien sind in Planung.

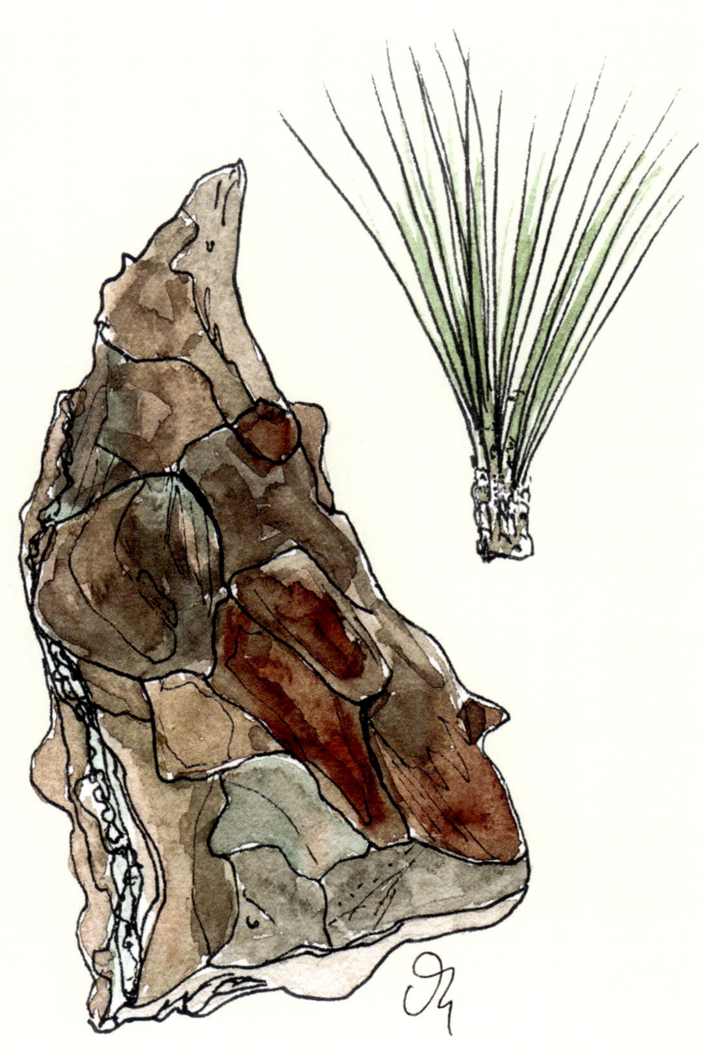

▶ **Abb. 12.64** Seekieferrinde. (Quelle: Maren Sigmund)

12.65 Süßholzwurzel (Liquiritiae radix)

Anwendungsmöglichkeiten in der Frauenheilkunde Emmenagogum.

Wichtige Wirkstoffe 2–15 % Triterpensaponine, Glycyrrhizinsäure, Flavonoide (Chalkone), Phytosterole, Cumarine.

Hauptwirkungen Hemmung Prostaglandinsynthese, indirekt kortikoide Wirkung (Hemmung des Kortikoidabbaus), schleimhautprotektiv, keimhemmend für Helicobacter pylori, sekretolytisch.

Wichtige monografische Indikationen

HMPC Katarrhe der oberen Atemwege, Ulcus ventriculi/duodeni.

WHO Entsprechend zusätzlich Entzündungshemmung bei allergischen Reaktionen, Rheuma, Arthritis, Vorbeugung Leberschäden.

Kommission E Entsprechend HMPC.

Dosierung/Zubereitung 5–15 mg Droge, eingestellt auf Glycyrrhizinsäure (nicht mehr als 600 mg pro Tag), Succus liquiritiae bis 3 g pro Tag in gynäkologischen Indikationen.

Kontraindikationen Cholestatische Lebererkrankungen, Leberzirrhose, arterielle Hypertonie, Hypokaliämie, schwere Niereninsuffizienz, Schwangerschaft.

Nebenwirkungen Mineralokortikoide Effekte, Hypokaliämie, selten Myoglobinämie, Anwendungsdauer 4–6 Wochen, dann Kontrolle Hypokaliämie.

Interaktionen Kaliumverlust (Thiazid- und Schleifendiuretika), Digitalisempfindlichkeit steigt.

Wussten Sie das?

Süßholz (► Abb. 12.65) gehört wohl zu den ältesten angewendeten Drogen. Auch dieser Pflanze wird eine aphrodisierende Wirkung nachgesagt, was die Redewendung „Süßholz raspeln" deutlich macht. Paracelsus empfahl die Droge auch gegen Durst. Dieser werde weniger wahrgenommen, wenn Süßholz im Mund behalten werde.

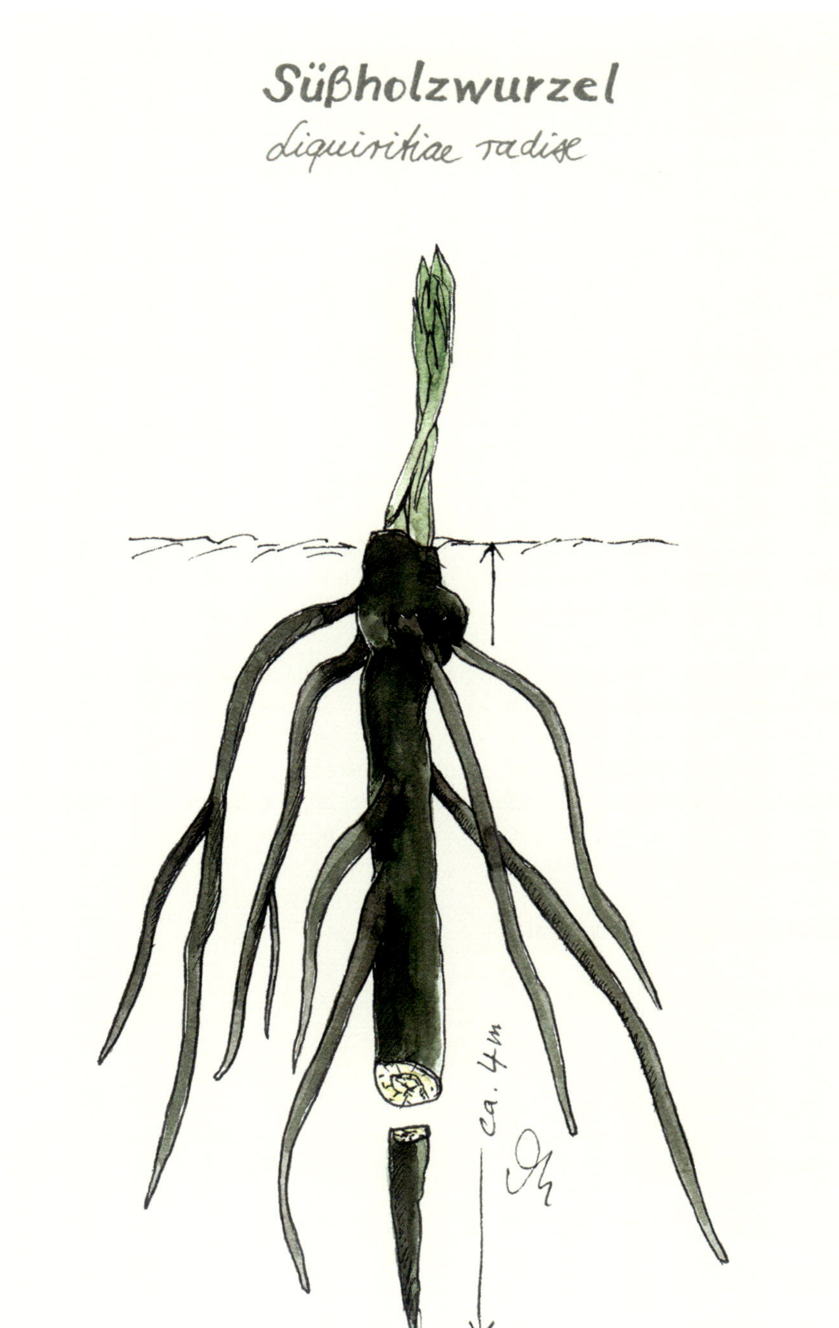

▸ **Abb. 12.65** Süßholzwurzel. (Quelle: Maren Sigmund)

12.66
Taigawurzel (Eleutherococci radix)

Anwendungsmöglichkeiten in der Frauenheilkunde Klimakterische Beschwerden der nachlassenden Leistungsfähigkeit und Gelenkbeschwerden, allgemeine Erschöpfungszustände, postpartum.

Wichtige Wirkstoffe Eleutheroside (mindestens 0,08 %), β-Sitosterol, Cumarinderivate.

Hauptwirkungen Immunmodulierend (Steigerung der T-Lymphozyten), adaptogen, Prophylaxe gegen virale Infektionen.

Wichtige monografische Indikationen

HMPC Asthenie.

WHO Tonikum zur Verbesserung der kognitiven und physischen Leistungsfähigkeit, rheumatoide Arthritis, Schlaflosigkeit.

Kommission E Müdigkeit und Schwächegefühl, nachlassende Leistungs- und Konzentrationsfähigkeit, Rekonvaleszenz.

Dosierung/Zubereitung 2–3 g Droge pro Tag, Zubereitungen entsprechend, Einnahme nicht länger als 3 Monate (danach Blutbildkontrolle), gegebenenfalls 2-monatige Pause.

Kontraindikationen Hypertonie.

Nebenwirkungen Keine bekannt.

Interaktionen Keine bekannt.

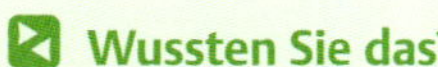

Wussten Sie das?

Die Taigawurzel (► **Abb. 12.66**) wird auch als russischer Ginseng bezeichnet. Diese Bezeichnung zielt auf die Wirkung, nicht auf die Inhaltsstoffe ab. Die Taigawurzel enthält keine Ginsengoide.

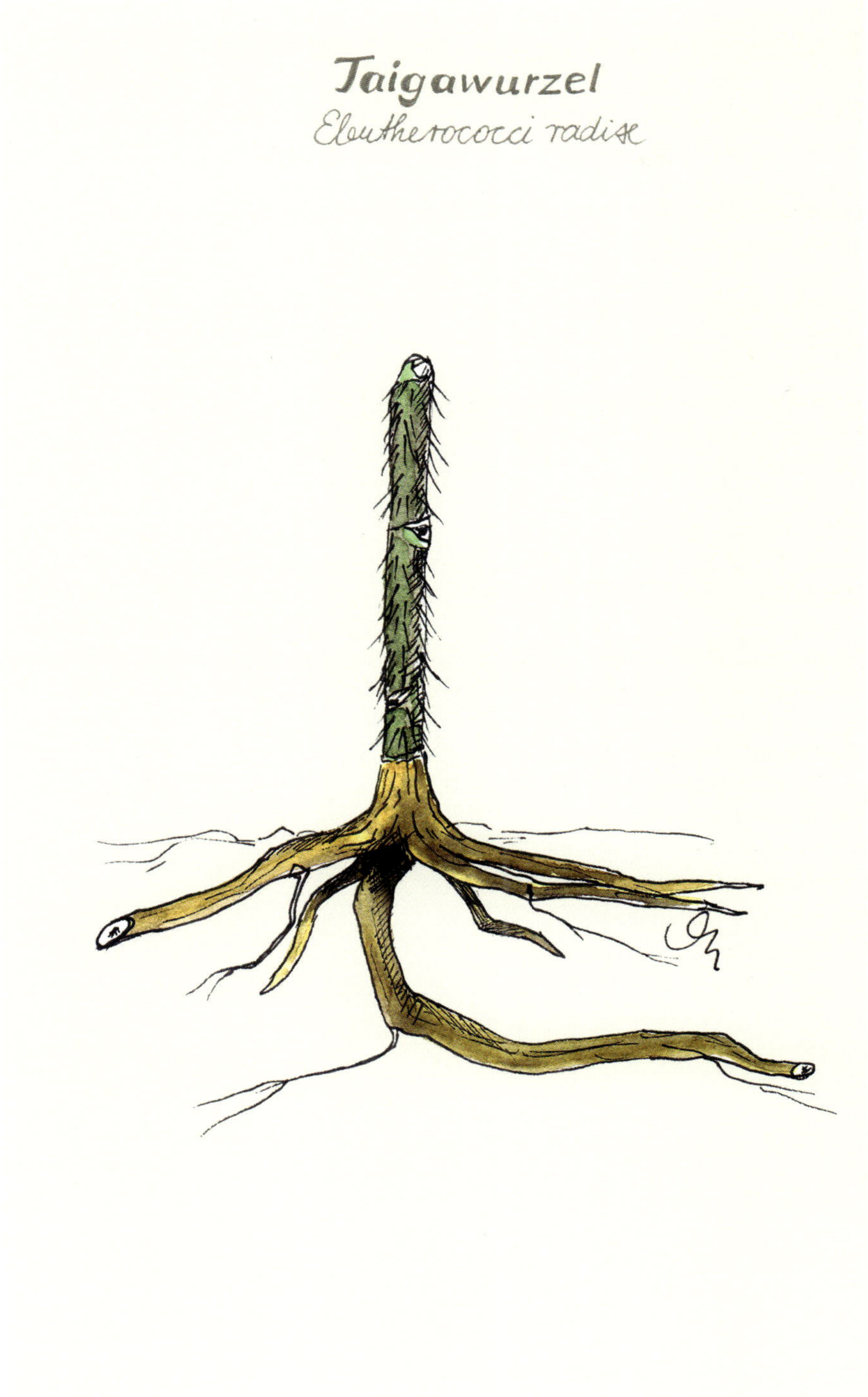

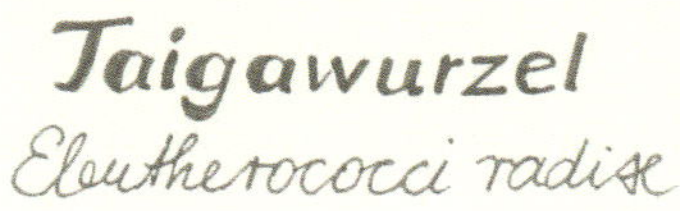

▶ **Abb. 12.66** Taigawurzel. (Quelle: Maren Sigmund)

12.67
Taubnesselblüten, weiße (Lamii albi flos)

Anwendungsmöglichkeiten in der Frauenheilkunde Weißfluss, topisch, Dammpflege.

Wichtige Wirkstoffe Triterpensaponine, Phenolcarbonsäuren (Rosmarinsäure), Iridoidglykoside, Flavonoide.

Hauptwirkungen Adstringierend, antiphlogistisch, sekretionshemmend, juckreizlindernd.

Wichtige monografische Indikationen

HMPC Nicht bearbeitet.

WHO Nicht bearbeitet.

Kommission E Siehe „Wussten Sie das?“.

Dosierung/Zubereitung Ca. 5 g Droge auf 500 ml Wasser für Sitzbad, Kombinationen mit Gänsefingerkraut und Kamillenblüten sinnvoll.

Kontraindikationen Keine bekannt.

Nebenwirkungen Keine bekannt.

Interaktionen Keine bekannt.

 **Wussten Sie das?**

Die Kommission E führte für die weiße Taubnessel (▶ **Abb. 12.67**) eine Monografie mit folgenden Indikationen: Katarrhe der oberen Luftwege, Entzündungen im Mund und Rachen, unspezifischer Weißfluss. Leider wurde die Pflanze nicht für eine Nachzulassung bearbeitet.

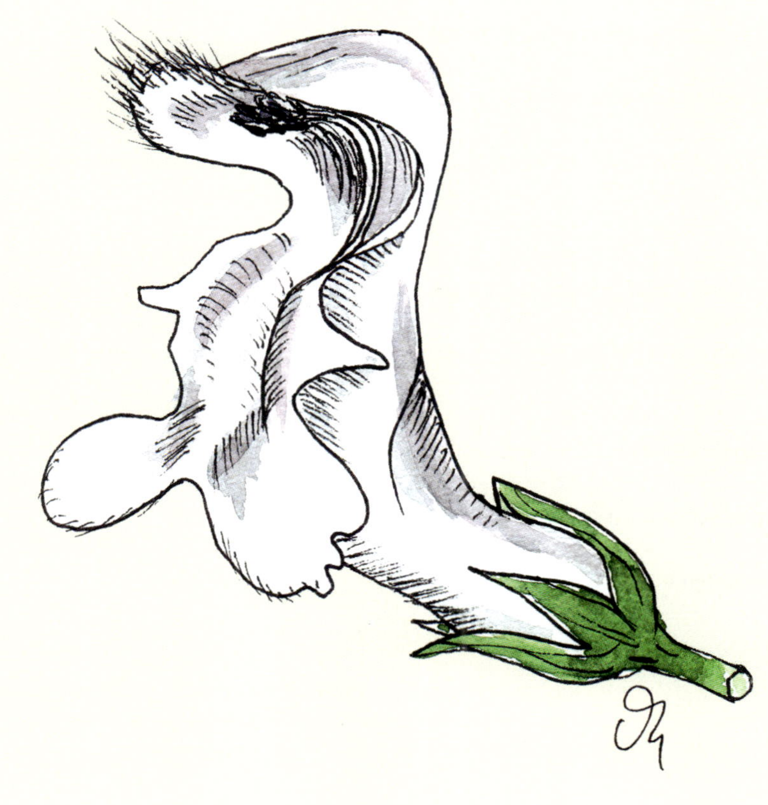

▶ **Abb. 12.67** Taubnesselblüten, weiße. (Quelle: Maren Sigmund)

12.68 Teufelskrallenwurzel (Harpagophyti radix)

Anwendungsmöglichkeiten in der Frauenheilkunde Klimakterische Gelenkbeschwerden, *Frozen Shoulder*-Syndrom.

Wichtige Wirkstoffe Iridoidglykoside (Hapagosid mindestens 1,2 %), Flavonoide (Kaempferol, Luteolin), Stachyose, Bitterstoffe.

Hauptwirkungen Choleretisch, antiphlogistisch, schwach analgetisch, dyspeptische Beschwerden.

Wichtige monografische Indikationen

HMPC Leichte Gelenkbeschwerden, Verdauungsbeschwerden, Appetitverlust.

WHO Rheumatische Beschwerden, Appetitlosigkeit, Dyspepsie, degenerativer Rheumatismus, schmerzhafte Arthrose, Sehnenscheidenentzündungen.

Kommission E Appetitlosigkeit, dyspeptische Beschwerden, adjuvant bei degenerativen Erkrankungen des Bewegungsapparats.

Dosierung/Zubereitung Fertigpräparate auf Harpagosid standardisiert (50–100 mg pro Tag).

Kontraindikationen Ulcus duodeni/gastri, Gallensteine.

Nebenwirkungen Gelegentlich Magenbeschwerden.

Interaktionen Keine bekannt.

 **Wussten Sie das?**

Die Teufelskralle (▸ **Abb. 12.68**) stammt aus Afrika. Sie hat ihren Namen von den hakenförmigen Früchten. Die Form der Früchte begünstigt die Verbreitung durch Tiere, da sie sich im Fell von Tieren verhaken können und dadurch verbreitet werden.

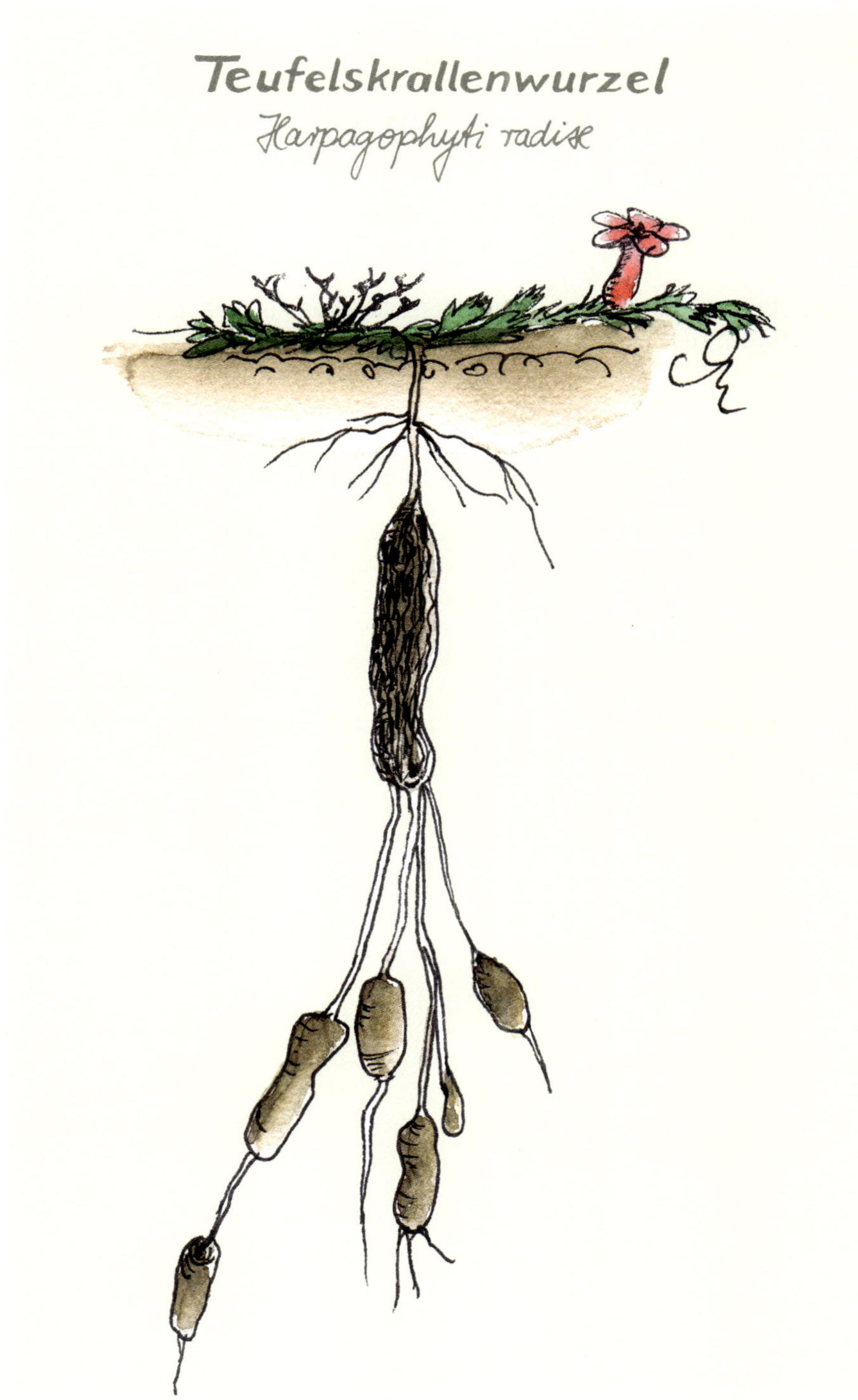

▶ **Abb. 12.68** Teufelskrallenwurzel. (Quelle: Maren Sigmund)

12.69 Thymiankraut (Thymi herba)

Anwendungsmöglichkeiten in der Frauenheilkunde Dysmenorrhö, lokal ätherisches Öl bei vaginalen Entzündungen, PCO.

Wichtige Wirkstoffe Ätherische Öle (Thymol und Carvacrol), Lamiaceen-Gerbstoffe (Rosmarinsäure, Flavonoide).

Hauptwirkungen Bronchospasmolytisch, Expektorans, antibakteriell, analgetisch, spasmolytisch, antiviral (HSV 1 und 2), Thymol hat eine agonistische Wirkung auf α2-Rezeptoren sowie auf β2-Rezeptoren (1:10 verglichen mit Papaverin).

Wichtige monografische Indikationen

HMPC Expektorans.

WHO Dyspepsie und gastrointestinale Beschwerden, Katarrhe der oberen Luftwege, Tonsillitis, Entzündungen der Mundhöhle (lokal).

Kommission E Katarrhe der oberen Luftwege, Expektorans, Bronchitis.

Dosierung/Zubereitung 1–2 g Droge pro Tag, Zubereitungen entsprechend, lokal ätherisches Öl (eingestellt auf Thujanol bei Chlamydien).

Kontraindikationen Allergien (ggf. Kreuzallergie mit Birke, Beifuß, Sellerie- und Karottenpollen).

Nebenwirkungen Keine bekannt.

Interaktionen Keine bekannt.

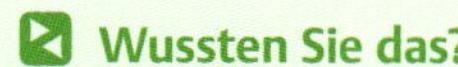

Wussten Sie das?

Thymos ist latinisiert aus dem altgriechischen θυμός und bezeichnet die Lebenskraft. Im alten Griechenland wurden Räucherungen aus Thymian (▶ **Abb. 12.69**) zur Anregung des Geistes und des Gemüts genutzt.

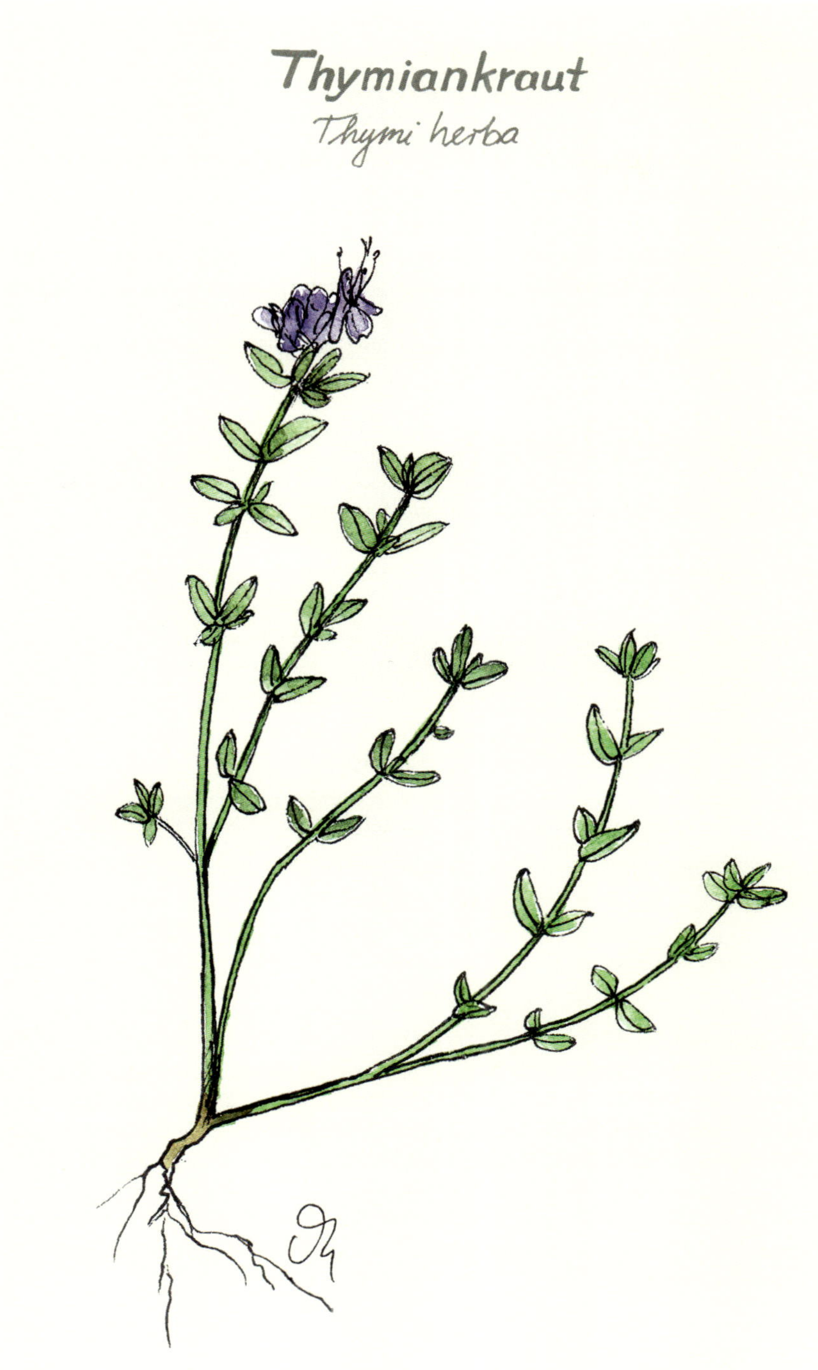

▶ **Abb. 12.69** Thymiankraut. (Quelle: Maren Sigmund)

12.70 Traubensilberkerzenwurzel (Cimicifugae racemosae rhizoma)

Anwendungsmöglichkeiten in der Frauenheilkunde Prämenstruelles Syndrom, klimakterische, neurovegetative Beschwerden, PCO.

Wichtige Wirkstoffe Triterpenglykoside (Acetin, Cimigenol), Phenolcarbonsäuren (u. a. Cimicifugenol), Hydroxyzimtsäureester, Gerbstoffe (Tannin), Alkaloide (Cytisin).

Hauptwirkungen Östrogenartig, hypothalamische Hemmung der pulsatilen LH-Sekretion.

Wichtige monografische Indikationen

HMPC Klimakterische Beschwerden (Hitzewallungen).

WHO Entsprechend, Schlafschwierigkeiten, nervöse Reizbarkeit, PMS, Dysmenorrhö.

Kommission E PMS, klimakterische, neurovegetative Beschwerden.

Dosierung/Zubereitung 40 mg pro Tag, Zubereitungen entsprechend, zahlreiche Fertigpräparate erhältlich.

Kontraindikationen Mammakarzinom, Vorerkrankungen der Leber.

Nebenwirkungen Magenreizungen, hepatotoxische Wirkungen, Endometriumhyperplasie möglich.

Interaktionen Keine bekannt.

 **Wussten Sie das?**

Zur Traubensilberkerzenwurzel (▸ **Abb. 12.70**) liegen zahlreiche Studien vor, auch zur Verwendung bei PCO [114]. Innerhalb der Gynäkologie ist sie wohl eine der am besten untersuchten Pflanzen, wahrscheinlich aufgrund ihrer selektiv östrogenartigen Wirkung. Die Nebenwirkungen jedoch entsprechen denen der synthetisch-chemischen Wirkstoffe. Frauen, die keine hormonelle Behandlung wünschen, sollte dieser Aspekt verdeutlicht werden: Der Ursprung der hormonell wirksamen Substanz, ob natürlich oder chemisch-synthetisch, ist hier von untergeordneter Bedeutung, auch wenn von zahlreichen Autoren Gegenteiliges behauptet wird.

Traubensilberkerzenwurzelstock

Cimicifugae racemosae rhizoma

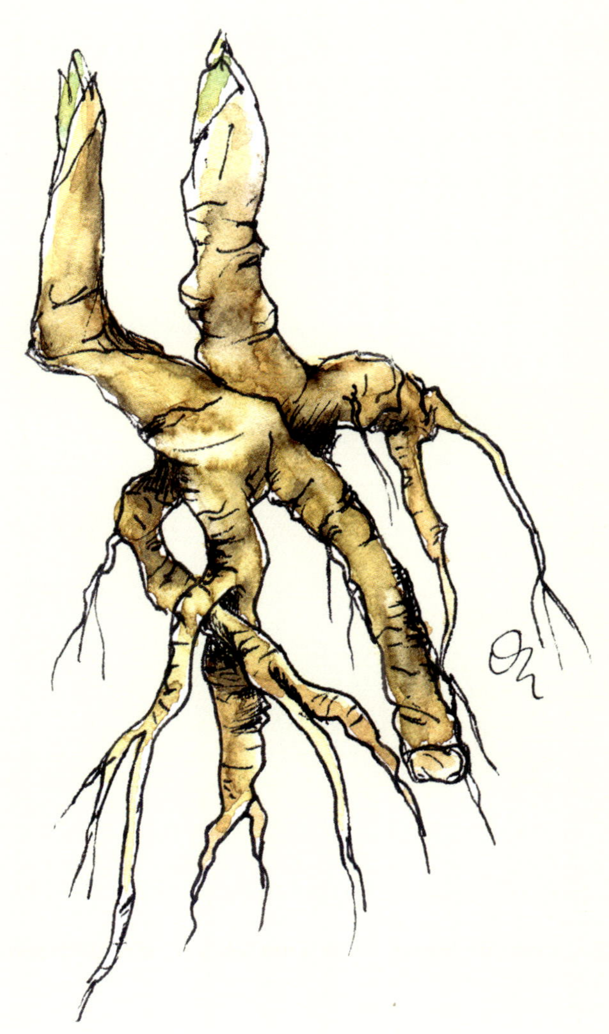

▶ **Abb. 12.70** Traubensilberkerzenwurzelstock. (Quelle: Maren Sigmund)

12.71 Walnussbaumblätter (Juglandis folium)

Anwendungsmöglichkeiten in der Frauenheilkunde Gelbkörperinsuffizienz, Myome, evtl. Hyperhidrose.

Wichtige Wirkstoffe Gerbstoffe (Ellagitannine), Flavonoide (Juglon), Phenolcarbonsäuren (Kaffee-, Salicylsäure).

Hauptwirkungen Adstringierend, antiphlogistisch, mild analgetisch, kapillarpermeabilitätshemmend, juckreizlindernd.

Wichtige monografische Indikationen

HMPC Nicht bearbeitet.

WHO Nicht bearbeitet.

Kommission E Leichte, oberflächliche Entzündungen der Haut, Hyperhidrosis.

Dosierung/Zubereitung 2–3 g Droge pro Tag, Zubereitungen entsprechend, äußerliche Anwendung 3 g Droge in Abkochung auf 100 ml Wasser.

Kontraindikationen Keine bekannt.

Nebenwirkungen Keine bekannt.

Interaktionen Keine bekannt.

 **Wussten Sie das?**

Neben den Walnussbaumblättern (▶ **Abb. 12.71**) werden auch Walnüsse als Heilmittel eingesetzt, da ihr Öl Linolen enthält – was positive Wirkungen auf allgemeine klimakterische Beschwerden und starke Blutungen mit Myomen, wie gelegentlich beschrieben, haben könnte.

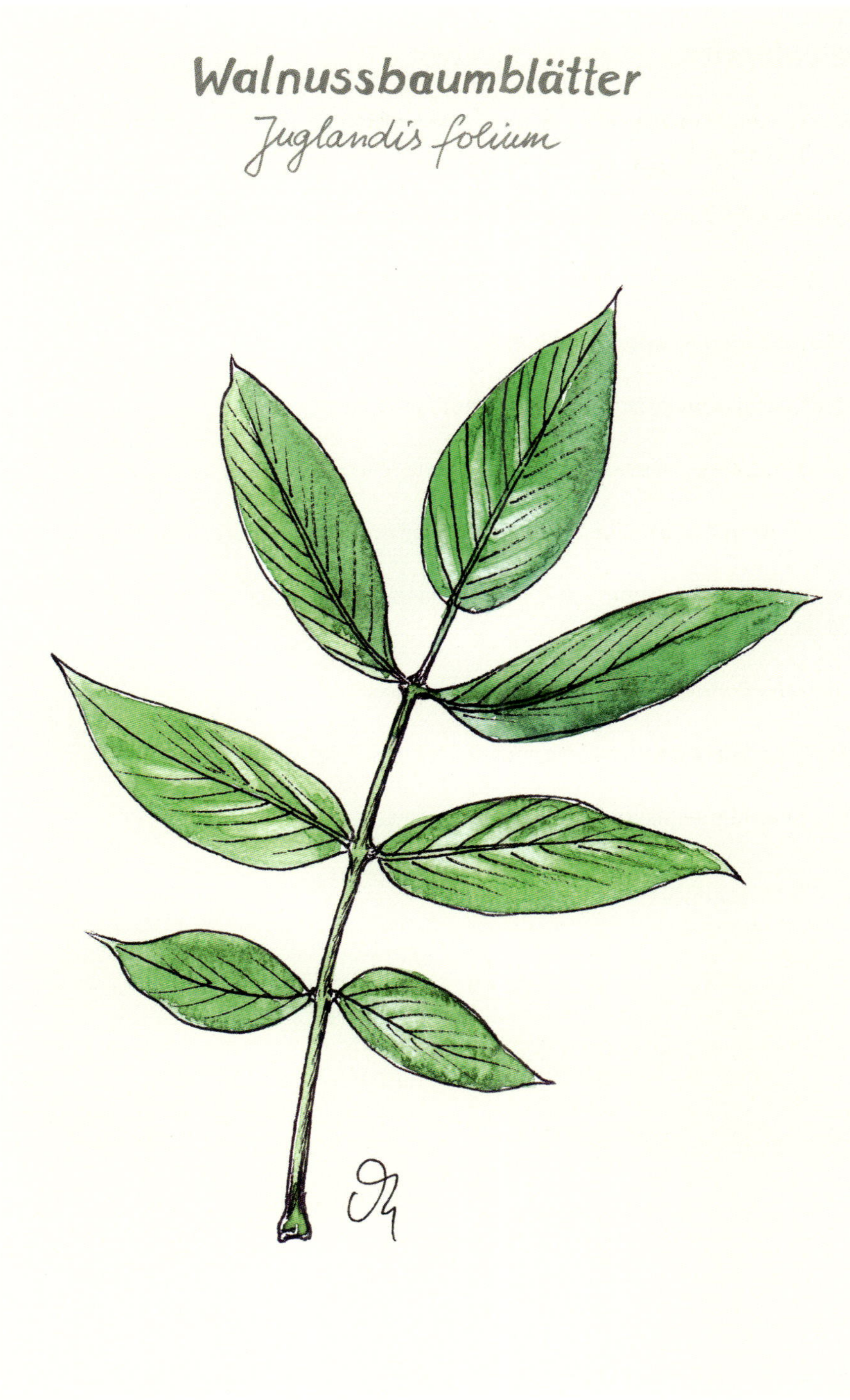

▶ **Abb. 12.71** Walnussbaumblätter. (Quelle: Maren Sigmund)

12.72 Weidenrinde (Salicis cortex)

Anwendungsmöglichkeiten in der Frauenheilkunde Kopfschmerz, Migräneprophylaxe, Dysmenorrhö.

Wichtige Wirkstoffe Salicin (Prodrug), Catechingerbstoffe, Polyphenole, Kaffeesäure.

Hauptwirkungen Antipyretisch, antiphlogistisch, analgetisch.

Wichtige monografische Indikationen

HMPC Schmerzhafte Zustände (Gelenke, Kopf, Lumbalgien).

WHO Erkältungen, Fieber, Schmerzen, leichte rheumatische Beschwerden.

Kommission E Fieberhafte Erkrankung, rheumatische Beschwerden, Kopfschmerzen.

Dosierung/Zubereitung 120–240 mg Gesamtsalicinderivate, Zubereitungen entsprechend.

Kontraindikationen Salicylatüberempfindlichkeit.

Nebenwirkungen Selten allergische und pseudoallergische Reaktionen.

Interaktionen Antikoagulation mit Cumarinen.

Wussten Sie das?

Zwar werden die Prostaglandin-E1- und -2-Synthese deutlich beeinflusst, allerdings fehlt derzeit ein eindeutiger Nachweis, dass auch die Bildung von Thromboxan beeinflusst wird. Deshalb kann Weidenrinde (► **Abb. 12.72**) nicht zur Agglutinationshemmung eingesetzt werden. Hiermit verbundene Nebenwirkungen fallen möglicherweise geringer aus als bei Acetylsalicylsäure, allerdings kann Weidenrinde auch nicht als Ersatz für eine kardioprotektive Wirkung eingesetzt werden. Die empfohlene Gesamtdosis ist insgesamt sehr gut verträglich. Zu beachten ist, dass der Wirkungseintritt verzögert ist und nicht mit ASS verglichen werden kann.

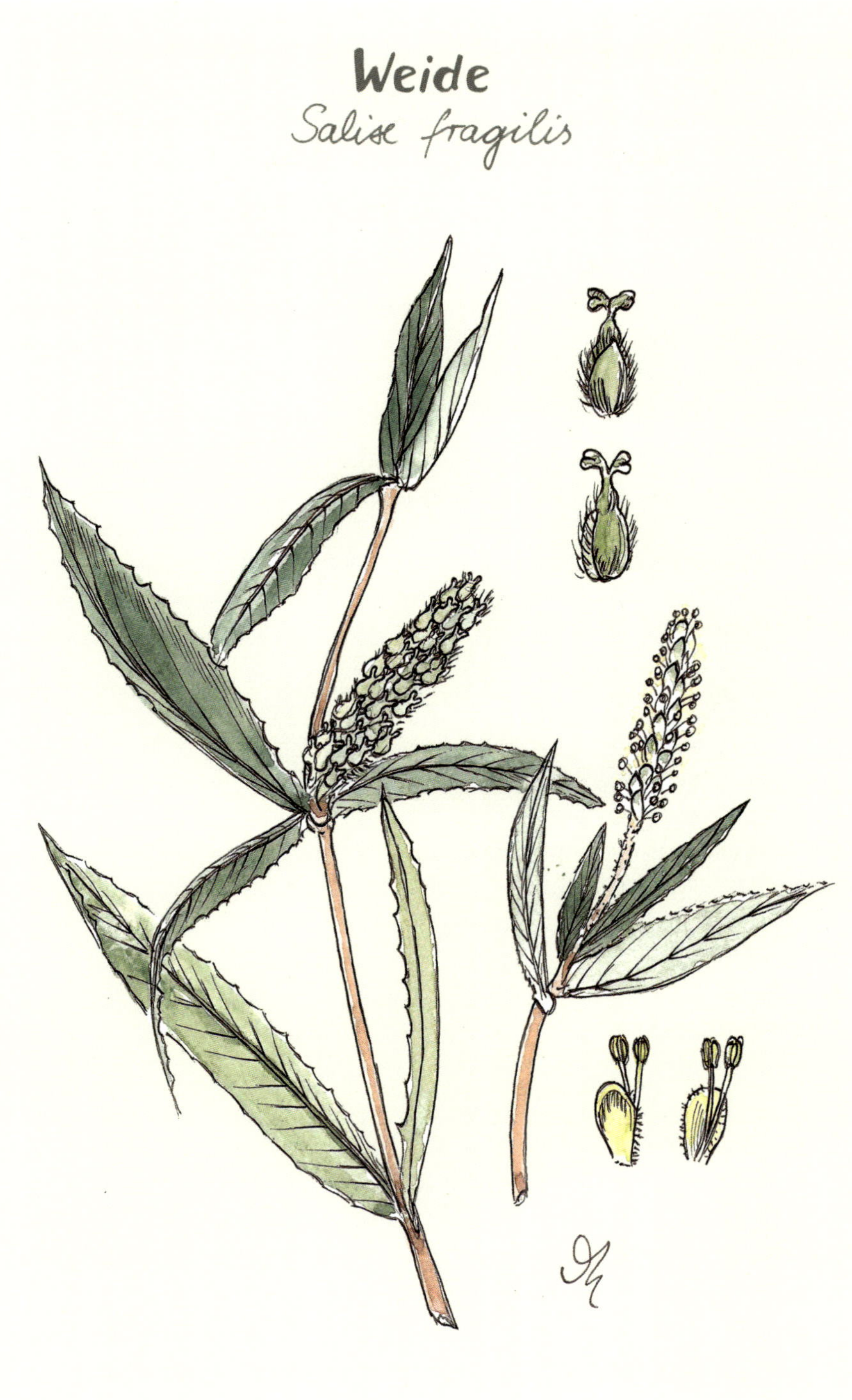

▸ **Abb. 12.72** Weide. (Quelle: Maren Sigmund)

12.73 Weinlaub, rotes (Vitis viniferae rubrae folium)

Anwendungsmöglichkeiten in der Frauenheilkunde PMS, klimakterische Beschwerden, Dysmenorrhö.

Wichtige Wirkstoffe Bis zu 7 % Flavonoide (Quercetinglucoronid), Polyphenole, Gerbstoffe.

Hauptwirkungen Antiödematös, antiphlogistisch, kapillarabdichtend, Hemmung der Thrombozytenaggregation.

Wichtige monografische Indikationen

HMPC Chronisch venöse Insuffizienz (CVI), Phlebitis, Ödeme untere Gliedmaßen, Juckreiz, Krämpfe, schmerzende und schwere Beine.

WHO Nicht bearbeitet.

Kommission E Nicht bearbeitet.

Dosierung/Zubereitung Fertigarzneimittel sind zu bevorzugen, 350–700 mg Extrakt pro Tag, Zubereitungen entsprechend.

Kontraindikationen Keine bekannt.

Nebenwirkungen Externe Anwendung: allergische Reaktionen, innere Anwendung: Übelkeit (Häufigkeit unklar).

Interaktionen Keine bekannt.

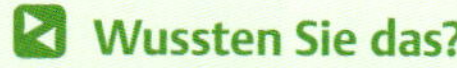

Wussten Sie das?

Extrakte des roten Weinlaubs (► **Abb. 12.73**) werden in Frankreich häufiger zur Behandlung von prämenstruellen Beschwerden eingesetzt als der Mönchspfeffer, obwohl die HMPC-Monografie diese Anwendung noch nicht einmal in dem Bereich der traditionellen Verwendung vermerkt hat.

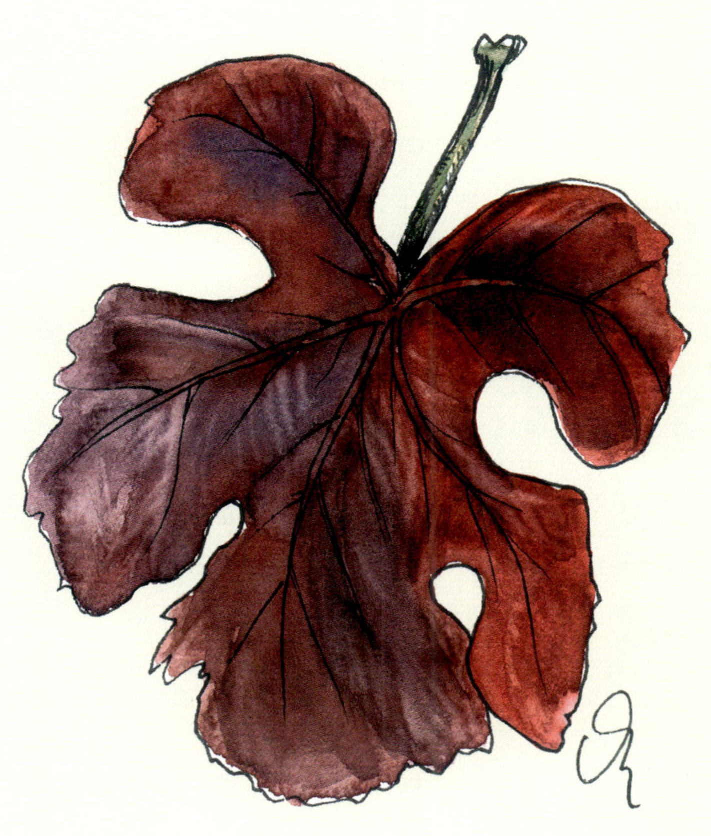

▸ **Abb. 12.73** Rotes Weinlaub. (Quelle: Maren Sigmund)

12.74
Weißdornblüten und -blätter (Crataegi folium cum flore)

Anwendungsmöglichkeiten in der Frauenheilkunde Zyklusunregelmäßigkeiten, Hyperandrogenämie, Klimakterium.

Wichtige Wirkstoffe Flavonoide (Rutin, Hyperosid), biogene Amine, β-Sitosterol.

Hauptwirkungen Verbessert Herzinsuffizienz über Gefäßdilatation durch Aktivierung der eNOS, β-Blocker.

Wichtige monografische Indikationen

HMPC Herzinsuffizienz, nervöse Herzbeschwerden.

WHO Entsprechend.

Kommission E Entsprechend.

Dosierung/Zubereitung 150–900 mg wässriger Auszug, Dosierung in der Frauenheilkunde entsprechend.

Kontraindikationen Keine bekannt.

Nebenwirkungen Gelegentlich Übelkeit und Schwindel.

Interaktionen Keine bekannt.

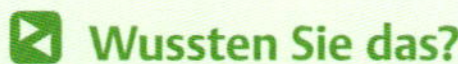

Weißdorn (► Abb. 12.74) ist eine der β-Sitosterol-reichsten Pflanzen, wirkt hemmend auf die 5α-Reduktase und verhindert dadurch die Umwandlung von Testosteron in das stärker androgen wirksame Dihydrotestosteron.

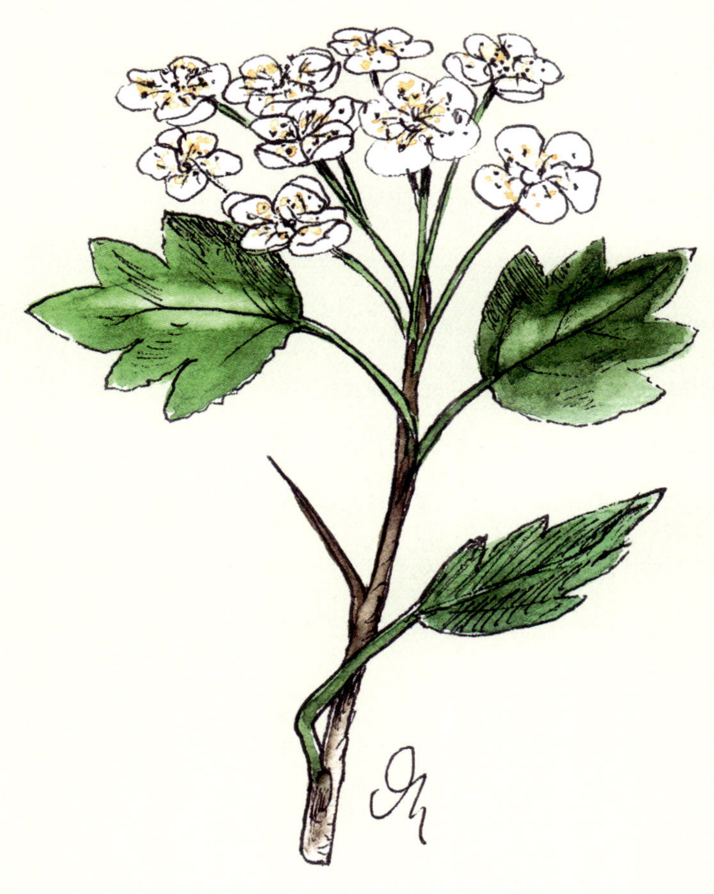

▸ **Abb. 12.74** Weißdornblüten und -blätter. (Quelle: Maren Sigmund)

12.75
Wermutkraut (Absinthii herba)

Anwendungsmöglichkeiten in der Frauenheilkunde Emmenagogum.

Wichtige Wirkstoffe Ätherisches Öl (α- und β-Thujon) Sesquiterpenlactone, Bitterstoffe (Absinthin).

Hauptwirkungen Antiphlogistisch, karminativ, spasmolytisch.

Wichtige monografische Indikationen

HMPC Appetitlosigkeit, dyspeptische und gastrointestinale Beschwerden.

WHO Entsprechend.

Kommission E Entsprechend, zusätzlich Dyskinesien der Gallenwege.

Dosierung/Zubereitung 2–3 g Droge, Höchstdosis Thujon 6 mg pro Tag.

Kontraindikationen Schwangerschaft.

Nebenwirkungen Gelegentlich Kopfschmerzen.

Interaktionen Keine bekannt.

 **Wussten Sie das?**

Thujon ist ein Nervengift und in allen Artemisia-Arten vorhanden – z. B. auch in Beifuß oder Wermutkraut (► **Abb. 12.75**). Um zentrale Krämpfe und epileptiforme Zustände zu vermeiden, dürfen nur standardisierte Zubereitungen und keine isolierten ätherischen Öle verwendet werden.

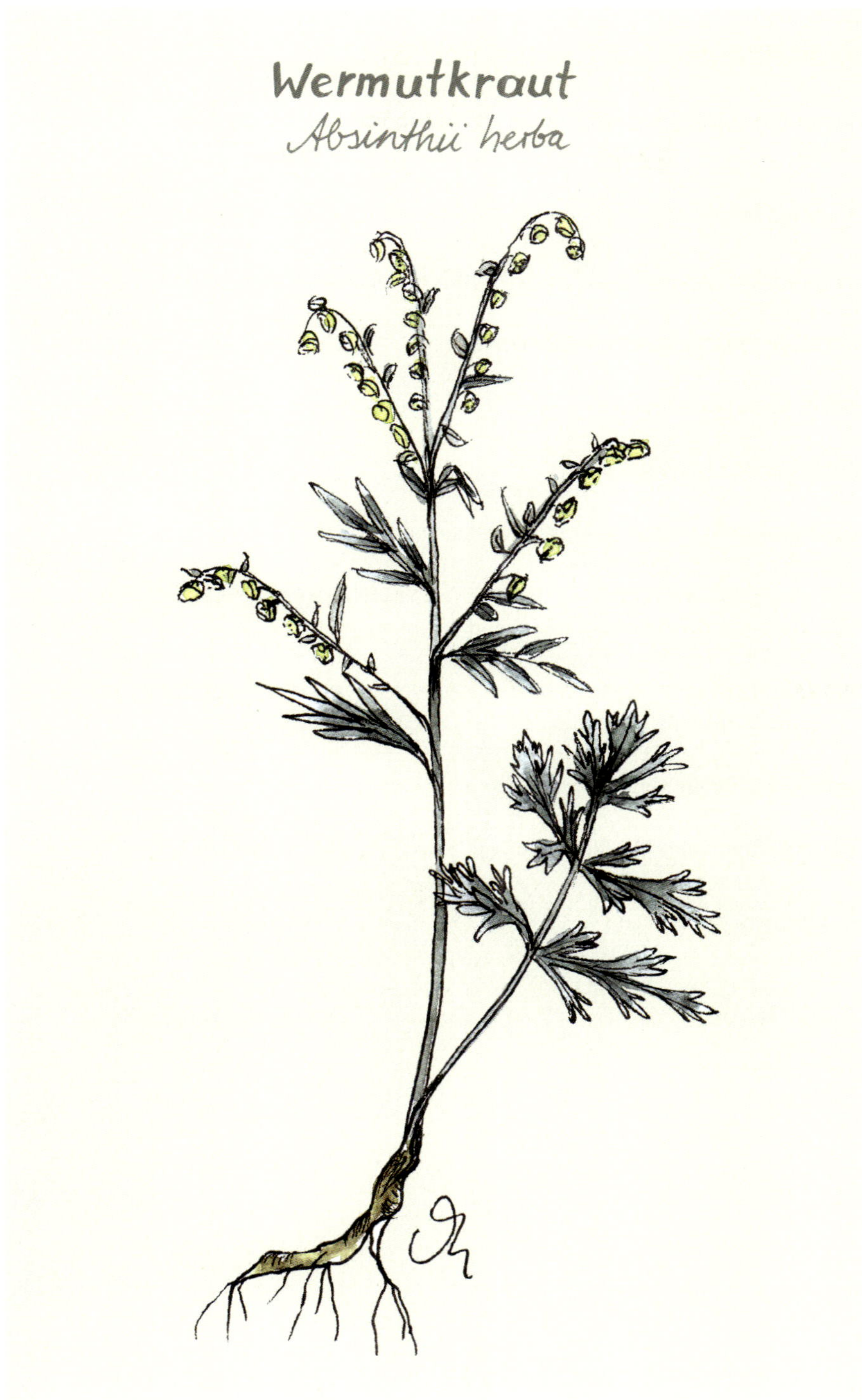

▶ **Abb. 12.75** Wermutkraut. (Quelle: Maren Sigmund)

12.76 Wolfstrappkraut (Lycopi herba)

Anwendungsmöglichkeiten in der Frauenheilkunde Mastodynie, PMS, Emmenagogum.

Wichtige Wirkstoffe Hydroxyzimtsäure, Lithospermsäure, Flavonoide.

Hauptwirkungen Antigonadotrop, antithyreotrop, prolaktinhemmend.

Wichtige monografische Indikationen

HMPC Nicht bearbeitet.

WHO Nicht bearbeitet.

Kommission E Leichte Hyperthyreose, Mastodynie.

Dosierung/Zubereitung 1–2 g pro Tag, wässrig-ethanolischer Extrakt entsprechend, Frischpresssaft, Therapie einschleichend beginnen.

Kontraindikationen Hypothyreose, euthyreote Struma, Schwangerschaft und Stillzeit (es sei denn Abstillen ist gewünscht).

Nebenwirkungen Struma, nach längeren hohen Dosierungen möglich.

Interaktionen Keine gleichzeitige Einnahme von Schilddrüsenhormonen.

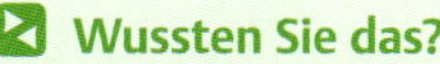

Wussten Sie das?

Wolfstrappkraut (▶ **Abb. 12.76**) ähnelt im äußeren Erscheinungsbild sehr stark der weißen Taubnessel – hat aber kleinere und unscheinbarere Blüten. Dass die Form des Blatts an den Abdruck einer Wolfspfote erinnere, wird als Erklärung des Namens bei verschiedenen Autoren angeführt.

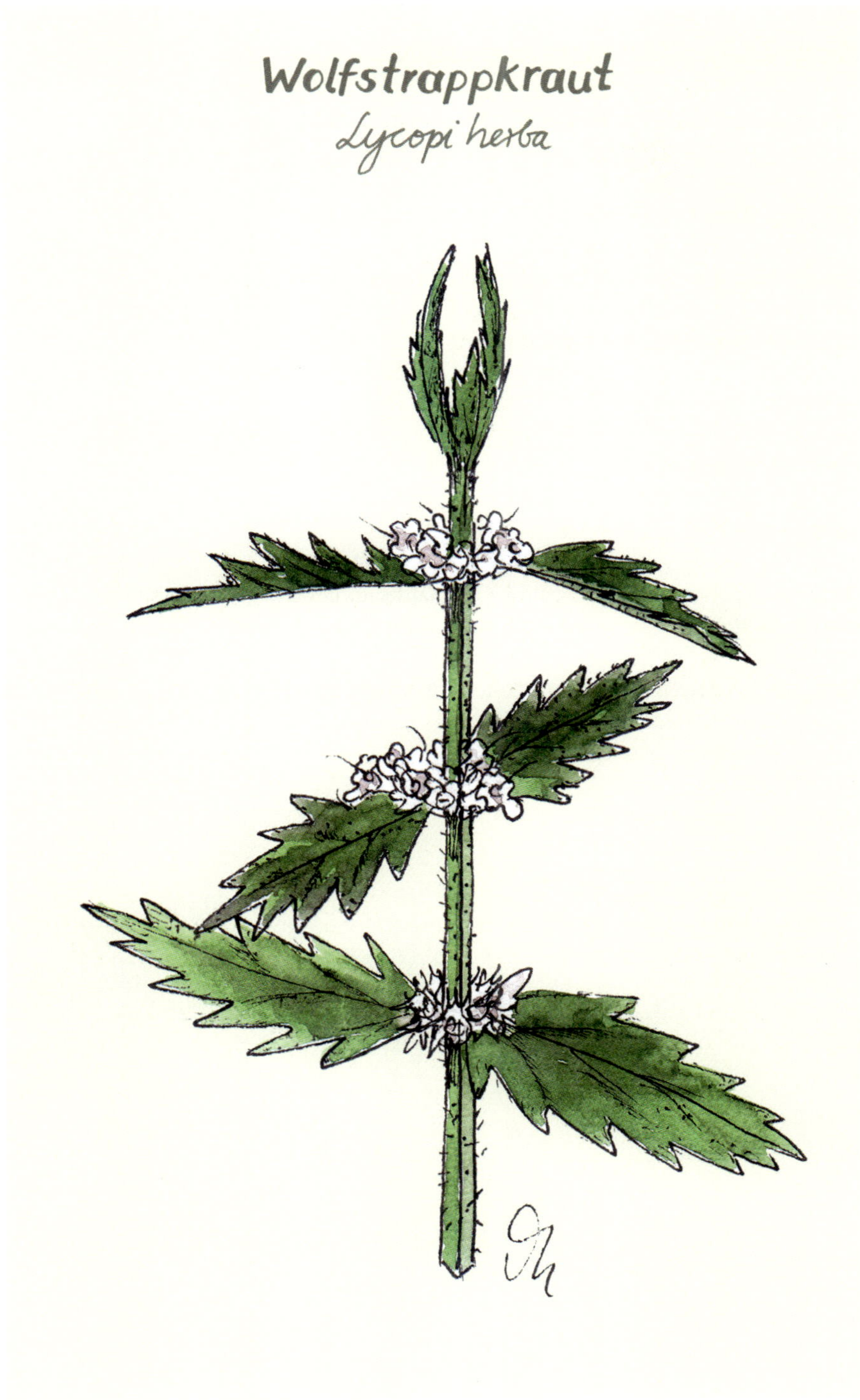

▶ **Abb. 12.76** Wolfstrappkraut. (Quelle: Maren Sigmund)

12.77 Yamswurzel (Dioscoreae radix)

Anwendungsmöglichkeiten in der Frauenheilkunde Gelbkörperinsuffizienz, östrogendominante Störungen, klimakterische Beschwerden, perimenopausale Störungen.

Wichtige Wirkstoffe Diosgenin.

Hauptwirkungen Zytotoxisch, antifugal.

Wichtige monografische Indikationen

HMPC Nicht bearbeitet.

WHO Nicht bearbeitet.

Kommission E Nicht bearbeitet.

Dosierung/Zubereitung 2–3 g Droge standardisiert auf Diosgenin, keine Fertigarzneimittel erhältlich, Zulassungen nur als Nahrungsergänzungsmittel.

Kontraindikationen Schwangerschaft, Gerinnungsstörungen.

Nebenwirkungen Keine bekannt.

Interaktionen Keine bekannt.

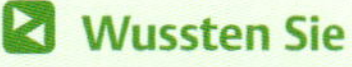

Wussten Sie das?

Die Yamswurzel (▸ **Abb. 12.77**) hat den Beinamen „Progesteronpflanze der Indianer“. Es gibt jedoch zahlreiche weitere Yamswurzel-Arten, in denen Diosgenin nur in sehr geringen Konzentrationen erhalten ist. *Dioscorea batata* z. B. ist ein Grundnahrungsmittel in Mittelamerika und Afrika. Einmal mehr muss beim Erwerb von Nahrungsergänzungsmitteln sehr genau auf die Inhaltsstoffe geachtet werden, wenn eine pharmakologische Wirkung erwünscht ist.

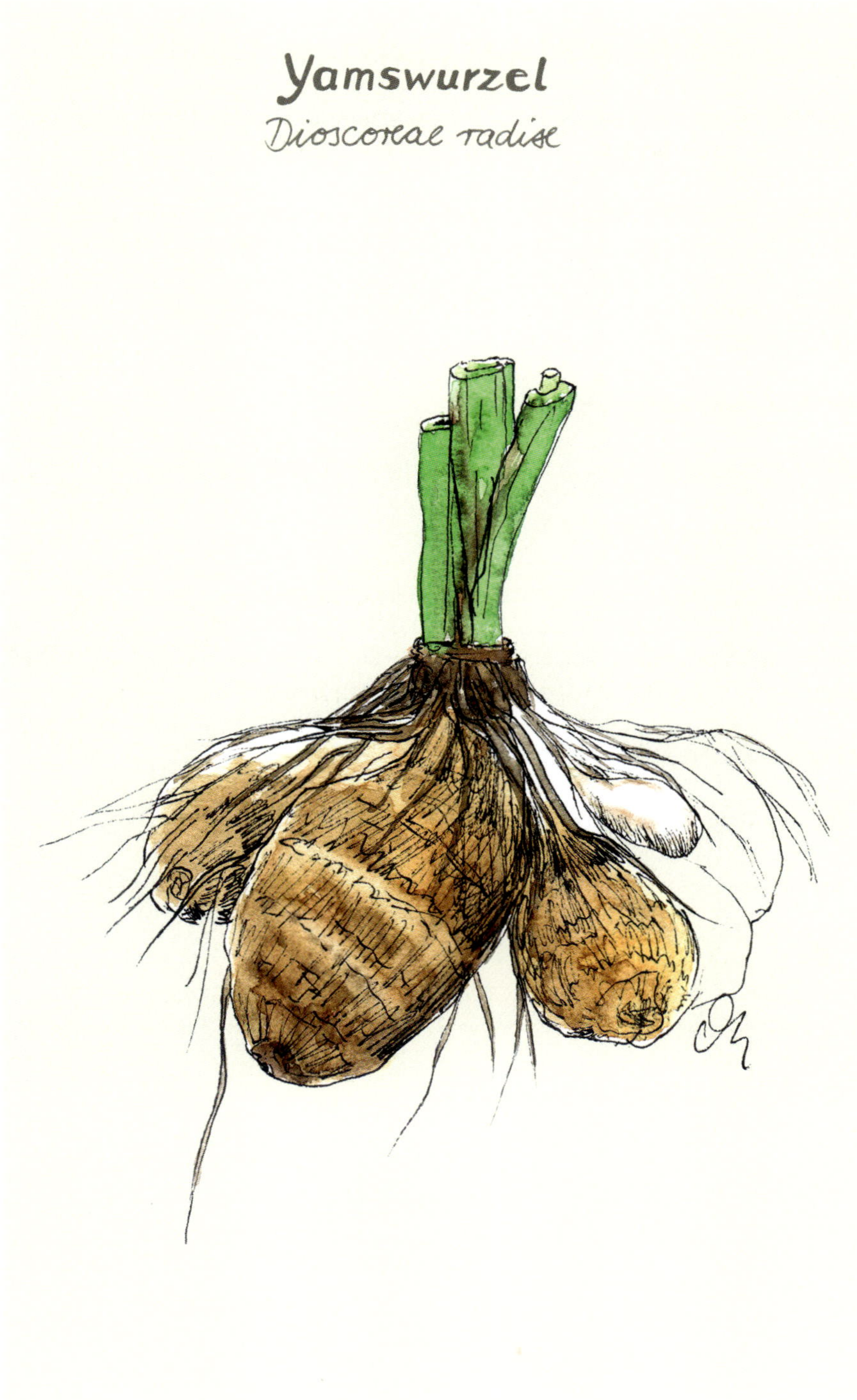

▶ **Abb. 12.77** Yamswurzel. (Quelle: Maren Sigmund)

12.78
Zaubernussstrauchblätter (Hamamelis folium)

Anwendungsmöglichkeiten in der Frauenheilkunde Vaginale Entzündungen, Linderung von Juckreiz.

Wichtige Wirkstoffe Gerbstoffe (Catechine, Gallotannine), Proanthocyanide, Flavonoide (Kaempferol, Quercetin, Astralgin), Cortex (höherer Anteil an Gallotanninen).

Hauptwirkungen Adstringierend, antiphlogistisch, kapillarpermeabilitätshemmend, Wundheilmittel.

Wichtige monografische Indikationen

HMPC Wundheilmittel, Analfissuren, Hämorrhoiden, Gefühl schwerer Beine.

WHO Entsprechend HMPC.

Kommission E Lokale Haut- und Schleimhautverletzungen.

Dosierung/Zubereitung Wasserdampfdestillat (gerbstofffrei) zur inneren Anwendung, Suppositorium mit 0,1–1 g Droge, zahlreiche Fertigpräparate verfügbar.

Kontraindikationen Keine bekannt.

Nebenwirkungen Lokale allergische Reaktionen, Übelkeit.

Interaktionen Keine bekannt.

 **Wussten Sie das?**

Der Zaubernussstrauch (► **Abb. 12.78**) verdankt seinen Namen der Tatsache, dass Blüten und Früchte gleichzeitig auftreten. In Europa wurde er erst im 18. Jahrhundert heimisch, hauptsächlich als Zierstrauch.

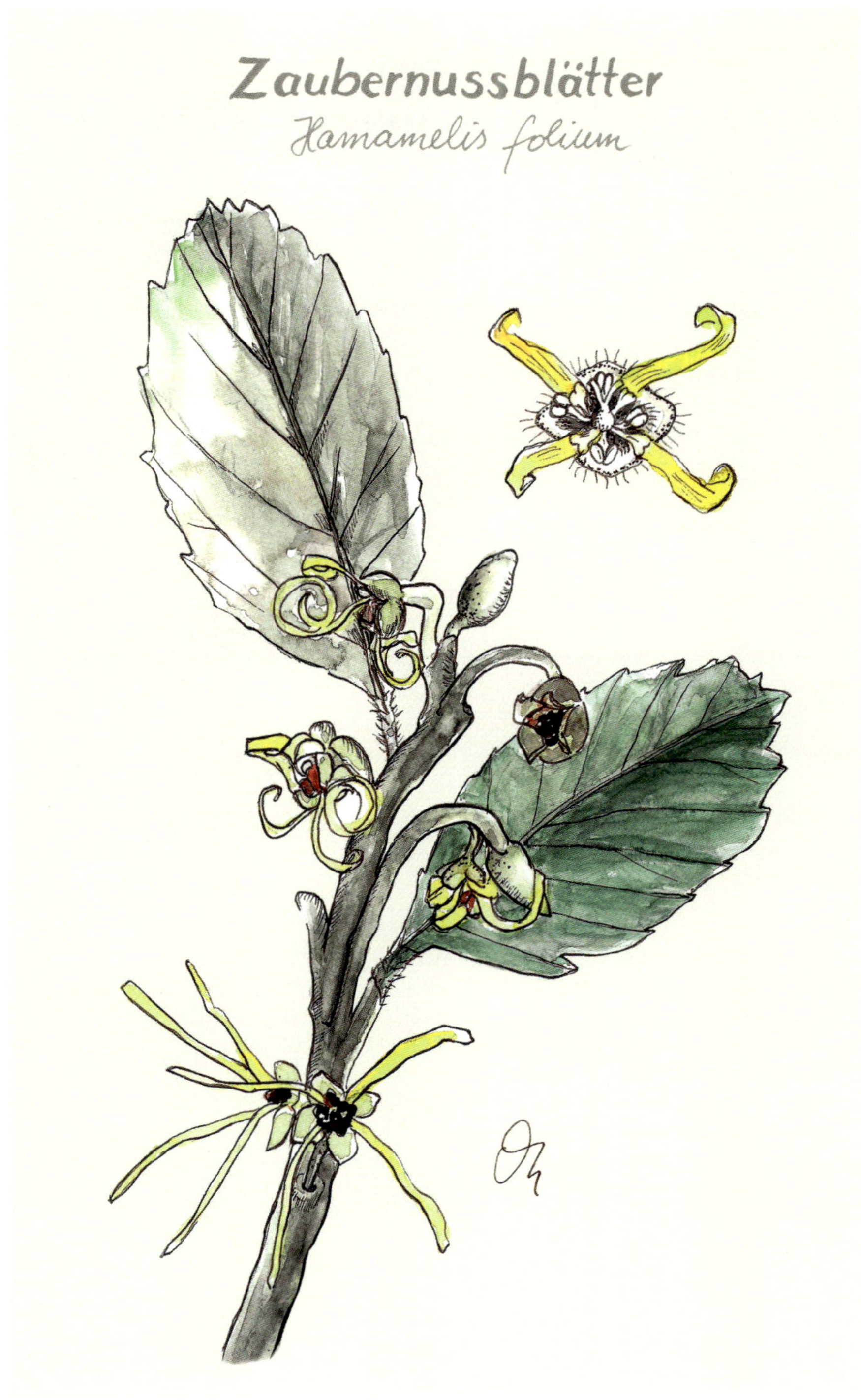

▸ **Abb. 12.78** Zaubernussblätter. (Quelle: Maren Sigmund)

12.79
Zimtrinde (Cinnamomi cortex)

Anwendungsmöglichkeiten in der Frauenheilkunde Dysmenorrhö, PCO, Amenorrhö.

Wichtige Wirkstoffe Ätherisches Öl (Zimtaldehyd), Phenolcarbonsäuren, Gerbstoffe, nicht mehr als 0,5 % Cumarine.

Hauptwirkungen Antibakteriell, fungistatisch, motilitätsfördernd.

Wichtige monografische Indikationen

HMPC Leichte krampfartige Beschwerden des Gastrointestinaltrakts, einschließlich Blähungen.

WHO Entsprechend, zusätzlich Dysmenorrhö, Amenorrhö.

Kommission E Appetitlosigkeit/dyspeptische Beschwerden.

Dosierung/Zubereitung Tagesdosis: 2–4 g (0,05–0,2 g ätherisches Öl), Zubereitungen entsprechend.

Kontraindikationen Schwangerschaft, Überempfindlichkeit gegen Zimtöl, Atopiker.

Nebenwirkungen Allergische Reaktionen (Typ IV), Kopfschmerzen.

Interaktionen Antikoagulantien (Warfarin).

Wussten Sie das?
Die als Gewürz eingesetzten Zimtarten (Cassia-Zimt) bzw. deren Rinde (► **Abb. 12.79**) enthalten Cumarin, das vor allem bei Kindern zu Nebenwirkungen führen kann. Entsprechend der Lebensmittelverordnung von 2008 sind Höchstmengen an Cumarin definiert. Das Bundesamt für Risikobewertung hat die tägliche Höchstmenge auf 0,1 mg pro Kilogramm Körpergewicht festgelegt und 2012 bestätigt. Bereits 2006 wurden in Proben von Zimtsternen hohe Konzentrationen an Cumarinen gefunden, die den Höchstwert um das 36-Fache überstiegen, für Kinder mit einem Körpergewicht von 15 kg war die tägliche Höchstmenge bereits bei dem Verzehr von 6 Zimtsternen erreicht.

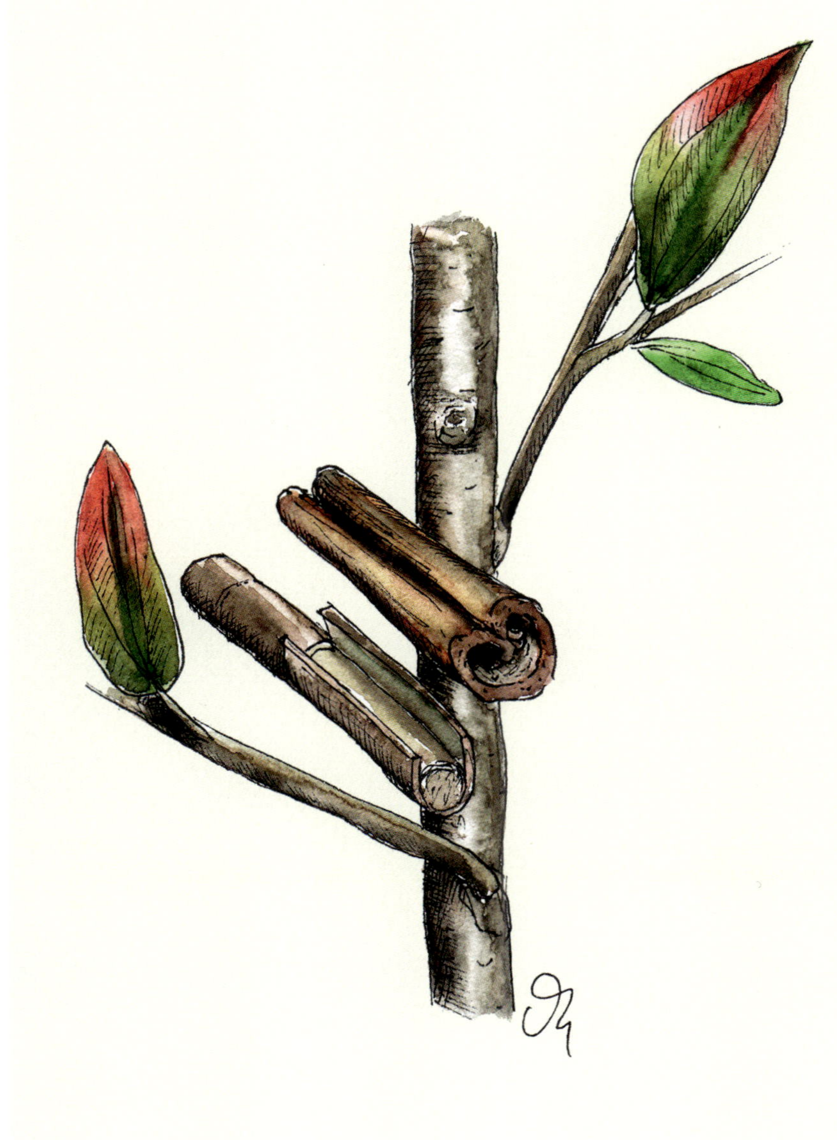

▸ **Abb. 12.79** Zimtrinde. (Quelle: Maren Sigmund)

Teil 4
Anhang

13 Literatur

[1] Abdali KH et al. Effects of Hypericum perforatum (St. John's wort) on hot flashes and quality of life in perimenopausal women: a randomized pilot trial. Menopause 2010; 17(2): 326–3

[2] Achkar JM, Fries BC. Candida infections of the genitourinary tract. Clin Microbiol Rev 2010; 23 (2): 253–273

[3] Agostino H et al. Low-dose Oral Contraceptives in Adolescents: How Low Can You Go? J Pediatr Adolesc Gyneco. 2010 Aug; 23(4): 195–201

[4] Al-Ghamdi M. The anti-inflammatory, analgesic and antipyretic activity of Nigella sativa. Journal of ethnopharmacology 2001; 76 (1): 45–8

[5] Anderson FJ. An illustrated history of the herbals. Columbia University Press; 1977

[6] Archer DF et al. A Randomized, Multicenter, Double-Blind, Study to Evaluate the Safety and Efficacy of Estradiol Vaginal Cream 0.003 % in Postmenopausal Women with Vaginal Dryness as the Most Bothersome Symptom. J Womens Health (Larchmt) 2018 Mar 1; 27(3): 231–237

[7] Arora S et al. A Comparison of Cabbage Leaves vs. Hot and Cold Compresses in the Treatment of Breast Engorgement. Indian J Community Med 2008 Jul; 33(3): 160–162

[8] Avis NE et al. Psychosocial, behavioral, and health factors related to menopause symptomatology. Womens Health 1997, 3:103–120

[9] Bahare S et al. Berberis Plants – Drifting from Farm to Food Applications, Phytotherapy, and Phytopharmacology. Foods 2019 Oct; 8(10): 522

[10] Basu P. Clearance of Cervical Human Papillomavirus Infection by Topical Application of Curcumin and Curcumin Containing Polyherbal Cream: A Phase II Randomized Controlled Study Asian Pac J Cancer Prev 2013; 14(10): 5753–9

[11] Batt RE et al. Müllerianosis. Histol Histopathol 2007 Oct; 22(10): 1161–6

[12] Bazzucchi I, Patrizio F, Ceci R et al. The Effects of Quercetin Supplementation on Eccentric Exercise-Induced Muscle Damage. Nutrients 2019; 11(1): 205

[13] Beckmann D, Beckmann B. Alraun, Beifuß und andere Hexenkräuter. Frankfurt/New York: Campus; 1996

[14] Benemei S et al. The anti-migraine component of butterbur extracts, isopetasin, desensitizes peptidergic nociceptors by acting on TRPA1 cation channel. Br J Pharmacol 2017; 174: 2897–911

[15] Bina F. Plant-derived medicines for treatment of endometriosis: A comprehensive review of molecular mechanisms. Pharmacological Research 2019 Jan; Vol. 139: 76–90

[16] Borza A, Buturä V. Bäuerliche Pflanzenheilmittel in der Moldau (Rumänien). In: Sudhoffs Archiv für Geschichte der Medizin und der Naturwissenschaften. Bd. 31, Nr. 1/2, 1938; 85

[17] Bradley LD et al. The Medical Management of Abnormal Uterine Bleeding in Reproductive-Aged Women. Am J Obstet Gynecol 2016 Jan; 214(1): 31–44

[18] Briese V. Phytoöstrogene und Tumorerkrankungen. Zeitschrift für Phytotherapie 2010; 6

[19] Brooks JR. Treatment of Hirsutism With 5 Alpha-Reductase Inhibitors. Clin Endocrinol Metab 1986 May; 15(2): 391–405

[20] Bulun SE. Uterine fibroids. N Engl J Med 2013; 369(14): 1344–1355

[21] Cardozo L. Postmenopausal Cystitis. BMJ 1996 Jul 20; 313(7050): 129

[22] Carlson LJ et al. Development of Ovulatory Menstrual Cycles in Adolescent Girls. J Pediatr Adolesc Gynecol 2019 Jun; 32(3): 249–253

[23] Carson CF et al. Melaleuca alternifolia (Tea Tree) Oil: A Review of Antimicrobial and Other Medicinal Properties. Clin Microbiol Rev 2006 Jan; 19(1): 50–62

[24] Cerqueira RO et al. Vitex agnus castus for premenstrual syndrome and premenstrual dysphoric disorder: a systematic review. Arch Womens Ment Health 2017 Dec; 20(6):713–719

[25] Chaftar N et al. Comparative Evaluation of the Antimicrobial Activity of 19 Essential Oils. Adv Exp Med Biol 2016; 901: 1–15

[26] Chan SM et al. Effects of an intervention with drinking chamomile tea on sleep quality and depression in sleep disturbed postnatal women: a randomized controlled trial. J Adv Nurs 2016 Feb; 72(2): 306–15

[27] Chatzivasileiou P. Vaginal yeast colonisation: From a potential harmless condition to clinical implications and management approaches – A literature review. Mycoses 2019 Aug; 62(8): 638–650

[28] Chen SF et al. Labour Pain Control by Aromatherapy: A Meta-Analysis of Randomised Controlled Trials. Women Birth 2019 Aug; 32(4): 327–335

[29] Cheng B et al. A Herbal Formula Consisting of Rosae Multiflorae Fructus and Lonicerae Japonicae Flos Inhibits Inflammatory Mediators in LPS-stimulated RAW 264.7 Macrophages. J Ethnopharmacol 2014 May 14; 153(3): 922–7

[30] Chyang TY et al. Berberine Inhibits Uterine Leiomyoma Cell Proliferation via Downregulation of Cyclooxygenase 2 and Pituitary Tumor-Transforming Gene 1. Reprod Sci 2017 Jul; 24(7): 1005–1013

[31] Cohen M et al. Rosehip – an evidence based herbal medicine for inflammation and arthritis. Aust Fam Physician 2012 Jul; 41(7): 495–8

[32] Collier HO et al. Extract of feverfew inhibits prostaglandin biosynthesis. Lancet Lond Engl 1980; 2: 922–3

[33] Conway G et al. The polycystic ovary syndrome: a position statement from the European Society of Endocrinology. Eur J Endocrinol 2014; 171: 1–29

[34] Cooper C et al. Secular Trends in the Incidence of Hip and Other Osteoporotic Fractures. Osteoporos Int 2011 May; 22(5): 1277–88

[35] Daremberg CV, Reuß FA (1810–1868). Physica I/56. Hildegardis Abbatissae Subtilitatum Diversarum Naturarum Creaturarum Libri Novem. Migne, Paris 1855. Sp. 1151. Nach der Handschrift Paris. Liber beate Hildegardis subtilitatum diversarum naturarum creaturarum et sic de aliis quam multis bonis. Paris. Bibliothèque Nationale. Codex 6952 f. 156–232. Vollständige Handschrift. 15. Jh. (1425–1450)

[36] Czyzyk A et al. Update on Endometriosis Pathogenesis. Minerva Ginecol 2017 Oct; 69(5): 447–461

[37] Daniels J. Hyperemesis gravidarum: past hysteria and present needs. BJOG 2017; 124(1): 31. doi: 10.1111/1471-0528.14268

[38] Deecher DC. Physiology of thermoregulatory dysfunction and current approaches to the treatment of vasomotor symptoms. Expert Opin Investig Drugs 2005, 14: 434–448

[39] Delaram M et al. Comparing the effects of Echinophora-platyloba, Fennel and Placebo on pre-menstrual syndrome. Journal of reproduction & infertility 2011; 12(3): 221

[40] Deligeoroglou E et al. Abnormal Uterine Bleeding and Dysfunctional Uterine Bleeding in Pediatric and Adolescent Gynecology. Gynecol Endocrinol 2013 Jan; 29(1): 74–8

[41] Deng R. A Review of the Hypoglycemic Effects of Five Commonly Used Herbal Food Supplements. Recent Pat Food Nutr Agric 2012 Apr 1; 4(1): 50–60

[42] Deutsche Gesellschaft für Dermopharmazie e. V. DermoTopics. Ersatz für Podophyllin-haltige Rezepturen. Ausgabe 2/2001. Unter www.dermotopics.de (Stand: 16.03.2021)

[43] Deutsche STI-GEsellschaft. dstig.de/was-sind-stdsti/candidose-pilzerkrankung.html (Stand: 16.03.2021)

[44] Diener HC, Hg. Referenz-Reihe Neurologie: Klinische Neurologie. Kopfschmerzen. 2003

[45] Dimpfel W. Neurophysiological Effects of Rhodiola Rosea Extract Containing Capsules. International Journal of Nutrition and Food Sciences 2014; 3 (3): 157–165

[46] Duval RE. Essential Oils and Their Natural Active Compounds Presenting Antifungal Properties. Molecules 2019 Oct; 24(20): 3713

[47] Farage M, Maibach H. Lifetime changes in the vulva and vagina. Arch Gynecol Obstet 2006; 273: 195–202

[48] Foxman B et al. Epidemiology of urinary tract infections: incidence, morbidity, and economic costs. Am J Med 2002; 113 Suppl 1A: 5S-13S

[49] Franco OH et al. Use of Plant-Based Therapies and Menopausal Symptoms A Systematic Review and Meta-analysis. JAMA 2016 Jun 21; 315(23): 2554–63

[50] Fraser et al. Improving the Objective Quality of Large-Scale Clinical Trials for Women with Heavy Menstrual Bleeding: Experience From 2 Multi-Center, Randomized Trials. Reprod Sci 2013 Jul; 20(7): 745–54

[51] Fraser et al. Effective Treatment of Heavy and/or Prolonged Menstrual Bleeding with an Oral Contraceptive Containing Estradiol Valerate and Dienogest: A Randomized, Double-Blind Phase III Trial. Human Reproduction 2011 Oct; 26(10): 2698–2708

[52] Garozzo A et al. In Vitro Antiviral Activity of Melaleuca Alternifolia Essential Oil. Lett Appl Microbiol 2009 Dec; 49(6): 806–8

[53] Gold EP et al. Longitudinal Analysis of the Association Between Vasomotor Symptoms and Race/Ethnicity Across the Menopausal Transition: Study of Women's Health Across the Nation. Am J Public Health 2006 July; 96(7): 1226–1235

[54] Grossarth-Maticek R et al. Randomized and Non-Randomized Prospective Controlled Cohort Studies in Matched Pair Design for the Long-Term Therapy of Corpus Uteri Cancer Patients with a Mistletoe Preparation (Iscador). Eur J Med Res 2008 Mar 31; 13(3): 107–20

[55] Guideline vulvovaginal candidosis (2010) of the German Society for Gynecology and Obstetrics. Mycoses 2012; 55(Suppl 3): 1–13

[56] Guo RH et al. Inhibitory effects of Chondro T and its constituent herbs on RANKL-induced osteoclastogenesis. BMC Complement Altern Med 2019; 19: 319

[57] Halaska M et al. Treatment of cyclical mastalgia with a solution containing a Vitex agnus castus extract: results of a placebo-controlled double-blind study. The Breast 1999; 8(4): 175–181

[58] Hering S, Meierhof G. Die unpässliche Frau. Frankfurt: Mabuse; 2002

[59] Hill GB, St Claire KK, Gutman LT. Anaerobes predominate among the vaginal microflora of prepubertal girls. Clin Infect Dis 1995; 20 Suppl 2: S 269–S 270

[60] Iacovides S et al. What we know about primary dysmenorrhea today: a critical review. Hum Reprod Update 2015 Nov-Dec; 21(6): 762–78

[61] Iddon J. Mastalgia. BMJ 2013 Dec; 347: f3288. doi: 10.1136/bmj.f3288

[62] Ihme N et al. Leg oedema protection from a buckwheat herb tea in patients with chronic venous insufficiency: a single-centre, randomized, double-blind, placebo-controlled clinical trial. Eur J Clin Pharmacol 1996; 50(6): 443–7

[63] Islam MR et al. Prevalence of menopausal symptoms in Asian midlife women: a systematic review. Climacteric 2015 Apr; 18(2): 157–76

[64] Jaafarnejad F et al. Compare the effect of faxseed, evening primrose oil and Vitamin E on duration of periodic breast pain. Journal of Education and Health Promotion 2017; 6: 85

[65] Jatoi I, Kaufmann M. Management of Breast Diseases. Berlin/Heidelberg: Springer; 2010

[66] Jenabi E et al. The Effect of Valerian on the Severity and Frequency of Hot Flashes: A Triple-Blind Randomized Clinical Trial. Women Health 2018 Mar; 58(3): 297–304

[67] Javan R et al. Herbal Medicines in Idiopathic Heavy Menstrual Bleeding: A Systematic Review. Phytother Res 2016; 30: 1584–1591

[68] Kalati M et al. Evening Primrose Oil and Labour, Is It Effective? A Randomised Clinical Trial. J Obstet Gynaecol 2018 May; 38(4): 488–492

[69] Kirkeskov B et al. The effects of rose hip (Rosa canina) on plasma antioxidative activity and c-reactive protein in patients with rheumatoid arthritis and normal controls: A prospective cohort study. Phytomedicine 2011; 18: 953–958

[70] Kohama T et al. Effect of French Maritime Pine Bark Extract on Endometriosis as Compared with Leuprorelin Acetate. J Reprod Med 2007 Aug; 52(8): 703–8

[71] Kravitz HM et al. Sleep During the Perimenopause: A SWAN Story. Obstet Gynecol Clin North Am 2011 Sep; 38(3): 567–86

[72] Kreft S et al. Rutin in buckwheat herbs grown at different UV-B radiation levels: comparison of two UV spectrophotometric and an HPLC method. J Exp Bot 2002; 53(375): 1801–1804

[73] Klinger R et al. Clinical Use of Placebo Effects in Patients with Pain Disorders. Int Rev Neurobiol 2018; 139: 107–128

[74] Kumar S. Dioscorea spp. (A Wild Edible Tuber): A Study on Its Ethnopharmacological Potential and Traditional Use by the Local People of Similipal Biosphere Reserve, India. Front Pharmacol 2017 Feb 14; 8: 52

[75] Lagha R et al. Antibacterial and Biofilm Inhibitory Activity of Medicinal Plant Essential Oils Against Escherichia coli Isolated from UTI Patient. Molecules 2019 Mar; 24(6): 1161

[76] Lakhan SE et al. Nutritional and herbal supplements for anxiety and anxiety-related disorders: systematic review. Nutr J 2010; 9: 42

[77] Lasley BL et al. Adrenal Androgens and the Menopausal Transition. Obstet Gynecol Clin North Am 2011 Sep; 38(3): 467–475

[78] Lehmann FR. Rezepte der Liebesmittel: Eine Kulturgeschichte der Liebe. 3. Aufl. Heidenheim: Erich Hoffmann; 1966

[79] Lethaby A, Duckitt K, Farquhar C. Non-steroidal anti-inflammatory drugs for heavy menstrual bleeding. Cochrane Database Syst Rev 2013 Jan; 31 (1): CD000400

[80] Liu JP et al. Herbal Preparations for Uterine Fibroids. Cochrane Database Syst Rev 2013 Apr 30; (4): CD005292

[81] LiverTox: Clinical and Research Information on Drug-induced Liver Injury [Internet]. Bethesda (MD): National Institute of Diabetes and Digestive and Kidney Diseases; 2012–2016 Feb 24

[82] London V et al. Hyperemesis Gravidarum: A Review of Recent Literature. Pharmacology 2017; 100(3–4): 161–171

[83] Madejsky M. Lexikon der Frauenkräuter. CH-Baden, München: AT; 2008

[84] Madhubhani LP et al. Hops (Humulus lupulus) inhibits Oxidative Estrogen Metabolism and Estrogen-induced Malignant Transformation in Human Mammary Epithelial Cells (MCF-10A). Cancer Prev Res (Phila) 2012 Jan; 5(1): 73–81

[85] Magyian Z. Endometriosis Origin From Primordial Germ Cells. Organogenesis 2017 Jul 3; 13(3): 95–102

[86] Manson JE et al. Menopausal Hormone Therapy and Health Outcomes During the Intervention and Extended Poststopping Phase of the Women's Health Initiative Randomized Trials. 2013. doi: 10.1001/jama.2013.278040

[87] Marchese A et al. Antimicrobial activity of eugenol and essential oils containing eugenol: A mechanistic viewpoint. Crit Rev Microbiol. 2017 Nov; 43(6): 668–689

[88] Maasumi K et al. Menstrual Migraine and Treatment Options: Review. Headache 2017 Feb; 57(2): 194–208. doi: 10.1111/head.12978. Epub 2016 Dec 2

[89] Mayer JG, Uehleke B, Saum K. Handbuch der Klosterheilkunde. München: Zabert-Sandmann; 2008

[90] Meißner WC. Entdeckung des Sabadillins. In: Schweiggers Journal für Chemie und Physik. Bd. 25. 1819; 379–8

[91] Mirmolaei ST et al. The effect of Nigella Sativa syrup on the relief of cyclic mastalgia: A triple-blind randomized clinical trial. Journal of hayat 2017; 23(1): 33–43

[92] Mohsen I et al. Berberine and Barberry (Berberis Vulgaris): A Clinical Review. Phytother Res 2019 Mar; 33(3): 504–523

[93] Moller DE, Flier JS. Detection of an alteration in the insulin-receptor gene in a patient with insulin resistance, acanthosis nigricans, and the polycystic ovary syndrome (type A insulin resistance). N Engl J Med 1988 Dec 8; 319(23): 1526–9. doi: 10.1056/NEJM198812083192306

[94] Munro M, Critchley HOD, Fraser IS. The two FIGO systems for normal and abnormal uterine bleeding symptoms and classification of causes of abnormal uterine bleeding in the reproductive years: 2018 revisions. Int J Gynaecol Obstet 2018 Dec; 143(3): 393–408. doi: 10.1002/ijgo.12666

[95] Murji A et al. Selective Progesterone Receptor Modulators (SPRMs) for Uterine Fibroids. Cochrane Database Syst Rev 2017 Apr 26; 4(4): CD010770

[96] Myhre AK, Bevanger LS, Berntzen K, Bratlid D. Anogenital bacteriology in non-abused preschoolchildren: a descriptive study of the aerobic genital flora and the isolation of anogenital Gardnerella vaginalis. Acta Paediatr 2002; 91: 885–891

[97] Nees K. Migräne zur Menstruation. Unter www.aerztezeitung.de/Medizin/Migraene-zur-Menstruation-oft-sind-fallende-Oestrogenspiegel-die-Ursache-363230.html (Stand: 16.03.2021)

[98] Nikakhtar A et al. The Efficacy of Vaginal Suppository Based on Myrtle in Patients with Cervicovaginal Human Papillomavirus Infection: A Randomized, Double-Blind, Placebo Trial. Phytother Res 2018 Oct; 32(10): 2002–2008

[99] Nissim R. Wechseljahre Wechselzeit. Berlin: Orlanda; 2018

[100] Nissim R. Naturheilkunde in der Gynäkologie. Berlin: Orlanda; 1992

[101] O'Brien V et al. Drug and Vaccine Development for the Treatment and Prevention of Urinary Tract Infections. Microbiol Spectr 2016 Feb; 4(1): 10

[102] Palacios S et al. Beneficial Effects of a Coriolus Versicolor-based Vaginal Gel on Cervical Epithelization, Vaginal Microbiota and Vaginal Health: A Pilot Study in Asymptomatic Women. BMC Womens Health 2017 Mar 16; 17(1): 21

[103] Paracelsus. Die dritte Defension wegen des Schreibens der neuen Rezepte. In: Septem Defensiones 1538. Werke Bd. 2. Darmstadt 1965: 510

[104] Pauff JM, Hille R. Inhibition studies of bovine xanthine oxidase by luteolin, silibinin, quercetin, and curcumin. Journal of natural products 2009 Apr; 72(4): 725–731

[105] Pizzorno JE, Murray MT. Textbook of Natural Medicine. St. Louis: Churchill Livingstone Elsevier; 2013

[106] www.planet-wissen.de/geschichte/neuzeit/hexenverfolgung/index.html (Stand: 16.03.2021)

[107] www.profamilia.de/fileadmin/publikationen/Reihe_Koerper_und_Sexualtitaet/koerperzeichen_weisen_den_weg.pdf (Stand: 16.03.2021)

[108] Reichling J et al. Essential Oils of Aromatic Plants with Antibacterial, Antifungal, Antiviral, and Cytotoxic Properties – An Overview. Forsch Komplementmed 2009 Apr; 16(2): 79–90

[109] Rindfleisch K, Falleroni J, Schrager S. Abnormal uterine bleeding in reproductive-aged women. J Clin Outcomes Manag 2015; 22(2): 83–94

[110] Rutkowska AZ et al. Polycystic Ovary Syndrome and Environmental Toxins. Fertil Steril 2016 Sep 15; 106(4): 948–58

[111] Sabbioni L et al. Abnormal Uterine Bleeding Unrelated to Structural Uterine Abnormalities: Management in the Perimenopausal Period. Minerva Ginecol 2017 Feb; 69(1): 75–83

[112] Schilcher H, Hg. Leitfaden Phytotherapie. 5. Aufl. München: Elsevier, Urban&Fischer; 2016

[113] Schönberger O, Walahfrid Strabo: De cultura hortorum (Hortulus)/Über den Gartenbau. Stuttgart: Reclam; 2002

[114] Shahin AY et al. Adding the phytoestrogen Cimicifugae Racemosae to clomiphene induction cycles with timed intercourse in polycystic ovary syndrome improves cycle outcomes and pregnancy rates – a randomized trial. Gynecol Endocrinol 2014 Jul; 30(7): 505–10. doi: 10.3109/09513590.2014.895983. Epub 2014 Mar 5

[115] Sherman S et al. NIH State-of-the-Science Conference on Management of Menopause-Related Symptoms. Am J Med 2005 March; 118(suppl 2): 1–172

[116] Stewart EA et al. Epidemiology of Uterine Fibroids: A Systematic Review BJOG. 2017 Sep; 124(10): 1501–1512

[117] Sticher 0 et al. Pharmakognosie Phytopharmazie. 10. Aufl. Stuttgart: Wissenschaftl. Verlagsges.; 2015

[118] Stute P. Is vaginal hyaluronic acid as effective as vaginal estriol for vaginal dryness relief? Arch Gynecol Obstet 2013 Dec; 288(6): 1199–201

[119] Ther L. Zur Frage der Brauchbarkeit der Potentilla anserina für die Behandlung der Dysmenorrhö. Untersuchungen an überlebenden Uteruspräparaten. Z Geburtshilfe Gynakol 1947; 128(3): 298–307

[120] Tomczyk M. Potentilla – A review of its phytochemical and pharmacological profile. Journal of Ethnopharmacology 2009 Mar; 122(2): 184–204

[121] Ufner V et al. Endometrial Effects of Long-term Treatment with Phytoestrogens: A Randomized, Double-Blind, Placebo-Controlled Study. Fertil Steril 2004 Jul; 82(1): 145–8

[122] www.urologielehrbuch.de/akute-zystitis.html (Stand: 16.03.2021)

[123] Van Die MD et al. Vitex agnus-castus extracts for female reproductive disorders: a systematic review of clinical trials. Planta Med 2013 May; 79(7): 562–75. doi: 10.1055/s-0032–1327831. Epub 2012 Nov 7

[124] Vecchione A et al. Antimicrobial Activity of a New Aloe Vera Formulation for the Hygiene of the Periocular Area. J Ocul Pharmacol Ther 2018 Oct; 34(8): 579–583

[125] Vogt B, Winter B. Monografien als Richtschnur. Pharmazeutische Zeitung 2014: 13

[126] Warholm O et al. Effects of a Standardized Herbal Remedy Made from a Subtype of Rosa canina in Patients with Osteoarthritis: A Double-Blind, Randomized, Placebo-Controlled Clinical Trial. Curr Ther Res Clin Exp 2003 Jan; 64(1): 21–31

[127] Werner RN et al. Anogenital Warts and Other HPV-associated Anogenital Lesions in the HIV-positive Patient: A Systematic Review and Meta-Analysis of the Efficacy and Safety of Interventions Assessed in Controlled Clinical Trials. Sex Transm Infect 2017 Dec; 93(8): 543–550

[128] Wilkinson JM. What Do We Know About Herbal Morning Sickness Treatments? A Literature Survey. Midwifery 2000 Sep; 16(3): 224–8

[129] Wyatt KM et al. Determination of total menstrual blood loss. Fertility and Sterility 2001; 76: 125–31

[130] Yaralizadeh M et al. Effect of Foeniculum vulgare (fennel) vaginal cream on vaginal atrophy in postmenopausal women: A double-blind randomized placebo-controlled trial. Maturitas 2016 Feb; 84: 75–80

[131] Yoon S et al. Perimenopausal Arthralgia in the Shoulder. Menopause 2018 Jan; 25(1): 98–101

[132] Youngken HW Jr. The muscle relaxant effects produced by Potentilla anserina extracts. I. Fractionation studies. 1949 Aug; 38(8): 448–451

[133] Zatelli GA et al. Antimycoplasmic Activity and Seasonal Variation of Essential Oil of Eugenia Hiemalis Cambess. Nat Prod Res 2016 Sep; 30(17): 1961–4

[134] Zava DT et al. Estrogen and progestin bioactivity of foods, herbs and spieces. PSEBM 1998; 217: 369–77

[135] Zhang L et al. Antifungal Activity of the Ethanol Extract from Flos Rosae with Activity against Fluconazole-Resistant Clinical Candida. Evid Based Complement Alternat Med 2017; 2017: 4780746. doi: 10.1155/2017/4780746. Epub 2017 Feb 20

14 Glossar der Arzneipflanzen Latein – Deutsch

Das nachfolgende Glossar (► **Tab. 14.1**) gibt zu den in den Rezepturen lateinisch aufgeführten Pflanzen die deutschsprachige Bezeichnung an.

► **Tab. 14.1** Arzneipflanzenglossar Latein – Deutsch.

Latein	Deutsch
A	
Absinthii herba	Wermutkraut
Agni casti fructus	Mönchspfefferfrüchte
Agrimonae herba	Odermennigkraut
Alchemillae herba	Frauenmantelkraut
Allii sativi bulbus	Knoblauchzwiebel
Angelica archangelica	Angelika
Armoraciae rusticanae radix	Meerrettichwurzel
Arnicae flos	Arnikablüten
Artemisiae vulgaris herba	Beifußkraut
B	
Berberis vulgaris radicis cortex	Berberitzenwurzelrinde
Betulae folium	Birkenblätter
Bursae pastoris herba	Hirtentäschelkraut
C	
Calendulae officinalis flos	Ringelblumenblüten
Carthami tinctorii flos	Färberdistelblüten
Caryophylli flos	Gewürznelke
Chelidonii herba	Schöllkraut
Cimicifugae racemosae rhizoma	Traubensilberkerzenwurzel
Cinnamomi cortex	Zimtrinde
Commiphora myrrha	Myrrhe
Crataegi folium cum flore	Weißdornblüten und -blätter
Curcumae longae rhizoma	Kurkumawurzelstock
Cyani flos	Kornblumenblüten
D	
Dioscoreae radix	Yamswurzel
E	
Eleutherococci radix	Taigawurzel
Equiseti herba	Schachtelhalmkraut

► **Tab. 14.1** Fortsetzung.

Latein	Deutsch
F	
Fagopyri herba	Buchweizenkraut
Filipendulae ulmariae flos	Mädesüßblüten
Foeniculi fructus	Fenchelfrüchte
Fumariae herba	Erdrauchkraut
H	
Hamamelis folium	Zaubernussstrauchblätter
Harpagophyti radix	Teufelskrallenwurzel
Hydrastis canadensis rhizoma	Gelbwurzwurzel, kanadische
Hypericum perforatum	Johanniskraut, echtes
J	
Juglandis folium	Walnussbaumblätter
L	
Lamii albi flos	Taubnesselblüten, weiße
Lavandulae flos	Lavendelblüten
Linum usitatissimum	Leinsamen
Liquiritiae radix	Süßholzwurzel
Lupuli strobulus	Hopfenzapfen
Lycopi herba	Wolfstrappkraut
M	
Matricariae flos	Kamillenblüten
Melissae folium	Melissenblätter
Millefolii herba/flos	Schafgarbe
Myrtilli fructus	Heidelbeerfrüchte
O	
Oleum oenotherae	Nachtkerzensamenöl
Orthosiphonis folium	Orthosiphonblätter
P	
Paeoniae radix	Pfingstrosenwurzel
Passiflorae herba	Passionsblumenkraut
Petroselini radix	Petersilienwurzel
Pinus pinaster bark	Seekieferrinde
Potentillae anserinae herba	Gänsefingerkraut
Pyri communis folium	Birnenblätter

▸ **Tab. 14.1** Fortsetzung.

Latein	Deutsch
R	
Rhodiolae roseae radix	Rosenwurzwurzel
Ribis nigri folium	Johannisbeerblätter, schwarz
Rosae caninae semen	Hagebuttensamen
Rosae flos	Rosenblüten
Rosmarini folium	Rosmarinblätter
Rubi idaei folium	Himbeerblätter
Rubi fruticosi folium	Brombeerblätter
S	
Salicis cortex	Weidenrinde
Salviae folium	Salbeiblätter
Serenoae repentis fructus	Sägepalmenfrüchte
Silybi mariani fructus	Mariendistelfrüchte
Solidaginis virgaureae herba	Goldrutenkraut
T	
Tanaceti parthenii herba	Mutterkraut
Thuja occidentalis	Lebensbaum
Thymi herba	Thymiankraut
Trifolii pratensis flores	Rotkleeblüten
Trigonellae foeni semen	Bockshornkleesamen
Tropaeoli maji herba	Kapuzinerkressenkraut
U	
Urticae dioicae folium/rhizoma	Brennnesselblätter/-wurzel
Uvae ursi folium	Bärentraubenblätter
V	
Vaccinii macrocarpi fructus et herba	Preiselbeerfrüchte und -blätter
Valerianae radix	Baldrianwurzel
Verbenae herba	Eisenkraut
Visci albi herba	Mistelkraut
Vitis viniferae rubrae folium	Weinlaub, rotes
Z	
Zingiberis rhizoma	Ingwerwurzel

Sachverzeichnis

E

F

G

H

I

J

K

L

M

N

O

Persönliche Notizen

Persönliche Notizen